T0282759

MARCO BORGES

LA HUELLA VERDE

EDICIONES OBELISCO

Colección Salud y Vida natural
LA HUELLA VERDE
Marco Borges

Título original: *The Greenprint: Plant-Based Diet, Best Body, Better World*

1.ª edición: junio de 2021

Traducción: *Paca Tomás*
Maquetación: *Juan Bejarano*
Corrección: *M.ª Jesús Rodríguez*
Fotografías de interior: *Lauren Volo*
Diseño de cubierta: *TsEdi, Teleservicios Editoriales, S. L.*

© 2018, Marco A. Borges
(Reservados todos los derechos)
Título publicado por acuerdo con Harmony Books,
sello editorial de Random House, división de Penguin Random House LLC.
© 2021, Ediciones Obelisco, S. L.
(Reservados los derechos para la presente edición)

Edita: Ediciones Obelisco, S. L.
Collita, 23-25. Pol. Ind. Molí de la Bastida
08191 Rubí - Barcelona - España
Tel. 93 309 85 25
E-mail: info@edicionesobelisco.com

ISBN: 978-84-9111-683-7
Depósito Legal: B-1.770-2021

Impreso en Gráficas 94, Hermanos Molina, S. L.
Polígono Industrial Can Casablancas
c/ Garrotxa, nave 5 - 08192 Sant Quirze del Vallès - Barcelona

Printed in Spain

A MI INCREÍBLE
FAMILIA Y AL
MUNDO MARAVILLOSO
QUE HEREDARÁN.
SIN VOSOTROS,
NO SERÍA POSIBLE.

PRÓLOGO: **Jay-Z y Beyoncé**   8

VAMOS A COMENZAR: **¡Bienvenido a La huella verde!**   11

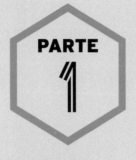

PARTE 1

LAS LEYES DE LA HUELLA VERDE

LEY 2 //   34
NADIE PLANEA
FRACASAR – LA GENTE
SIMPLEMENTE FALLA AL PLANEAR

LEY 3 //   40
COME MÁS, PESA MENOS

LEY 4 //   52
EL AGUA ES EL COMBUSTIBLE
DE LA VIDA

LEY 5 //   58
PROTEGE EL CORAZÓN

LEY 6 //   68
CUIDA LA MENTE

LEY 7 //   74
AYUNA PARA TENER SALUD
Y SER MÁS LONGEVO

LEY 8 //   80
PIENSA EN EL PLANETA
ANTES DE COMER

LEY 9 //   90
QUIERE A LOS ALIMENTOS QUE
TE QUIEREN

LEY 10 //   94
EL MOVIMIENTO ENGENDRA
MOVIMIENTO

LEY 11 //   100
LOS DESECHOS DEBEN ELIMINARSE

LEY 12 //   106
EL MUNDO NO NOS NECESITA PARA
SOBREVIVIR – NOSOTROS
NECESITAMOS EL MUNDO PARA
SOBREVIVIR

LEY 13 //   112
EL CAMBIO COMIENZA CONTIGO

LEY 14 //   116
EL MEJOR PUNTO DE PARTIDA
ES HOY MISMO

LEY 15 //   122
LA PERFECCIÓN PUEDE SER
ENEMIGA DEL PROGRESO

LEY 16 //   126
ESCUCHA TU CUERPO

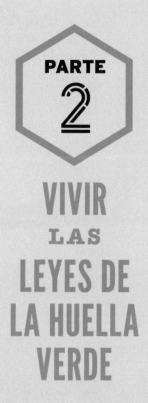

PARTE
2

VIVIR
LAS
LEYES DE
LA HUELLA
VERDE

PRÓLOGO

DE

JAY-Z

//////////

BEYONCÉ

Tener hijos ha cambiado nuestras vidas más que cualquier otra cosa. Ahora, más que nunca, nos damos cuenta de que la mayoría de las cosas que queremos para nosotros mismos también las queremos para el mundo –paz, felicidad, amor, prosperidad y, sobre todo, salud. Pensábamos en la salud como una dieta –algunas nos funcionaron, otras no. Una vez que consideramos la salud como la verdad, en lugar de como una dieta, compartir esa verdad y ese estilo de vida con tantas personas como fuera posible se convirtió para nosotros en una misión.

No se trata de promover una forma de vivir tu vida. Tú decides lo que es mejor para ti. Lo que hacemos en animar a que todo el mundo incorpore más alimentos de origen vegetal en su vida cotidiana. Como dice siempre nuestro querido amigo, y gurú de la alimentación íntegramente vegetal, Marco: «Cuanto más te inclinas hacia las plantas, más beneficios obtienes».

Los datos sobre la alimentación íntegramente vegetal son difíciles de ignorar. Los beneficios de una sola comida a base de plantas al día pueden tener un profundo efecto en nuestra salud y el medio ambiente. Las enfermedades crónicas parecen más frecuentes que nunca, especialmente entre aquellas personas con niveles de ingresos más bajos y menor acceso a la comida «de verdad». No es una cuestión de pobreza. No es un asunto minoritario. Es un problema de todos nosotros. El mundo no se cambiará a sí mismo. Tenemos que cambiarlo. Una sola decisión de una persona puede afectar el cambio no sólo en ellos, sino también en su familia, su comunidad y el planeta.

Queremos desafiarte, al desafiarnos a nosotros mismos, a avanzar hacia los alimentos de origen vegetal. Todos tenemos la responsabilidad de defender nuestra salud y la salud del planeta. Vamos a tomar esa decisión juntos. Difundamos la verdad. Hagamos de esta misión un movimiento. Convirtámonos en «La huella verde».

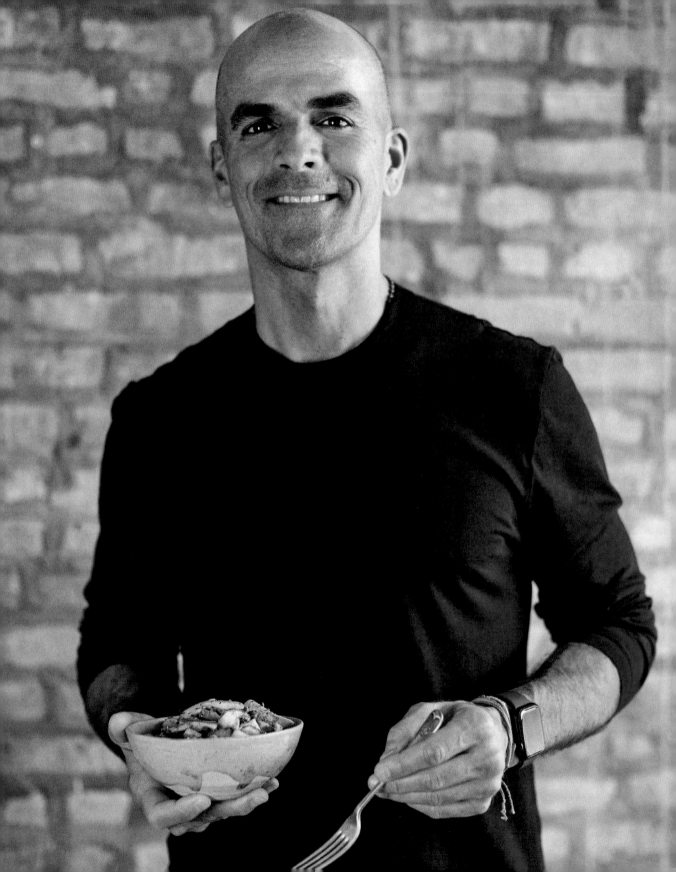

VAMOS A COMENZAR

¡BIENVENIDO A LA HUELLA VERDE! ////

Estás a punto de embarcarte en la actuación más importante que puedes llevar a cabo para prevenir y revertir la enfermedad, un programa extraordinario para perder peso de forma rápida y sostenible y para mejorar la salud. Cambiará tu vida, tu cuerpo y el planeta de una manera revolucionaria. Y todo comienza con las plantas.

EN **ESENCIA,** *La huella verde* es un revolucionario conjunto de leyes que se han creado utilizando datos clínicos y años de experiencia que te permitirán tomar el control de tu salud de una vez por todas. A medida que el mundo se vuelve más consciente, como nunca antes en la historia, de los beneficios de la alimentación íntegramente vegetal, *The Greenprint (La huella verde)* es más que un libro —es un movimiento, y estás a punto de unirte a él.

Como fisiólogo del ejercicio y CEO y fundador de 22 Days Nutrition, he dedicado mi vida a ayudar a las personas a vivir sus vidas de forma mejor. Esto significa alentar a las personas a la transición a la alimentación íntegramente vegetal para que puedan perder peso, prevenir (y en algunos casos revertir) enfermedades crónicas, aumentar su energía y transformar su salud.

¿Por qué lo hago? Porque me preocupo por ti, me preocupo por mis hijos y me preocupo por los hijos de mis hijos. Quiero verte vivir tu vida de la mejor forma que puedas y la más saludable. En los últimos cien años, nuestras dietas han cambiado radicalmente —a peor—. Hemos pasado de comer alimentos integrales que nutren y curan el cuerpo a comer comida basura procesada que es rica en grasas, azúcares, aditivos, toxinas y rellenos, pero carece de los nutrientes vitales. Hemos pasado de comer alrededor de 45 kilos de carne (animales que se criaron en granjas, alimentados con pasto y sin productos químicos) cada año a, en promedio, más de 90 kilos de carne de animales, casi todos criados en granjas industriales e inflados con antibióticos y hormonas para satisfacer la necesidad de consumir carne barata y fácil de conseguir. Me pregunto si, en general, no somos la generación de los más gordos y más insalubres hasta el momento.

La forma en que estamos viviendo no es sostenible.

Ni para nosotros.

Ni para el planeta.

Y ahí es donde entra el movimiento de *La huella verde*. Ofrece un plan extraordinario de cómo comer para estar en forma y saludable con los alimentos más verdes del planeta y mejores para ti. Lo que es único acerca de *La huella verde* es que te facilita los pasos esenciales que necesitas para empezar a prosperar siguiendo una dieta íntegramente vegetal y llevándola tan lejos como quieras para alcanzar tus metas de salud y pérdida de peso. Descubrirás la manera más eficaz de transformar el cuerpo y la vida a través de la alimentación íntegramente vegetal, paso a paso. Las veintidós leyes de *La huella verde* proporcionan muchos consejos e inspiración, y se puede empezar a aplicarlas de una en una.

En el camino, encontrarás una manera mejor de comer y vivir —y una forma de contribuir significativamente a la salud y la sostenibilidad del planeta—. Incluso podrás ver pruebas tangibles de que tus elecciones funcionan: te daré una herramienta divertida y fácil para calcular tu impacto personal en el planeta. Así que ten la seguridad de que estás a punto de emprender un viaje increíble conmigo, uno que te ayudará a vivir una vida más larga y mejor y a hacer el mundo más habitable para las generaciones futuras.

Antes de que te explique, a que estás preguntándote, ¿*Qué es una «huella verde»?*

Una huella verde es una medida del impacto de nuestras *elecciones de alimentación* en nuestro peso y, en general, en nuestra salud y en nuestro planeta. Por ejemplo, digamos que cambias en un 100 % a una dieta de origen vegetal (espero que lo hagas). El impacto —la *huella verde*— de este cambio en tu salud se puede medir en años: los estudios muestran que las personas que siguen una dieta de origen íntegramente vegetal, en particular si fuman y beben sólo un poco, o nada, de alcohol, viven de cuatro a siete años más que las personas cuyas dietas incluyen productos de origen animal. También se puede medir en cambios positivos en parámetros de salud: presión arterial más baja, disminución de los lípidos en la sangre, disminución del azúcar en la sangre y pérdida de peso. Con respecto al peso, en promedio, los que consumen una dieta íntegramente vegetal son, de forma natural, nueve kilos más delgados que sus homólogos carnívoros.

En cuanto a tu huella verde personal en el planeta, puede ser colosal. Puedes salvar animales, por ejemplo. Los que se crían para el consumo humano no tienen grandes vidas. Incluso si se crían de manera ecológica y al aire libre, tienen vidas breves, sin mucha libertad. Si tú y tu familia dejáis de comer carne, productos lácteos y huevos, podéis salvar doscientos animales al año, según PETA (Personas por el Trato Ético de los Animales).

Desde un punto de vista ambiental, ampliar tu huella verde siguiendo una dieta a base de plantas ahorrará una cantidad increíble de energía. Todos somos culpables de dar por sentado nuestras fuentes de energía. Sólo 1 caloría de proteína animal requiere 8,5 veces más energía que 1 caloría de proteína de granos —¡increíble!—. Eso sin contar cuánto bosque tro-

pical se tiene que talar cada año para crear pastos para los animales.

VEÁMOSLO DESDE OTRO PUNTO DE VISTA: *La huella verde* es la versión dietética de una «huella de carbono» —el impacto que las personas y las empresas tienen en el medio ambiente, por lo que respecta a los gases de efecto invernadero que producen directa o indirectamente, medido en unidades de dióxido de carbono—. El CO_2 es un contaminador importante y daña considerablemente nuestro medio ambiente, que aumenta el efecto invernadero y causa el calentamiento global. La huella verde mide de qué forma tus elecciones de alimentos afectan a tu salud, así como elimina tu huella de carbono.

Al seguir una dieta íntegramente vegetal, puedes reducir tu huella de carbono 1560 kilogramos del equivalente de dióxido de carbono anualmente. Es una reducción mayor que si cambias de conducir un coche SUV, que consume mucha gasolina, a un Prius híbrido-eléctrico.

Incluso puedes tener un impacto mayor con cambios paulatinos en la dieta.

Sólo con comer una hamburguesa menos a la semana durante un año, sería el equivalente de conducir 515 kilómetros menos.

Así que imagina el impacto que tendría en el medio ambiente si todo el país redujera su ingesta de carne a la mitad y compensara la diferencia con alimentos vegetales saludables, como los cereales integrales, las legumbres, las verduras, la fruta, los frutos secos y las semillas. Por esta razón, adoptar menús sin carne puede significar mucho para nuestro planeta —incluso si no es en cada comida o cada día.

Por lo que respecta a la salud, tu huella verde tiene un efecto extraordinario en ella. Permíteme hacer un resumen de algunos de los beneficios para la salud de los alimentos de origen vegetal. Los estudios han demostrado que la alimentación íntegramente vegetal y este plan en particular:

// Elimina kilos rápidamente y de manera regular, además previene el sobrepeso y la obesidad porque los alimentos vegetales hacen que te sientas más lleno con menos calorías.

// Combate la diabetes. En la actualidad, uno de cada tres estadounidenses tiene diabetes o prediabetes, y es una de las principales causas de muerte.

// Mantiene el corazón saludable al reducir los factores de riesgo cardiovasculares como la hipertensión, las arterias obstruidas y la formación anormal de coágulos.

// Desintoxica de forma natural el cuerpo contra agentes que causan cáncer.

// Alivia la artritis y el dolor articular.

// Fortalece el sistema inmunitario, por lo que rara vez te enfermas.

// Refuerza tu memoria y ayuda a prevenir cualquier tipo de demencia.

// Preserva la visión y protege los ojos de cataratas y degeneración macular.

// Hace brillar la piel, el cabello y las uñas.

¡Ése es el poder de las plantas!

NACIMIENTO DE UNA REVOLUCIÓN ÍNTEGRAMENTE VEGETAL

Mi huella verde incluye lo que como, las elecciones que hago y mi estilo de vida. Como padre de cuatro criaturas, sé que mis elecciones de ahora afectarán la salud de mis hijos y el planeta que van a heredar en el futuro.

El desarrollo del programa *La huella verde* es algo que evolucionó desde lo más profundo de mi historia familiar. Crecí en los años setenta y tengo muchos recuerdos increíbles de mi juventud. Mi madre nos crio a mi hermano, a mi hermana y a mí como madre soltera: veíamos a nuestro padre cada dos semanas más o menos.

Pasamos mucho tiempo en casa de la abuela. Mima, como la llamábamos, era muy divertida, y ni siquiera lo era de forma deliberada. Muy a menudo, decía o hacía algo que inmediatamente nos haría reír a carcajadas. Luego nos miraba y nos preguntaba por qué nos reíamos, lo que nos hacía reír aún más.

A mi hermano Alfredo a quien llamé Tito desde muy pequeñito porque no podía pronunciar Alfredito (es bastante común en la cultura española agregar el diminutivo *-ito* al final del nombre del niño para hacerlo más juvenil), le encantaba ir a casa de Mima porque sabía que siempre sería una aventura. Todavía puedo oír la furgoneta de los helados pasando con su musiquilla en el altavoz. Un grito casi orquestado procedente de los niños del barrio le seguía –«¡¡¡El heladero!!! ¡¡¡El heladero!!!»)– y todos salíamos corriendo con el dinero exacto, persiguiendo la furgoneta. A menudo, el conductor actuaba como si no nos viera a todos corriendo detrás. Seguía unas cuantas calles más lejos (en realidad sólo unos pocos metros más), entonces se reía con nosotros mientras recuperábamos el aliento y le hacíamos nuestros pedidos. Qué momentos maravillosos.

Mima no conducía, pero le encantaba salir. Recuerdo que caminábamos durante horas cada día visitando las tiendas, las bodegas y las casas a las que nos llevaba.

Era un sin parar en casa de Mima. Nos hacía una comida casera (por lo general, algo con pollo) y siempre estaba deliciosa. Alrededor de la hora de la comida, la abuela se tomaba un montón de pastillas diminutas. Mima sufría problemas cardíacos. Solía decirme que eran hereditarios y que todos en su familia los tenían. Bueno, asumí que era normal porque era una persona muy mayor. Recuerdo que en ocasiones se quedaba sin aliento y se ponía una pastilla pequeña debajo de la lengua y, pocos minutos después, estaba mucho mejor. Más tarde descubrí que esas diminutas pastillas eran nitroglicerina para su angina de pecho, un dolor torácico causado por la reducción del flujo sanguíneo al corazón.

Mima no era el único miembro de mi familia con problemas de salud. Otros o bien estaban enfermos o bien tomaban algún tipo de medicamento para la hipertensión, la diabetes o la ansiedad. Ver todo eso cuando era un niño provocó en mí el deseo de estudiar medicina. Recuerdo haberle dicho a Mima: «Cuando sea mayor, me convertiré en médico y cuidaré de ti».

Muchos años después, y a pesar de los medicamentos, no mejoraron mucho. En realidad todos empeoraron. Mi abuelo por parte de padre se quedó ciego debido a la diabetes. Mi bisabuela por parte de madre murió de cáncer. Lo mismo le pasó a mi abuelo materno. Mi padre murió de insuficiencia cardíaca. Mima sufrió un derrame cerebral y, como consecuencia, quedó paralizada; finalmente, falleció pero vivió en la cama, inmóvil, durante años.

Cada uno de estos familiares vivió hasta bien entrados los ochenta, mi abuelo, de hecho, llegó a los noventa y seis años, pero su calidad de vida era pobre. Y ésa era para mí la tragedia, vivir con mala salud no es realmente vivir.

Pensé en esto profunda y detenidamente. Mi padre estaba tomando medicamentos para la presión arterial desde que nací, cuando él tenía unos treinta años. Mima sólo tenía cuarenta cuando nací y ya estaba tomando medicamentos, que continuaría tomando el resto de su vida.

¿Por qué nadie les dijo que cambiar la forma en que estaban comiendo les podía ayudar? ¿Por qué no hicieron nada para mejorar su estilo de vida? ¿Por qué? ¿No les importaba? Sí, les importaba, simplemente no tenían acceso a la información que les ayudaría a cambiar.

Tenía muchas ganas de ayudar a Mima y a los otros miembros de mi familia a recuperar su salud. Este deseo me acompañó durante toda la escuela secundaria. Fue la razón más importante para que quisiera ser médico. Finalmente, opté por no ir a facultad de medicina porque sentí que podía ayudar a más personas a través de un estilo de vida preventivo que a través de un reactivo sistema médico. Quería influir en otras vidas y asegurarme de que la gente no tenía que sufrir una disminución de la calidad de vida debido a sus malas elecciones y a los hábitos heredados.

A medida que estudiaba nutrición, aprendí mucho sobre el poder de las plantas, pero quería saber todavía más. Seguí leyendo, estudiando, investigando y hablando con otros defensores de las plantas a dondequiera que iba. Cuanto más aprendía, más me inclinaba hacia la alimentación de origen vegetal. Con el tiempo me di cuenta de que la vida basada en plantas era algo que tenía que experimentar por mí mismo. Y eso es exactamente lo que hice. Primero, dejé de tomar productos lácteos. Me sentí tan bien que dejé de comer carne roja y cerdo, luego pollo y huevos. Hasta aquí, bien. El último producto animal que dejé fue el pescado.

Lo hice gradualmente pero, a medida que pasaba el tiempo, me volví más audaz. Me convertí en un firme defensor del estilo de vida íntegramente vegetal. «Come plantas», se convirtió en mi mantra.

Lo que me hizo apegarme a este nuevo estilo de vida fue saber quién era yo; por primera vez en la vida, realmente, tenía el control de mi salud e impactaba en el planeta de una manera positiva, mientras influía en otros para que hicieran lo mismo. Esto se convirtió en el concepto que finalmente denominé *The Greenprint* (La huella verde).

Muchos de mis parientes vivieron vidas longevas. Pero La huella verde no se trata sólo de vivir una vida más larga −se trata de vivir una vida *mejor*−. Una vida más *plena*. Una vida en la que puedes seguir disfrutando de tus sesenta, setenta, ochenta, noventa años o más. Tu mejor vida. La vida que merecía mi Mima. La vida que todos merecemos. La vida que nuestro planeta merece.

Pero ¿por dónde empezamos? ¿Qué tenemos que hacer para cambiar la situación? ¿Cómo podemos transformar nuestras vidas y el planeta con nuestra huella verde personal?

LA HUELLA VERDE

En el fondo, *La huella verde* es un programa para la transformación de la salud. También es un proyecto para comer a base de plantas. Y sí, es vegano, pero con una diferencia. Una dieta vegana no es necesariamente de origen íntegramente vegetal. Puedes ser vegano y vivir de patatas fritas, rosquillas y perros calientes veganos servidos con pan sin gluten. Pero estos alimentos procesados pueden hacer que estéis tan enfermos y poco saludables como una dieta que incluya carne, y no forman parte de una dieta basada en plantas. Cuando digo «a base de plantas», me refiero a plantas, no a alimentos hechos de una planta. Estoy hablando de una dieta que consiste en alimentos 100 % deliciosos que vienen de la tierra. Estoy hablando de una dieta que a tu cuerpo le encanta.

El éxito final en la vida íntegramente vegetal viene de un par de factores que afectan el uno en el otro. Si quieres mejorar, si quieres disfrutar de una vida más feliz, hay dos componentes clave de la huella verde: veintidós leyes de la vida basada en plantas y la aplicación de esas leyes en tu vida.

LAS VEINTIDÓS LEYES
DE LA HUELLA VERDE

Lo creamos o no, buscar un conjunto de reglas para vivir es parte de la naturaleza humana. Y si nunca has seguido una dieta íntegramente vegetal, al 100 %, querrás aprender las reglas más eficaces y poderosas para seguirla. En el caso de La huella verde, hay veintidós. Puedes elegir ignorar estas leyes, y posiblemente coquetear con el aumento de peso y los trastornos de salud, o puedes aprenderlas, adoptarlas y moldear tus elecciones de alimentos y hábitos en base a ellas, y vivir una vida increíblemente saludable.

Desarrollé estas leyes a través de la ciencia y los datos clínicamente probados, viviendo yo mismo un estilo de vida íntegramente basado en plantas, y ayudando a otros a hacer la transición a la alimentación íntegramente vegetal. Si he aprendido algo en los últimos veinte años, es que lo que funciona en un entorno clínico no siempre funciona en el mundo real, por lo que estas leyes son tan prácticas como científicas.

Muchas personas piensan que eligen bien su nutrición. Otras flaquean y fallan. Otras están confundidas acerca de qué comer o qué dieta seguir porque hay demasiadas «dietas del mes» que aparecen en los programas de la televisión. Estas dietas son publicitarias, hay poca credibilidad detrás del bombo. Algunas personas quieren esa poción secreta, ese elixir mágico para perder peso pero, honestamente, no existe. Si crees que existe, pasarás tu vida en una madriguera de conejos de dietas, llena de promesas vacías que, seguramente, te dejarán más débil, con sobrepeso y enfermo.

La verdad es que las dietas no funcionan simplemente porque son poco realistas y no ofrecen a las personas la oportunidad de desarrollar hábitos alimenticios saludables de por vida —«de por vida» es la clave—. Las dietas son una solución rápida para un problema a largo plazo, que a menudo es pobre en hábitos alimentarios. Una dieta podría funcionar durante un mes o dos, pero la mayoría de las personas abandonan la dieta en un período de tiempo relativamente corto.

Debido a esta confusión, no hay un estándar claro, ni límites, ni línea de meta real sobre qué comer y qué evitar. La gente ha olvidado cómo hacer una buena elección a la hora de la nutrición. Por eso necesitamos estas veintidós leyes. Por lo que respecta a la nutrición, vivimos en un mundo confuso —cómo emerges de esa confusión se determinará si implementas las veintidós leyes que te revelaré en este libro.

Aprender las leyes de La huella verde te proporciona el conocimiento esencial que necesitas para mantener tu salud y la de tu familia. Las leyes cristalizan tu pensamiento y sirven como hoja de ruta hacia el éxito. En la parte 1 de este libro, presento las veintidós leyes de La huella verde. Son un preludio de la acción, un verdadero plan maestro para un cambio de estilo de vida que mejorará la salud, aumentará la energía, fortalecerá el cuerpo y salvará al planeta. Si ya estás siguiendo una dieta relativamente vegetal o eres más del tipo «bistec 24/7», la aplicación de estas leyes cambiará tu vida. Conocerlas y entenderlas es el primer paso en mi programa La huella verde. Si eliges aplicarlas, pueden llevarte adonde quieras ir.

> ## LA HUELLA VERDE **NO TRATA SÓLO SOBRE LONGEVIDAD, SINO TAMBIÉN SOBRE VIVIR UNA VIDA MEJOR.**

LA DIETA *GREENPRINT* (LA HUELLA VERDE)

En la parte 2, te mostraré cómo poner en práctica estas leyes, con un programa de nutrición que te ayudará a comenzar tu viaje de una forma viable que producirá resultados poderosos: pérdida de peso sostenible, más energía y protección contra las enfermedades que acortan la vida.

El programa está estructurado en tres niveles transitorios que te permiten progresar a tu propio ritmo, experimentar y aprender. Te pido que te acerques a la comida de origen vegetal poco a poco –tal como hice yo al principio, hasta que con el tiempo llegues al 100 % íntegramente vegetal–. No te abrumaré el primer día. No te pediré un cambio instantáneo. No te diré que cambies tu forma de comer de la noche a la mañana y que me sigas en todo, ¡a menos que quieras hacerlo! Tienes esa opción. Con los años, he trabajado con miles de personas para cambiar con éxito sus dietas y su salud, pero de lo que me di cuenta en mi propio viaje es que el mismo plan no funciona para todo el mundo. Una propuesta de todo o nada se puede convertir en la mejor receta para el fracaso, dependiendo de tu

personalidad. Ahí es donde La huella verde es diferente.

El programa La huella verde te muestra cómo hacer pequeños cambios –los veintidós más efectivos– para cambiar el cuerpo, la salud y el planeta. El programa te encuentra allá donde estés en tu camino, y te ayudará a mejorar tu huella verde personal para lo mejor, reducirá tu cintura, lograrás una salud mejor y drenarás tu flujo de carbono.

En el nivel 1, comerás una comida de origen vegetal al día durante once días. En el nivel 2, disfrutarás de dos comidas de origen vegetal cada día durante once días. Y en el nivel 3, *voilà!*, estarás listo para la transición completa al 100 % de comida íntegramente vegetal. El nivel 3 incluye un plan de cuarenta y cuatro días con recetas, consejos y sugerencias de comidas específicas, fáciles y deliciosas para almacenar en tu despensa.

Este enfoque escalonado facilita experimentar con comidas deliciosas, lo que te permite incorporar los alimentos que te gustan. Inicialmente, centrándote en una o dos comidas a la vez, ganarás la confianza para adoptar una alimentación íntegramente vegetal para toda la vida. Con *La huella verde* te tomarás el tiempo para hacerlo bien.

EL ESTUDIO DEL HOLY NAME Y LA HUELLA VERDE

Para poner a prueba The Greenprint (La huella verde), mi equipo y yo trabajamos con el Centro Médico Holy Name, clasificado como uno de los mejores hospitales de Nueva Jersey por *U.S. News & World Report*, para estudiar los beneficios para el cuerpo de la alimentación íntegramente vegetal.

El estudio nació de una conversación entre el director de Cateterismo Cardíaco del Centro Médico Holy Name, Dr. Angel Mulkay, y el presidente y CEO Michael Maron. El señor Maron quería comparar el estilo de vida de un vegano con el de un vegetariano y el impacto que podría tener, en general, en el bienestar y en los marcadores clínicos. A partir de ahí se desarrolló y aprobó un estudio de la Junta de Revisión Institucional (IRB).

Este ensayo clínico pionero midió los efectos de tres dietas diferentes durante veintidós días. Más de 200 participantes fueron reclutados y agrupados de manera aleatoria en tres grupos de edad: 1. Dieta occidental (basada en productos de origen animal); 2. Dieta vegetariana (productos lácteos y de origen vegetal); y 3. Dieta vegana, íntegramente vegetal (ni productos lácteos ni de origen animal). Cada participante firmó un consentimiento y llevó un diario de sus comidas.

Además, el grupo de origen íntegramente vegetal recibió, en sus casas, comidas veganas envasadas de mi empresa para los veintidós días. El grupo vegetariano recibió comidas preparadas por ellos en casa del departamento de nutrición y alimentos de la clínica. El grupo de la dieta occidental simplemente siguió una dieta normal occidental que incluía alimentos de origen animal.

A todos los participantes se les hicieron los siguientes test antes y después de la prueba del período de los veintidós días:

// Escaneo corporal STYKU

Éste es un sistema de escaneo de alta tecnología que obtiene las medidas de la cintura, la cadera, el busto y cientos de otras mediciones del cuerpo y las calcula con menos del 1% de error. Tú simplemente te pones de pie en un plato giratorio y te mantienes inmóvil durante 30 segundos mientras la plataforma gira. Con sus imágenes de infrarrojos de alta resolución, esta tecnología captura millones de puntos de datos en cuestión de segundos en un proceso rápido, no invasivo.

// Análisis de sangre

- Hemograma / Conteo sanguíneo completo (CBC)
- Perfil lipídico (incluido el colesterol total, el colesterol LDL y los triglicéridos)
- B$_{12}$ (para el grupo vegano)
- HgA1C (una medición de azúcar en la sangre que determina el riesgo de diabetes)

Después de los veintidós días, los resultados del análisis de sangre fueron sorprendentes cuando se compararon los veganos versus los vegetarianos:

// Disminución del 5 % en el IMC (una disminución cinco veces superior a los vegetarianos)

// Disminución del 19% en el LDL (una disminución del 85% más que los vegetarianos)

// Disminución del 13% en el colesterol (una disminución de más del 400% más que los vegetarianos)

// Una disminución de la grasa corporal de más del 400% más que los vegetarianos (según lo medido por STYKU)

// Una disminución media del peso de 3,6 kilos (casi cinco veces más pérdida de peso que los vegetarianos)

Los participantes del grupo vegano comunicaron:

// Sentirse más enérgicos

// Mejoraron la piel y el cabello

// Mejor digestión

// Mejora de la calidad del sueño, incluyendo necesitar dormir menos horas

Dos participantes que sufrían migrañas informaron que durante la dieta no tuvieron dolor de cabeza, y ya no necesitaban tomar su medicación preventiva. Otros reportaron un consumo inferior o la eliminación de los medicamentos para el colesterol y la presión arterial.

¡Te puede pasar lo mismo! A lo largo de este libro, conocerás varias personas que se beneficiaron un 100% de una dieta íntegramente vegetal. Lo hicieron fácilmente, con resultados increíbles, y te inspirarán para hacer lo mismo. De hecho, después de seguir el programa The Greenprint (La huella verde) se espera:

// **PERDER PESO** –hasta medio kilo por día– si te centras completamente en los alimentos de origen vegetal y liberas tu cuerpo de conservantes y aditivos. Semana tras semana tendrás, sin duda, más energía y te sentirás más ligero en la báscula, mientras pones tu propia huella verde en la crisis del calentamiento global. Si has intentado perder peso en el pasado, puedes pensar que es tan simple como tomar menos calorías de las que quemas. Sin embargo, no todas las calorías son lo mismo; la huella verde lo demuestra. Cuando eliminas la carne, los lácteos y los alimentos procesados de tu dieta, también eliminas las principales fuentes de grasa poco saludable y rebajas tu ingesta calórica, sin pasar hambre ni tener antojos de azúcar.

// **ACELERAR LA PÉRDIDA DE PESO.** Aprovecharás una estrategia conocida como ayuno intermitente, o no comer durante un tiempo específico, por lo general, de la noche a la mañana. Las investigaciones han demostrado que el ayuno intermitente no sólo acelera la pérdida de peso, sino que también aumenta el metabolismo, reduce la inflamación y mejora la función celular mientras promueve la longevidad.

// **EXPERIENCIAS INCREÍBLES, SABORES SATISFACTORIOS** –que es lo que hace este programa tan notable–. Aprenderás cómo disfrutar de una asombrosa variedad de verduras, hortalizas, frutas, cereales y proteínas de origen vegetal. La gente dice: «No puedo comer a base de plantas... Soy demasiado *gourmet*». Bueno, ¿sabes qué? Yo soy un gran *gourmet*. Confía en mí, nunca la comida te sabrá tan bien como los platos que vas a descubrir aquí. Incluso una persona que cada día come carne con patatas puede hacer dejar de comerla sin demasiados cambios.

// SALVAR EL CORAZÓN. Ya no tienes que preocuparte de si estás comiendo mucha grasa saturada que obstruye las arterias como haces cuando comes alimentos de origen animal. En su lugar, seleccionando saludables grasas insaturadas —principalmente de nueces, semillas, aguacates y otros alimentos integrales— puedes reducir los niveles de colesterol y triglicéridos.

// DESINTOXICAR EL CUERPO DE FORMA NATURAL. Consumirás menos pesticidas, productos químicos, hormonas y antibióticos, y comerás más plantas desintoxicantes que ayudan a tu cuerpo a limpiarse de forma natural las veinticuatro horas.

// REVERTIR EL ENVEJECIMIENTO Y MEJORAR LA SALUD. Aprenderás cómo adoptar este estilo de vida puede ayudar a impulsar tu energía; reducir la inflamación, mejorar tu salud en general; disminuir el riesgo de, e incluso prevenir, enfermedades como las cardíacas, el cáncer y la diabetes, los principales asesinos; y también ampliar tu esperanza de vida. Los mayores expertos en salud están presentando pruebas científicas sobre los beneficios de las dietas de origen íntegramente vegetal frente a aquellas basadas en alimentos de origen animal. Descubrirás esa información en este libro.

¡Y eso es sólo arañar la superficie! Al aplicar las veintidós leyes, ampliarás significativamente tu huella verde. De hecho, lo que hace que este programa sea único es que puedes utilizarlo no sólo como una guía para la alimentación íntegramente vegetal, para una salud óptima y para la pérdida de peso, sino también como una hoja de ruta para frenar activamente el carbono, reducir los gases de efecto invernadero, salvar a los animales y reducir el calentamiento global con tus opciones de comida. Y tendrás las herramientas para descubrir tu huella verde personal.

El primer paso en el viaje hacia una vida exitosa basada en la dieta íntegramente vegetal es un cambio en tu mentalidad: decide lo que es importante para ti y lo que quieres lograr. ¿Quieres mejorar tu salud? ¿Menos kilos de peso? ¿Sueño más profundo? ¿Saber que has producido un impacto positivo en el planeta? O tal vez es una combinación de todo ello. Sea cual sea la razón, el tipo de persona que eres comienza y termina en tu propia mente. Ésta no es una idea nueva, ha existido desde tiempos inmemoriales. Te conviertes en lo que piensas, así que si quieres estar más saludable o perder peso o reducir tu huella de carbono, tienes que cambiar tu forma de pensar.

No te centres en lo que tienes que dejar, sino en todas las cosas buenas que ganarás, que se pueden resumir en una palabra: *vida*. Una vida feliz. Una vida sana. Una vida desbordante de alegría.

La decisión es tuya.

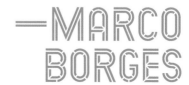

MARCO BORGES

VAMOS A COMENZAR

LAS
LEYES
DE LA HUELLA VERDE

//////

LAS VEINTIDÓS LEYES DE LA HUELLA VERDE ////

analizan lo que se necesita para convertir en un éxito la transición a una vida basada en plantas. Dan estándares a los que aspirar, al tiempo que proporcionan sugerencias prácticas para desarrollar una vida de hábitos alimenticios más saludables. Empiezo con las leyes que abordan las elecciones de alimentos que pueden crear el estado de salud que deseas para ti. Sigue leyendo a partir de ahí y descubrirás más sobre cómo estas leyes también pueden ayudarte a formar parte de la solución a la crisis del calentamiento global.

LAS LEYES SON FUNDAMENTALES porque contienen detalles que incluso los comensales más conscientes de la salud no han percibido —detalles que pueden salvar tu salud y que están diseñados para la pérdida de peso sostenible a largo plazo.

Cada ley revela los pasos fundamentales para generar un éxito permanente en la salud. Mi sugerencia es leerlas secuencialmente, como se han presentado, y luego reflexionar sobre cada una. ¿Cómo te afecta? ¿Qué te inspira? ¿Qué te mueve a la acción?

Las leyes también están orientadas para ayudarte a crear hábitos mejores. Cuando yo estaba creciendo, sentía curiosidad por los comportamientos que llevan al éxito en todos los ámbitos de la vida. Una pregunta me incomodaba: ¿por qué algunas personas pueden cambiar completamente sus vidas mientras que otras luchan con los mismos problemas una y otra vez?

Al continuar observando las conductas de las personas, la respuesta se hizo evidente: tomar decisiones positivas conduce a resultados positivos. Vi la fuerza de los hábitos positivos cada vez más a través de mi trabajo en la industria del *fitness*. La mayoría de los alumnos de alto rendimiento se cuidan con ejercicio y buenos hábitos alimentarios. Sin una buena salud, no lo pueden lograr.

Cuando se trata de hábitos, muy a menudo corremos un tupido velo emocional. Nos negamos a mirar en nosotros mismos objetivamente porque podría ser que no nos gustase lo que viéramos. Pero, para cambiar lo que haces, debes observar tus hábitos objetivamente, sin emoción. ¿Por qué haces las cosas que haces? ¿Por qué te sientes cómo te sientes? ¿Por qué piensas lo que piensas? Las leyes te ayudarán a ser más autoconsciente para que puedas descubrir quién eres y quién quieres ser, cómo quieres sentirte y qué quieres hacer con tu salud.

Si gastas tu energía preocupándote acerca de que cambiar a un estilo de vida basado en plantas será difícil, te quedarás paralizado en tus viejas costumbres. Nuestra alimentación está cambiando, y no para mejor, y tu salud depende de tu capacidad para adaptarte. Cuanto más adoptes este nuevo estilo de vida, un paso cada vez, más seguro estarás sobre tu capacidad para adaptarte y crear hábitos positivos en tu vida.

La verdad es que no importa quién eres, cuánto dinero tienes, si tienes cinco hijos o ninguno, si eres un hombre o una mujer, si eres joven o viejo, tienes hábitos —esas pequeñas cosas que haces todos los días, todo el tiempo, tanto si estás pensando en hacerlas como si no—. Son las acciones que te llevaron a donde estás y te mantendrán allí en el futuro.

Las leyes están destinadas a ayudarte a forjar hábitos positivos —y realizar diariamente elecciones positivas que te afectarán a la larga—. Así que, por favor, tómate las leyes en serio. Sigue las pautas que proponen para fomentar la salud que quieres. Pueden cambiar la situación si las sigues sistemáticamente.

Por último, siguiendo las leyes garantizarás que tu futuro sea mejor que tu pasado.

COME MÁS VEGETALES

Y MENOS DE TODO LO DEMÁS

La gente necesita comer alimentos integrales y alimentos de origen vegetal, principalmente cereales integrales, frutas, verduras y hortalizas, frutos secos y semillas. Esta dieta consolida nuestras vidas. Deberíamos vivir para cumplir noventa o cien años sin padecer ninguna enfermedad.

–JOHN MACKEY,
cofundador de Whole Foods Market
y líder empresarial estadounidense

LO HAS ESCUCHADO TODA TU VIDA: «Cómete las verduras». Puede ser que quien lo dijera no supiera exactamente por qué, pero eso no significa que no tuviera razón. ¿Sabes por qué? ¡Las plantas son *vida*! Ésta es la razón de la Ley # 1. Permíteme recordártela: come más vegetales y come *más* vegetales mientras estás en ello.

Añade fruta, frijoles, legumbres, semillas, frutos secos y cereales integrales, y el amplio mundo de las plantas puede componer fácilmente *toda* tu dieta. Las plantas ofrecen una variedad tan increíble de alimentos que seguramente habrá algo que, incluso al mayor escéptico vegetal, le pueda gustar.

Una dieta íntegramente vegetal revitaliza el cuerpo y la salud de tal manera que nunca hubieras imaginado que fuera posible. Los resultados del estudio Holy Name lo atestiguan: el colesterol LDL puede disminuir casi el 19 %, como lo hizo en el estudio. Perderás centímetros en todo el cuerpo. Recuerda, las personas que en el estudio siguieron una dieta íntegramente vegetal perdieron, en promedio, tres kilos y medio en sólo veintidós días. También disminuyeron su presión arterial y mejoraron su digestión, entre otras sorprendentes mejoras.

Una de esas personas fue Bridget, directora de historiales médicos del Centro Médico Holy Name. Estaba contenta por haber sido seleccionada al azar para estar en el grupo de la dieta íntegramente vegetal de nuestro estudio. No era vegana, aunque es amante de los animales y le interesa la ética de la agricultura animal –tanto que ella y su marido recogen todo tipo de animales, desde conejos a cabras, ovejas y cualquier otro que haya sido abandonado–. «Nuestro objetivo es dar a los animales una buena vida», explicó, y Bridget y su esposo llevan a cabo esta misión en su granja.

Los resultados de Bridget tras su participación en el estudio de veintidós días fueron sorprendentes. Los problemas de sus manchas en la piel desaparecieron. Su pelo comenzó a brillar. Perdió 3 kilos. Se sentía mejor y tenía más energía. «Nunca, nunca sentí hambre. Siempre estuve satisfecha», dijo. «Cualquier cosa que te anime a dejar de comer menos productos animales, y no al revés, es buena».

La prueba está en el cambio de sus parámetros vitales, lo que asombró a Bridget. Antes del estudio, eran:

Triglicéridos: 125

Colesterol: 230

LDL: 136

Peso: 71 kilos

Índice de masa corporal (IMC): 30,4

Después de los veintidós días, mira lo que le pasó a Bridget:

Triglicéridos: 104

Colesterol: 219

LDL: 122

Peso: 67 kilos

IMC: 29,1

«Nunca me había detenido a pensar en los alimentos que como y ahora sí me importa lo que voy introduciendo en mi cuerpo», concluyó Bridget.

Para mí, «comer más plantas» es una ley muy fácil de seguir. Mi familia y yo disfrutamos de una dieta 100 % basada en alimentos de origen vegetal, que los estudios han descubierto que es la única dieta en el mundo que puede prevenir, frenar y, en muchos casos, invertir las enfermedades cardíacas. También sabemos que es una forma de vivir sin crueldad, que es tan buena para el planeta como para nosotros mismos. Sigo una pauta sencilla: no como nada que tenga cara o que esté producido por algo que tenga cara. Esto significa que no como pollo, pavo, vacas, cerdos, ovejas o pescado de ningún tipo. Esto también significa que no como productos lácteos, incluyendo la leche, el queso o la mantequilla, y que no como huevos. Tampoco mayonesa ni miel.

Una de las preguntas que me hacen con más frecuencia es: «¿Qué comes?». La respuesta es que como cualquier cosa, siempre y cuando no proceda de un animal. Como verduras, hortalizas, frutas, frijoles, legumbres, cereales, semillas y frutos secos, y no, nunca me siento flojo ni débil, y siempre obtengo suficientes proteínas.

Por supuesto, ésa es la gran pregunta que te hacen cuando dejas de comer carne: «¿Cómo obtienes las suficientes proteínas?». Honestamente, todos estamos comiendo más proteínas de las que necesitamos. No tenemos deficiencia en proteínas, y no dejes que alguien o cualquier otra información te diga lo contrario. Hay muchos estudios que lo demuestran más allá de cualquier sombra de duda. De hecho, los estudios han demostrado que cuanta más proteína animal comemos, más nos enfermamos.

El requerimiento promedio diario de proteínas es de 46 gramos para las mujeres y 56 gra-

SIGO UNA PAUTA SENCILLA: NO COMO NADA QUE TENGA CARA O QUE ESTÉ PRODUCIDO POR ALGO QUE TENGA CARA.

ESTO QUIERE DECIR QUE NO COMO POLLO, PAVO, VACAS, CERDOS, OVEJAS O PESCADO DE NINGUNA CLASE.

mos para los hombres. Científicos de la Universidad de Loma Linda, en California, realizaron el mayor estudio hasta ahora de los perfiles nutricionales de los vegetarianos, veganos y no vegetarianos. Se desmintió de una vez por todas la eterna pregunta: «¿Obtienen los vegetarianos y los veganos suficientes proteínas?». El estudio siguió a más de setenta mil adultos durante seis años y se calculó su ingesta de proteínas, junto con otros nutrientes importantes como las vitaminas y los minerales.

Según este estudio de referencia, los no vegetarianos obtienen muchas más proteínas de las que necesitan, al igual que lo hacen todos los demás. De media, veganos y vegetarianos obtienen incluso un 70 % más de proteínas de las que necesitan, y el 97 % de los estadounidenses obtienen suficientes proteínas.

Así que nadie tiene deficiencia en proteínas. Pero hay otro nutriente del que el 97 % de los estadounidenses tienen deficiencia: la fibra. La deficiencia en fibra contribuye a todo tipo de enfermedades potencialmente mortales, desde la obesidad a las enfermedades cardíacas, de la diabetes al cáncer. Éste es el nutriente del que deberíamos preocuparnos, ¡no de las proteínas! (Más información sobre la fibra en la Ley # 3).

Normalmente pensamos que las proteínas las obtenemos de productos de origen animal. Pero las mejores fuentes de proteínas son de origen vegetal: frijoles, cereales integrales, frutos secos y semillas. Incluso las verduras como las espinacas tienen proteínas. Cuando sigues una dieta íntegramente vegetal, variada, integral, obtienes todas las proteínas que necesitas.

Así pues, dejemos de obsesionarnos con las proteínas como el «remedio» para la obesidad, el sobrepeso, la diabetes y otras enfermedades. Vamos a empezar a obsesionarnos en cambio, de manera positiva, con comer suficientes alimentos que crecen en la tierra o en los árboles.

Las dietas a base de plantas son las que protegen mejor contra las enfermedades cardíacas, el derrame cerebral, el cáncer, la presión arterial alta, las cataratas y la degeneración macular. El cáncer, a menudo, se atribuye a genes «malos», pero según Colin Campbell, profesor emérito en la Universidad de Cornell y autor de *El estudio de China*, «No se trata de genes. El cáncer es una función de la nutrición». De hecho, ha calificado al componente de la leche de vaca conocido como caseína como «el carcinógeno químico más relevante jamás identificado». Otro defensor de la alimentación íntegramente vegetal, el Dr. Caldwell Esselstyn, hace declaraciones igualmente inequívocas sobre las cardiopatías: «Las enfermedades del corazón no tienen por qué existir. Es una enfermedad transmitida por los alimentos».

Claramente, la ciencia y un número creciente de científicos avalan la alimentación íntegramente vegetal. Las investigaciones muestran que tanto la presión sanguínea alta como el nivel alto de azúcar en la sangre —factores de riesgo para la diabetes, las enfermedades cardiovasculares y los accidentes cerebrovasculares— comienzan a disminuir y normalizarse tras una semana de iniciar una dieta íntegramente vegetal.

Tampoco necesitas comer animales para obtener los nutrientes además de las proteínas. También obtienes todos los carbohidratos, las grasas, las vitaminas y los minerales que necesitas de las plantas.

Piénsalo: ¿de dónde sale la nutrición de los animales que has estado comiendo? ¡De las plantas! Las plantas son la fuente original de todos los nutrientes. Las comidas a base de plantas ricas en nutrientes te adelgazarán y, a largo plazo, te harán una personas más saludable. Te sentirás genial, en plena efervescencia, con energía y nutrición. La vida será mucho más fácil. Desarrollar el hábito de comer plantas te da la energía, la fuerza y la salud necesarias para enfrentar la vida con éxito, la energía para vivir tu vida de manera positiva, amable y compasiva, y para tomar las decisiones correctas por ti mismo, por lo que serás la versión más sana de ti mismo, en el interior y en el exterior. ¿Cuáles son esas opciones? Echa un vistazo.

FRIJOLES Y LEGUMBRES // Cuando proviene de fuentes de proteínas de origen vegetal, no puedes equivocarte con unos pocos frijoles. O lentejas. Un bol de lentejas cocidas puede proporcionar la friolera de 18 gramos de proteínas. Otras fuentes importantes son los frijoles negros, los frijoles rojos y los garbanzos pero, en realidad, las opciones son infinitas cuando se trata de frijoles y legumbres. Busca frijoles especiales en tu tienda de alimentos especiales o en los mercados de productores locales. Comer frijoles o legumbres mezclados con cereales es la forma más sencilla de obtener todos los aminoácidos esenciales —elementos básicos de los tejidos vitales en las proteínas— de una sentada.

VEGETALES VERDES // Soy muy provegetales verdes. Como muchos porque son una fuente de todo tipo de vitaminas y minerales saludables, así como de fibra. Si te resulta difícil encontrar un sitio en tu plato para los vegetales, yo te diría que los pongas en tu vaso. Haz un *smoothie* verde cada día. Tardas cinco minutos y, además, sabe bien. Incluso mis hijos me los piden. Usa cualquier fruta fresca y verdura que te inspire: espinacas, col kale o acelgas, plátano, frutos del bosque o peras. Añade el líquido que quieras —yo utilizo agua (sin calorías y sin lácteos), pero podrías probar la leche de almendras—. Las posibilidades son infinitas —tu *smoothie* tendrá un sabor diferente cada vez, pero siempre será nutritivo.

VEGETALES DE COLORES // Los vegetales rabiosamente coloreados son algo más que simplemente hermosos; contienen fitoquímicos, que enriquecen la vida. Estos productos químicos proporcionan sabor, color, aroma y nutrientes valiosos tales como antioxidantes y antiinflamatorios, que protegen contra muchas enfermedades, incluyendo la diabetes, el cáncer y las enfermedades cardíacas. Cuantos más colores, mejor.

LA DISTINCIÓN DE LA DIETA ÍNTEGRAMENTE VEGETAL

Muchas personas no entienden las diferencias entre una dieta vegetariana, una dieta vegana y una dieta íntegramente vegetal.

VEGETARIANA

Comen leche y huevos, cereales, verduras y hortalizas, pero no carne, pollo o pescado. Hay variantes de la dieta vegetariana: los ovolactovegetarianos comen huevos, productos lácteos y miel, mientras que están excluidos las carnes, los pescados y las aves. Los lactovegetarianos excluyen los huevos, la carne, el pescado y las aves de corral, pero comen productos lácteos y miel. Los pescovegetarianos comen pescado, pero no la carne de otros animales. Y los ovovegetarianos comen huevos, pero excluyen los productos lácteos de sus dietas.

VEGANA

No comen carne, pollo, pescado, leche, huevos ni miel. Comen cereales, verduras, hortalizas, frutas y, a menudo, alimentos veganos ultraprocesados.

ÍNTEGRAMENTE VEGETAL

Comen el 100 % de alimentos de origen vegetal −cereales, verduras, hortalizas y frutas−. No comen carne, pollo, pescado, leche, huevos, miel ni alimentos veganos procesados.

FRUTA // Comiendo una pequeña cantidad de fruta diariamente reduces el riesgo de enfermedades cardíacas y mejoras la salud. Según un artículo publicado en el *New England Journal of Medicine* en 2016, investigadores de China siguieron a más de medio millón de personas durante siete años. Descubrieron que alrededor de 100 gramos (aproximadamente 1 bol) de fruta fresca al día era suficiente para reducir el riesgo de ataques al corazón y derrames cerebrales. Manzanas, melocotones, peras, bayas y otras frutas, todas contienen valiosos nutrientes que protegen el corazón.

FRUTOS SECOS Y SEMILLAS // Ambos son fabulosas fuentes de proteínas. Sólo 1/4 de bol pequeño de almendras ya contiene 8 gramos de proteínas, mientras que 2 cucharadas de crema de almendras contienen 7 gramos. Las pecanas, las nueces, los pistachos y los anacardos también son excelentes opciones. En cuanto a las semillas, busca las del girasol, la calabaza, el cáñamo, las semillas de chía y las de linaza. Ricas en grasas y proteínas saludables, son excelentes tentempiés, perfectos para añadir en las ensaladas y las guarniciones. No obstante, vigila la cantidad de frutos secos y semillas que ingieres porque contienen muchas calorías.

CEREALES INTEGRALES // Las últimas recomendaciones dietéticas del USDA para los estadounidenses señalan que la mayoría de las personas comen suficientes cereales, pero no suficientes cereales integrales. Cuando se come un cereal integral se le saca el mayor provecho, incluyendo mayor valor nutricional y más sabor. Los nutrientes varían según el tipo de cereal, pero generalmente los cereales integrales son ricos en fibra, hierro, potasio, magnesio, calcio y vitaminas B y E. Un estudio de 2016 de la revista *Circulation* informó que el consumo de, al menos, tres raciones de cereales integra-

les al día estaba asociado con un 20 % menor de riesgo de muerte por cualquier causa, y un 25 % menor de riesgo de muerte por enfermedades cardiovasculares. Mis favoritos son el arroz integral, la quinoa y la avena cortada en máquina.

La quinoa (a menudo clasificada y pensada como un cereal, aunque en realidad es una semilla), en particular, es una gran opción y además te permite incrementar tu ingesta de proteínas. Una taza de quinoa cocinada contiene 8 gramos de proteína completa (que contiene todos los aminoácidos esenciales), y si la combinas con otros alimentos ricos en proteínas, alcanzarás rápidamente tu recomendada ingesta diaria de proteínas al mismo tiempo que proporcionas al cuerpo una gran cantidad de nutrientes esenciales.

PROTEÍNA VEGANA EN POLVO // Para una obtención rápida de proteínas, no te puede ir mal con una buena proteína en polvo íntegramente vegetal. Incluirla en un *smoothie,* como un *smoothie* rápido y saludable para el desayuno, o como un estímulo por la tarde. Incluso puedes combinar la proteína en polvo con algunas de tus recetas favoritas como bizcochos de chocolate, magdalenas y crepes para asegurarte de que tus comidas tienen un alto contenido de proteínas. Busca proteínas en polvo que sea un producto orgánico certificado por el USDA con perfiles de ingredientes claros y sencillos.

GRASAS DE LAS PLANTAS // Asegúrate de comer grasas deliciosas de origen vegetal, como la mantequilla de nueces y los aguacates. Las grasas buenas ralentizan la absorción de los carbohidratos, ayudan a prevenir enfermedades y proporcionan nutrientes importantes. Las grasas también ayudan a sentirte lleno durante más tiempo. Son excelentes para la energía y puedes agregar una cucharada o dos en tus *smoothies* verdes.

COMER MENOS BASURA

Hagamos una pausa aquí para considerar la segunda parte de esta ley: comer menos de todo lo demás.

«¿Y qué es "todo lo demás"?», me estarás preguntando. Bueno, para empezar, es la comida basura, y estoy seguro de que sabes exactamente de qué te estoy hablando: alimentos con un valor nutricional discutible acompañados de azúcar y sal. Son los refrescos y otras bebidas azucaradas. Son los alimentos ultraprocesados, envasados y diseñados con sabores producidos en laboratorio, diseñados para ser irresistibles. Es la comida rápida vendida en todos los rincones de cada ciudad. Lo sabes en cuanto los ves. Cuando los veas, no te los comas.

Mucha comida basura también está llena de aditivos y sabores artificiales. Engañan a tus papilas gustativas tanto que te confunden cuando comes comida real porque estás muy acostumbrado a los productos químicos. Pero, cuando eliminas los alimentos con sabor artificial de tu dieta, sucede algo mágico. Después de unos días, tus papilas gustativas comienzan a funcionar como deberían. De repente, experimentas lo que es una naranja o la zanahoria realmente sabe a eso. O una manzana, o un mango. Redescubres el sabor dulce que se supone que tienen en realidad.

También bajo la clasificación de «todo lo demás» están los alimentos de origen animal, como la carne y el queso. El estudio masivo mencionado en la página 32 también compara las dietas de las personas del estudio que, con el tiempo, murieron y las que no lo hicieron. Los vegetarianos y los veganos tuvieron un riesgo menor de muerte que los no vegetarianos. La cuestión es que comer demasiados alimentos de origen animal puede acortar tu vida. ¿Por qué arriesgarte?

Cuando sigas esta ley, disfrutarás de resultados poderosos. Cuando tus nuevos hábitos alimentarios empiecen a instalarse, te sentirás mejor y mejor —y aprenderás que realmente te gusta comer más frutas y verduras de forma regular—. De hecho, te sentirás increíble, y empezarás a desear alimentos frescos y deliciosos.

Notarás esta diferencia casi inmediatamente. Te sentirás mejor y estarás más saludable, y esto te hará más feliz. Tu energía asombrosa vendrá de esas plantas. Cuando las plantas crecen, el sol brilla, la energía es absorbida del aire y a través de la tierra, y la química de la naturaleza convierte la luz en alimento que te da una energía pura, natural, curativa que cambiará la forma en que vives en el mundo.

TU HUELLA VERDE
Siguiendo la Ley # 1

Te volverás más delgado, vivirás más y estarás más saludable —un punto establecido por nuestro estudio Holy Name, así como por las recomendaciones dietéticas del USDA, que manifiestan que los patrones de alimentación vegetariana, incluyendo la dieta vegana, pueden estimular la salud mediante la prevención de la obesidad, reduciendo radicalmente el riesgo de enfermedades cardiovasculares, y disminuyendo la tasa de mortalidad.

NADIE PLANEA FRACASAR

LA GENTE SIMPLEMENTE FALLA AL PLANEAR

El éxito depende de la preparación previa.

—CONFUCIO

CUANDO ESTÁS CAMBIANDO A LA ALIMENTACIÓN ÍNTEGRAMENTE VEGE-TAL, ¡la planificación es la clave del éxito —y del placer!—. Prepárate para el éxito anticipando tus necesidades nutricionales y siguiendo una saludable dieta íntegramente vegetal accesible y práctica. Seleccionar alimentos saludables que dan vida para cada una de las tres comidas al día es posible, pero al igual que cualquier otro cambio en tu dieta requiere planificación. Requiere esfuerzo. ¡Los pepinos no se compran ellos mismos!

Algunas personas saltan de una dieta a otra, perdiendo peso, y más tarde ganándolo todo de nuevo. Es frustrante. Es desalentador. Si quieres dejar de fracasar, salir del ciclo de ganar peso y enfermedad y crear un nuevo ciclo de vitalidad, la planificación y el seguimiento son la única manera de conseguirlo. Si estás buscando un plan para adelgazar rápido estás en el lugar equivocado. Si buscas hábitos sostenibles que resultarán en pérdida de peso y buena salud, estás en el lugar correcto, porque estás empezando un increíble viaje hacia la salud y el bienestar óptimos. Vas a ver cómo te sienta cuidarte de ti mismo y avanzar hacia ser la mejor versión de ti.

El primer paso para cambiar la trayectoria de tu dieta, el peso y la salud debe ser completamente responsable frente a dónde te encuentras hoy día —bueno o malo—. Tus padres no son culpables, y tampoco la economía o tu restaurante favorito de comida rápida: lo eres tú. Eres 100 % responsable de todo lo que haces; nunca arreglarás tus problemas culpando a alguien o a algo. Tú eliges qué comer, cómo actuar, dónde ir, cuándo hacer ejercicio (o no) y qué alimentos evitar. Una vez que entiendes todo eso, entonces puedes llegar al meollo de cómo planificar tu alimentación íntegramente vegetal. Cuando planificas, ganas; cuando no lo haces fracasas.

PLANIFICAR PARA CUBRIR LAS NECESIDADES NUTRICIONALES

Recordatorio: Los alimentos vegetales proporcionan todo lo que necesitas nutricionalmente. Pero garantizar que recibes todo lo que significa «todo» requiere una planificación reflexiva. Planifica tus comidas alrededor de una variedad de alimentos ricos en nutrientes de alta calidad, como los cereales integrales, los frijoles, las legumbres, las verduras, las hortalizas, la fruta, los frutos secos y las semillas.

Las personas que siguen una dieta íntegramente vegetal tienen que estar un poco más atentas que las demás a la hora de obtener suficientes cantidades de algunas vitaminas, minerales y grasas. El objetivo es ingerir cantidades suficientes de los nutrientes más importantes, que son:

HIERRO // Hasta la fecha, uno de los argumentos erróneos más comunes en contra de la dieta íntegramente vegetal es que no proporciona suficiente hierro. De hecho, aquellos que siguen una dieta sin carne, íntegramente vegetal, no sólo tienden a obtener más hierro, sino que obtienen asimismo más fibra, vitaminas y minerales. El hierro de origen vegetal, también conocido como hierro no hemo, no se absorbe tan bien como el hierro hemo (que se encuentra en la sangre y el músculo animal) en el cuerpo, pero los estudios muestran que evitar el hierro hemo se ha asociado a un riesgo menor de padecer enfermedades cardíacas, diabetes, accidentes cerebrovasculares y otras enfermedades crónicas.

Una dieta íntegramente vegetal debe incluir alimentos que son ricos en hierro, como los frijoles rojos, los frijoles negros, la soja, las espinacas, las pasas (que son ligeramente más ricas en hierro que las uvas), los anacardos, la avena, el repollo y el zumo de tomate (que tiene más hierro que los tomates).

Las mujeres necesitan 18 miligramos de hierro diario; los hombres, 8 miligramos. Para las mujeres posmenopáusicas, baja a la misma cantidad que para los hombres, 8 miligramos. Las mujeres embarazadas requieren 27 miligramos. Obtener suficiente hierro diario no es difícil cuando mezclas fuentes de hierro de origen vegetal: una comida que se compone de un bol de espinacas cocidas, un bol de quinoa y medio bol de garbanzos contiene aproximadamente 12 miligramos de hierro. Una ensalada sencilla de espinacas, grosellas secas, almendras, calabaza, semillas y unos cuantos tomates secados al sol puede proporcionar fácilmente 10 miligramos de hierro.

VITAMINA B12 // La vitamina B12 es abundante en la carne, los huevos y los productos lácteos, y las dietas veganas son criticadas porque no proporcionan la cantidad suficiente de este nutriente. Pero una cosa en que la mayoría de la gente no repara es que hoy en día incluso en la carne de vacuno no hay esa cantidad de B12, porque las vacas no comen tanta hierba (la fuente original de esta vitamina proviene de las bacterias que viven en la tierra). ¡Están siendo inyectadas con B12!

La cantidad diaria recomendada de vitamina B12 para adultos es de 2,4 microgramos, y puedes obtener grandes cantidades de algunos alimentos de origen vegetal. El tempeh y el miso, por ejemplo, contienen altos niveles de este nutriente porque es producido por bacterias durante la fermentación. También puedes obtener B12 de la levadura nutricional (un gran condimento que sabe a queso parmesano), y algunos alimentos de origen vegetal y los cereales están enriquecidos con ella. Ten la precaución de ingerir gran-

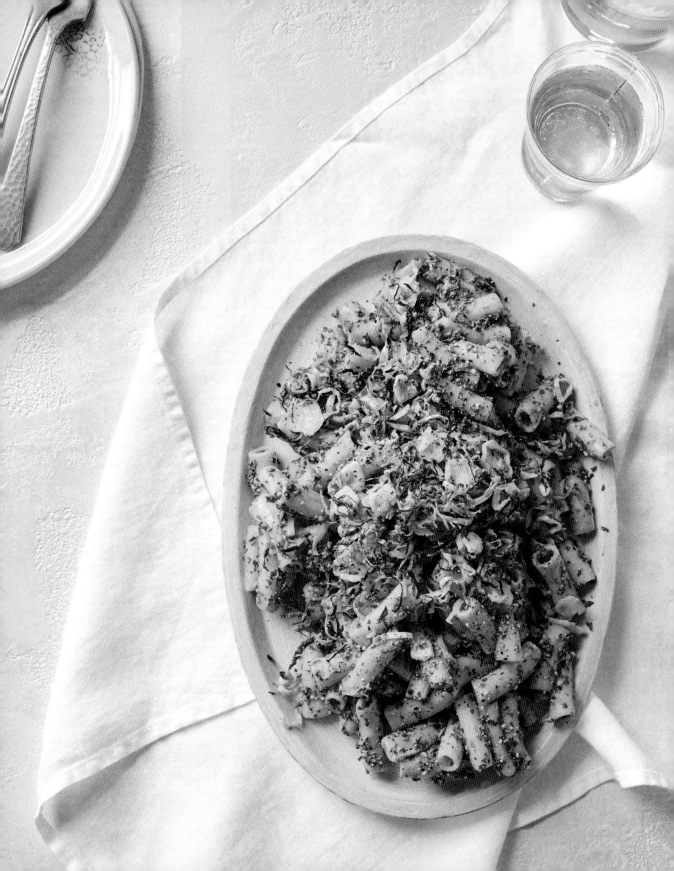

des cantidades de este nutriente, ya que una deficiencia de B$_{12}$ puede ser grave e incluso llevar a un daño nervioso irreversible. Personalmente me gusta tomar un suplemento diario de B$_{12}$, lo que asegura que estoy recibiendo exactamente lo que necesito. En nuestro estudio del Holy Name, los investigadores tenían a todos los participantes del grupo vegano tomando un suplemento de B$_{12}$. Los niveles de los participantes de este importante nutriente se mantuvieron normales, y, en algunos casos, incluso aumentaron.

ÁCIDOS GRASOS OMEGA-3 // Aunque no hay un aporte oficial recomendado diariamente de ácidos grasos omega-3, estas grasas juegan un papel importante en la prevención de inflamaciones crónicas. Ayudan a formar prostaglandinas, una clase de lípidos que aumentan y disminuyen diversas funciones relacionadas con la respuesta inflamatoria, la coagulación sanguínea normal y la relajación de los vasos sanguíneos. Fuentes dietéticas de ácidos grasos omega-3 son las semillas y el aceite de lino, la soja y el aceite de soja, las semillas y el aceite de calabaza, el tofu, las nueces y el aceite de nueces y las algas marinas comestibles.

VITAMINA D // Se ha demostrado que la vitamina D reduce el riesgo de padecer ciertos cánceres y depresión. Forma huesos y dientes sanos, regula la insulina y ayuda a la función pulmonar y la salud cardiovascular.

La ingesta de vitamina D recomendada es de 400 a 800 UI al día, o de 10 a 20 microgramos. Si estás quince minutos al día al sol, tu cuerpo puede producir suficiente vitamina D. Comer setas es otra forma de obtener este nutriente esencial.

CALCIO // Los productos lácteos no son la única fuente de este mineral de construcción ósea, por lo que no caigas en la retórica de que los veganos no obtienen suficiente calcio. Todo lo que se necesita es un poco de planificación y conocimiento sobre las fuentes vegetales de calcio, y se puede llegar fácilmente a la cantidad diaria recomendada.

La cantidad diaria recomendada de calcio es de 1000 miligramos para adultos y niños de más de 4 años. Una ensalada con col kale, almendras, semillas de girasol y alubias blancas rematadas con un aderezo de tahini puede sumar hasta 500 miligramos de calcio. Un *smoothie* hecho con una taza de leche sin lácteos (almendras u otra leche enriquecida), crema de almendras y espinacas te darán otros 500 miligramos —más que cumplidos los requisitos diarios−. Las hojas de mostaza y el nabo, el brócoli, la berza, la bok choy (col asiática que parece una acelga) y la col kale también son alimentos ricos en calcio. Ten en cuenta que mientras una taza de leche entera contiene 288 miligramos de calcio, un cuarto de taza de semillas de sésamo proporciona 580 miligramos de calcio −casi el doble que la leche−. La mantequilla de semillas de sésamo (conocida como tahini) es rica en calcio y puede ser una deliciosa y rica aportación a las ensaladas, el humus, los platos de verduras y los sándwiches.

PROTEÍNAS // Todos los alimentos de origen vegetal contienen proteínas. Como mencioné anteriormente, los frijoles y las legumbres (incluyendo los guisantes y las lentejas) son fuentes muy populares de proteínas de origen vegetal. Un bol de frijoles cocidos tiene la misma cantidad de proteínas que 60 gramos de carne. Los frutos secos y las semillas también están repletos de proteínas.

ZINC // Este oligoelemento de cuatro letras protege contra las infecciones y ayuda al cuerpo a cicatrizar las heridas. Es esencial para el crecimiento y el desarrollo del cerebro en lactantes y niños. La cantidad diaria recomendada de zinc es de 15 miligramos para adultos y niños a partir de los cuatro años. Puedes alcanzar este requisito diario fácilmente comiendo un montón de todo tipo de cereales, legumbres y frutos secos.

PLANIFICAR TUS COMIDAS

¿Es muy difícil obtener todos estos nutrientes? Bueno, la forma más fácil de averiguarlo (además de intentarlo) es echar un vistazo a un día normal en la vida de una persona que sigue una dieta íntegramente vegetal. Ya verás qué fácil es dejar los productos de origen animal y, aun así, obtener los nutrientes que el cuerpo necesita.

DESAYUNO:
UN *SMOOTHIE* SALUDABLE

Si bien es posible que para los fines de semana desees preparar algo un poco más fantasioso, para las mañanas ocupadas, no hay nada mejor que un *smoothie* saludable, lleno de proteínas y a base de plantas. Haz el tuyo con una taza de agua (o leche no láctea), un plátano, frutos del bosque congelados, verdes, semillas de lino/chía/cáñamo, y una cucharada de proteína vegana en polvo. Empezarás el día con un montón de nutrientes y estarás listo para trabajar inmediatamente. Opcionalmente, puedes tomar tu *smoothie* por la tarde, para escapar de los bocadillos, y tomar en el desayuno un saludable tazón de copos de avena con frutas.

COMIDA:
SÚPER SOPAS Y ENSALADAS

Puedes variar entre sopas y ensaladas para la comida, ¡o preparar ambas cosas! Recuerda incluir abundante surtido en la ensalada –frijoles negros, quinoa, frutos secos, semillas, etc., además de las verduras para mantener tu estómago satisfecho–. Alternativamente, utiliza los mismos ingredientes de la ensalada para hacer una tortilla sin gluten, ¡y tienes un burrito! Las opciones para las sopas son infinitas, pero en-

contrarás que las mejores recetas tienen una buena base, como el puré de boniato, la coliflor o el brócoli.

TENTEMPIÉS Y GUARNICIONES

Lo que funciona para ti como refrigerio depende de si te gusta lo dulce o lo salado. Si intentas adoptar opciones saludables, te darás cuenta de que tienes más energía a lo largo del día. Tentempiés como fruta y verduras combinadas con frutos secos o mantequillas de semillas o humus son excelentes opciones.

CENA:
EL PLATO FUERTE

Un estilo de vida basado en plantas no significa renunciar a una ¡buena comida! Sopas, guisos, estofados, pizzas, hamburguesas, ¡todo está en el menú! Una cena normal íntegramente vegetal incluiría una buena fuente de proteínas, como frijoles, legumbres o lentejas, pero también se podría usar quinoa, alcachofas, frutos secos o semillas, espinacas, etc. Es fácil preparar una comida íntegramente vegetal rápida, saludable, con frijoles rojos, quinoa y brócoli, y rematar con una salsa de crema de anacardos. ¡Deliciosa!

TU HUELLA VERDE
Siguiendo la Ley # 2

Una dieta íntegramente vegetal bien planificada proporciona al cuerpo más fibra, ácido fólico, vitaminas C y E, potasio, magnesio y muchos fitoquímicos y contiene menos grasa saturada que las dietas que contienen productos de origen animal, según informó un estudio de 2009 en la *American Journal of Clinical Nutrition*.

COME MÁS, PESA MENOS

> He hecho dieta
> permanentemente
> durante las últimas
> dos décadas.
> He perdido un total de
> 350 kilos. Por lo visto,
> debería estar colgando
> de una bonita pulsera.
>
> —ERMA BOMBECK

LA BATALLA CONTRA LA GRASA SE HA CONVERTIDO EN UNA OBSESIÓN NACIONAL, pero ganarla es a menudo una batalla de por vida, con grandes y pequeñas conquistas en el camino. Pregúntale al rapero y compositor Todd Gaither, que lleva el nombre de *Sauce Money* (Salsa de dinero). Es un veterano de la industria del hip-hop, y la mayoría de su vida y carrera ha librado una batalla perdida contra su peso. Llegó a un punto en el que su peso superó los 225 kilos, lo que le provocó un doloroso y casi incapacitante grado 3 de osteoporosis en las rodillas. No podía estar de pie más de tres minutos seguidos. Tenía problemas de autoimagen en una profesión que a menudo puede ser cruel si alguien tiene sobrepeso o es obeso.

«Me hundí en una profunda depresión —algo que no le desearía a nadie— porque era muy obeso. ¡Desde luego, no era ningún secreto lo enorme que era!», dijo *Sauce Money*. «La gente, en mi profesión, se estaba muriendo a mi alrededor, y yo sabía que tenía que hacer frente a mi peso.

LA ALIMENTACIÓN ÍNTEGRAMENTE VEGETAL ES LA MÁS PODEROSA, LA FORMA MÁS EFECTIVA Y FÁCIL DE PERDER PESO — Y MANTENERLO.

Me puse en contacto con Jay-Z, un buen amigo mío —crecimos juntos— para que me ayudase. Jay-Z se hizo vegano, y él me puso en contacto con Marco».

Colaboré muy estrechamente con *Sauce*, enseñándole a comer sano, a base de alimentos íntegramente vegetales. Sabía que podía hacerlo dado su ascenso a la popularidad en el mundo de la música. Comencé visionándolo como un tipo delgado y enérgico y músico —alguien orgulloso de su aspecto—. Inmediatamente lo puse en mi plan de comidas. Como con cualquier cambio de estilo de vida, al principio fue difícil, pero *Sauce* perseveró —gracias a una disciplina mental que aprendió en su Hermandad Universitaria.

Sauce mantuvo una dieta sencilla: un montón de frijoles, quinoa y ensaladas. Claro que había algunos baches en el camino, pero se aferró a ella como un campeón. En poco más de dos años y medio, *Sauce* perdió 90 kilos, y se mantuvo gracias a su estilo de vida vegano y al ejercicio que realizaba de cinco a seis veces por semana: natación, ejercicio en aparatos cardio de alta intensidad y entrenamiento con pesas. Ya no tiene ningún dolor en las rodillas. Ahora

puede ponerse de pie y sigue trabajando largas horas. Permitidme añadir que el primer cambio que notó —y sucedió en cuestión de días— fue que su tez se aclaró espectacularmente y se encontraba súper enérgico por primera vez en mucho tiempo.

Sauce me dijo que seguir una dieta íntegramente vegetal era «lo mejor que había hecho *nunca*».

Sauce hizo de su salud una prioridad principal. Y ahora cree que si él puede bajar de peso, tú también puedes. En mi última conversación con él, la estrella del rap ofreció estas palabras de ánimo:

«Simplifica tu dieta. Comienza por comer alimentos sanos, integrales: fruta fresca, vegetales, cereales integrales y frijoles. ¡Hazlo lo mejor que puedas!

»Conviértete en un adicto positivo al sentirse genial. Cuanto más tiempo sigas una dieta íntegramente vegetal, mejor te sentirás. Es como una droga maravillosa. No querrás volver a tus viejos hábitos. No puedes "dar marcha atrás" sobre lo que ahora sabes y sientes. Sigue adelante; el futuro está lleno de posibilidades.

»Consigue el apoyo de personas que te ayudarán a no rendirte. Para mí eso fueron Jay-Z y Marco. Se tomaron el tiempo para educarme. Les debo mi vida.

»Cambia tu mentalidad: tienes que querer vivir más tiempo y mejor antes que comer mal».

¡Yo no podría haberlo dicho mejor, *Sauce*! Como descubrió, siguiendo una dieta íntegramente vegetal, controlarás tu peso, saciarás tu hambre y te sentirás cómodamente lleno después de cada comida. De hecho, ¡puedes comer más para perder peso!

Sé que esta ley suena como un sueño hecho realidad si has estado encadenado a dietas restrictivas que te dejan hambriento. A pesar de que «comer menos» es el mantra de la industria de la pérdida de peso, adelgazar no tiene por qué conseguirse por medio de la privación y el hambre.

La alimentación íntegramente vegetal es la más poderosa, la forma más efectiva y fácil de perder peso —y mantenerlo—. Y hay muchas pruebas.

Por ejemplo, al seguir una dieta íntegramente vegetal estás luchando contra la grasa abdominal. Después de seguir a casi ochenta mil adultos sanos durante diez años, los investigadores de la Sociedad Americana contra el Cáncer descubrieron que los hombres y las mujeres que comieron diecinueve raciones o más de verduras a la semana no desarrollaron obesidad abdominal —es decir, no tienen lorzas ni michelines— mientras que los que comían carne más de ¡siete veces a la semana sí lo hicieron! Engordar alrededor de la cintura, o desarrollar lo que se conoce como cuerpo en forma de «manzana», se ha relacionado con enfermedades cardíacas, diabetes y ciertos tipos de cáncer.

Éste no es el único estudio que muestra el poder de las plantas como luchadoras contra la grasa. En un estudio realizado en la Universidad de Carolina del Sur y reportado en la web del Grupo de Recursos Vegetarianos, cincuenta adultos con sobrepeso fueron asignados aleatoriamente a una de las cinco dietas: una dieta no vegetariana, una dieta semivegetariana (carne roja una vez a la semana, aves de corral no más de cinco veces por semana), una dieta pescovegetariana, una dieta ovolacto vegetariana y una dieta vegana. Siguieron a los participantes en cada dieta durante dos meses y no les limitaron su ingesta calórica. Después del ensayo inicial, los investigadores animaron a los dietistas a mantener la dieta asignada durante otros cuatro meses.

Todas las personas a dieta perdieron peso, pero la del grupo vegano perdió más —exactamente lo que encontramos en nuestro estudio del Holy Name—. Después de seis meses, las personas que habían seguido la dieta vegana habían perdido, en promedio, el 7,5 % de su peso de partida. A mi modo de ver, los interesantes resultados de este estudio y otros similares ofrecen la prueba de que una dieta íntegramente vegetal es una forma efectiva de perder peso. Me encantan estas grandes evidencias científicas, pero no me sorprenden. Cuando los clientes llegan a mi consulta, la mayoría quiere estar en forma y adelgazar. Lo primero que hago es mostrarles cómo incorporar más plantas a sus dietas —y con suerte conseguir que sigan una alimentación íntegramente vegetal de por vida—. Al mismo tiempo, les animo a dejar de tomar alimentos ultraprocesados que están envenenando lentamente sus cuerpos. Cuando siguen una verdadera dieta íntegramente vegetal, los veo perder de 4,5 a 45 kilos (o más) a medida que su exceso de grasa se funde y se catapultan ellos mismos a un mundo de energía y vitalidad. Durante todo el proceso, comen más que nunca. No tienen hambre y pierden el exceso de peso. ¡Muchas personas pueden perder hasta medio kilo al día comiendo vegetales! Por supuesto, al mismo tiempo que están perdiendo kilos, están simultáneamente invirtiendo y previniendo enfermedades causadas por el estilo de vida.

Hace unos años, me encontré con un amigo en la escuela de mis hijos. Casualmente mencionó que tenía algunos amigos que habían cambiado a una dieta íntegramente vegetal siguiendo mis protocolos de dieta, y que los resultados fueron sorprendentes. Interpreté sus comentarios como: «Quiero probarlo». En ese momento, él pesaba unos 140 kilos, con una estatura de un metro noventa.

Le agradecí sus amables palabras y le dije que me encantaría guiarlo a lo largo del camino si él estaba dispuesto a darle una oportunidad. Ese mismo día, estaba listo para zambullirse. Sin embargo, tenía una reserva: «Soy cubano, como tú, y me encantan las comidas cubanas». Le recordé que mucha comida cubana es de origen vegetal: frijoles negros, arroz, maíz, yuca, papas, tomates, lechuga, pepinos y plátanos. De hecho, la dieta cubana original era en su mayoría vegetariana hasta que los españoles, que gobernaron Cuba hasta el cambio de siglo, importaron la carne de vacuno y la carne de cerdo e introdujeron la carne en la cocina. Mi amigo claudicó.

Después de un día entero comiendo íntegramente vegetales, me llamó.

—Tío, ¿te acuerdas de que estoy tratando de perder peso, verdad?

—Sí, claro, ¿por qué?

—Amigo, si como todo lo que me recomiendas, definitivamente, voy a ganar peso.

Empecé a reír, luego le expliqué que los alimentos vegetales son mucho más densos en nutrientes, pero más ligeros en calorías: la esencia de la ley # 2. Por ejemplo, una bolsa de 500 gramos de espinacas pueden ser alrededor de 100 calorías, mientras que 500 gramos de proteína animal podrían ser diez veces eso (alrededor de 1000 calorías) icon cero fibra! Comerás mucho más, pero tomando menos calorías y obteniendo mucha más fibra.

Mi amigo suspiró ruidosamente. «Tengo la oportunidad de comer, no tendré hambre, ¿y voy a perder peso? Apuesto por todo».

Sólo unos meses después, había bajado más de 36 kilos, sin pasar hambre en absoluto.

Lisa y llanamente: la alimentación a base de plantas ha dado resultados en cada una de las personas con las que he trabajado.

¿Por qué? ¿Cuál es el secreto?

Bueno, uno de los grandes secretos es la fibra.

La fibra es algo gracioso. La comemos, pero no podemos digerirla, por lo que pasa a través del tracto digestivo, haciendo muchas cosas increíbles para el control del peso y la salud en general por el camino. Como ya mencioné antes, el 97 % de los estadounidenses son deficientes en fibra. De hecho, somos tan deficientes en fibra que ha sido catalogado como un nutriente de preocupación en las Pautas Dietéticas del USDA. ¡Éste es un problema al que realmente tenemos que enfrentarnos!

LA FIBRA Y LA SALUD

¡La fibra es un protector de la salud!
Reduce el riesgo de muchas enfermedades:

ACNÉ Y ERUPCIONES CUTÁNEAS.
La fibra ayuda a introducir levaduras y hongos en el cuerpo, previniendo que sean eliminados a través de la piel, donde podrían desencadenar acné o erupciones cutáneas.

ENFERMEDADES INTESTINALES.
La fibra alivia el síndrome del intestino irritable (SII) y otras enfermedades inflamatorias en el intestino.

SALUD CEREBRAL. La fibra mejora el estado de ánimo, la capacidad cognitiva y la lucidez mental.

ENFERMEDADES CARDIOVASCULARES. Hay pruebas de que la fibra previene los ataques al corazón, y las investigaciones muestran que las personas que siguen una dieta rica en fibra tienen un 40 % menos de riesgo de padecer enfermedades cardíacas.

INFLAMACIÓN CRÓNICA. La fibra dietética parece ser antiinflamatoria, disminuye la inflamación asociada a los marcadores, incluyendo la proteína C-reactiva (PCR).

CÁNCER DE COLON. La fibra transporta las toxinas y los agentes cancerígenos desde el tracto digestivo, lo que ayuda a prevenir el cáncer.

ENFERMEDAD DIVERTICULAR.
La fibra (especialmente, la fibra insoluble) puede reducir el riesgo de diverticulitis –una inflamación del colon– en un 40 %.

CÁLCULOS BILIARES. Una dieta muy rica en fibra reduce el riesgo de padecer cálculos biliares debido a la capacidad de la fibra para regular el azúcar en la sangre.

HEMORROIDES. Una dieta rica en fibra disminuye el riesgo de hemorroides, que pueden ser dolorosas y causar obstrucciones y sangrado.

INFECCIONES. La fibra promueve la población de las bacterias saludables en el intestino, lo que significa que ayuda a prevenir infecciones, incluyendo resfriados y gripe.

RESISTENCIA A LA INSULINA. La fibra hace que las células sean más receptivas a la insulina. De esta manera, la insulina puede realizar mejor su trabajo para transportar la glucosa a las células para suministrar energía.

CÁLCULOS RENALES. Una dieta con un alto contenido en fibra reduce el riesgo de cálculos renales, probablemente por su capacidad para ayudar a regular el azúcar en la sangre.

OBESIDAD Y SOBREPESO. Se ha demostrado que la fibra mejora la pérdida de peso entre los obesos y las personas con sobrepeso, probablemente porque aumenta la sensación de plenitud.

DERRAME CEREBRAL.
Los investigadores han descubierto que por cada 7 gramos que se consume de más fibra diariamente, el riesgo de derrame cerebral disminuye en un 7 %.

DIABETES TIPO 2. La fibra soluble ralentiza la descomposición de los carbohidratos y la absorción de azúcar en el cuerpo, ayudando a controlar el azúcar en la sangre.

ÉSTE ES EL PUNTO IMPORTANTE PARA TODOS NOSOTROS:
Se debe comer más fibra proveniente de alimentos de origen vegetal para disfrutar de sus increíbles beneficios para la salud.

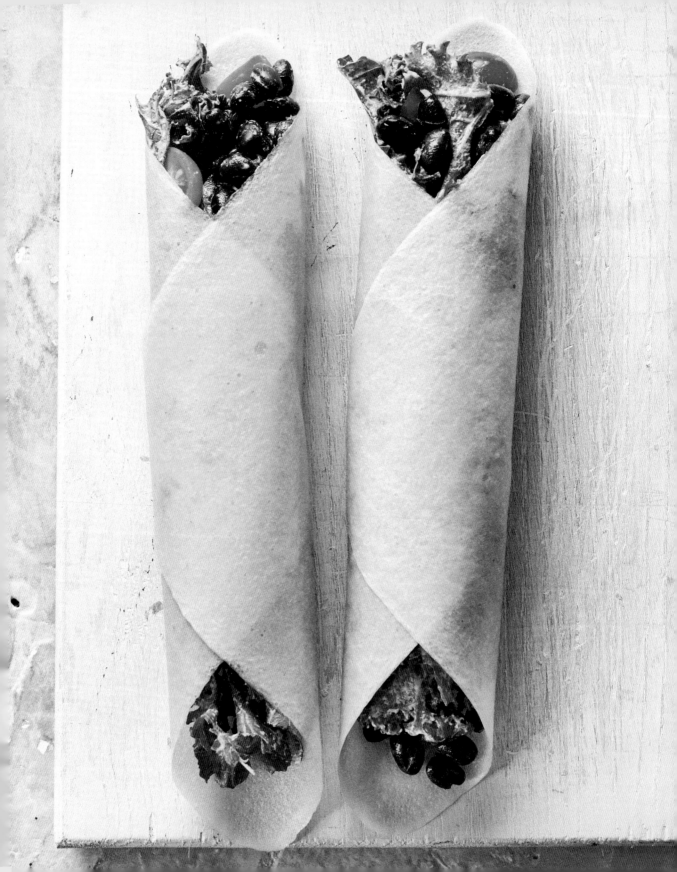

¿DÓNDE ESTÁ LA FIBRA?

Por definición, la fibra se encuentra sólo en alimentos de origen vegetal, y en ningún otro lugar. Pero uno de los problemas que existe detrás de nuestra deficiencia colectiva de fibra es que la mayoría de la gente no tiene ni idea de lo que contienen los alimentos. De hecho, más de la mitad de los estadounidenses piensan que el bistec es una fuente de fibra.

Hay dos categorías de fibra: soluble e insoluble. La fibra soluble actúa como una esponja; absorbe el exceso de colesterol, las grasas y las toxinas. La fibra insoluble es como un cepillo de fregar; «limpia» el tracto digestivo a medida que va pasando. Necesitamos tanto la esponja como el cepillo de limpieza para mantener nuestros sistemas sanos.

Los alimentos ricos en fibra soluble son, entre otros, la avena y el salvado de avena, la cebada, los frijoles y las legumbres, las manzanas, las peras y la fruta cítrica (pero no los zumos de fruta). La fibra insoluble se encuentra principalmente en las pieles y cáscaras de los alimentos vegetales, mientras que la soluble se halla en la parte carnosa del interior de la fruta. Por ejemplo, la piel de la manzana es, en gran parte, fibra insoluble, mientras que la pulpa o carne de la manzana es fibra mayoritariamente soluble.

Ambas categorías de fibra hacen cuatro cosas poderosas para promover la pérdida de peso: **NÚMERO 1:** La fibra satisface tu apetito por lo que no comes en exceso. Hay una hormona fundamental en el cuerpo llamada colecistoquinina (CCK) que ayuda a controlar la saciedad, la sensación de plenitud que pone fin al hambre. La fibra aumenta la producción y prolonga la actividad de la CCK. Como consecuencia, te sentirás más lleno durante más tiempo y tus antojos por alimentos que engordan disminuirán. **NÚMERO 2:** La fibra ayuda a prevenir la absorción del exceso de calorías de la grasa que comes. Dado que el cuerpo no puede descomponer la fibra, ésta sale del cuerpo de la misma forma que entró. A medida que se mueve a través del cuerpo, arranca la grasa y la lleva rápidamente hasta el colon, donde la grasa y la fibra se mezclan convirtiéndose en heces y se eliminan del cuerpo.

En un estudio realizado por el USDA, los investigadores establecieron un cierto límite de calorías para los voluntarios y alteraron el contenido de fibra de sus dietas.

Descubrieron que, cuando se ingiere más fibra, se absorben menos calorías. Las personas que tomaron hasta 36 gramos de fibra al día absorbieron 130 calorías menos al día −automáticamente−. A lo largo de un año, esto suma alrededor de 47000 calorías porque medio kilo de grasa corporal es igual a 3500 calorías; podrías perder seis kilos al año, sin esfuerzo, aumentando la ingesta diaria de fibra. **NÚMERO 3:** La fibra ralentiza la conversión de carbohidratos en glucosa (azúcar en la sangre) en el cuerpo. Esto ayuda a evitar el aumento de peso, porque el exceso de glucosa no se está usando para convertir energía en triglicéridos, que se almacenan como grasa corporal no deseada o se acumulan en la sangre, donde producen una placa que obstruye las arterias. La fibra también aumenta la sensibilidad a la insulina, lo que significa que las células responden bien a la insulina cuando se aporta glucosa a sus puertas (receptores) como combustible. Con el paso del tiempo, comer más fibra ayudará al cuerpo a usar la glucosa de manera más eficiente; en otras palabras, el cuerpo se volverá de forma natural en una máquina de «quemar grasa». **NÚMERO 4:** La fibra ayuda a incrementar la población de bacterias beneficiosas (probióticos) en el intestino –un factor que puede mejorar tu forma física–. El cuerpo alberga trillones de estas pequeñas criaturas, la mayoría de las cuales se alojan en los intestinos. Descomponen los alimentos, ayudan a absorber algunos nutrientes y a mantener el sistema inmune funcionando a la máxima eficacia.

Pero aquí está el problema: ahora hay pruebas sorprendentes de que las bacterias intestinales *malas* pueden hacer que seas propenso a engordar. En un estudio, los investigadores descubrieron que un virus llamado adenovirus-36 (Ad-36) –una bacteria conocida por hacer engordar a los pollos– prevalece tres veces más en los intestinos de las personas obesas que en los de las personas delgadas. Además, algunas bacterias intestinales desencadenan los antojos y una tendencia a almacenar más calorías como grasa.

Afortunadamente, el truco es asegurarse de que las bacterias *buenas* superen a las *malas*. Una buena manera de conseguirlo es alimentar a las bacterias *buenas* con su comida favorita: fibras prebióticas especiales encontradas en una variedad de alimentos vegetales, como los espárragos, las alcachofas, las cebollas, los ajos y los puerros, así como las semillas de chía, las semillas de lino y las semillas de cáñamo. Nutrir a las criaturas beneficiosas en el tracto digestivo puede ser una vía perfecta hacia un peso saludable.

Por supuesto, es casi infinito el número de dietas de moda que puedes seguir. Pero, gracias a estos cuatro factores, la forma más segura y natural de perder peso es sencillamente seguir una dieta de origen vegetal rica en fibra. ¡Hace de la fibra un arma secreta fantástica en la lucha contra la grasa! Te mostraré cómo aplicar esta ley del bienestar a tu vida en la parte 2,

pero hablemos de cómo empezar a incorporarla ahora. Para empezar, ¿qué cantidad de fibra se necesita al día para perder kilos, mantener el peso bajo control y mantenerte saludable? La recomendación médica actual es más de 35 gramos, pero no menos de 25 gramos de fibra diaria. ¡Lamentablemente, la mayoría de los adultos sólo obtienen 15 gramos o menos!

Podrías alcanzar (y superar) ese objetivo comiendo estos alimentos en el transcurso de un día: media taza de avena (3 gramos de fibra), un bol de frambuesas (8 gramos), medio bol de frijoles rojos o negros cocidos (7 gramos), una manzana pequeña (5 gramos), medio bol de lentejas cocidas (8 gramos) y un bol de guisantes cocidos (8 gramos). Suma un total de 39 gramos de fibra.

Hay otras acciones sencillas que puedes hacer para adquirir automáticamente el hábito del alto consumo de fibra:

/// Tomar $1/2$ a 1 taza de avena o de cereales integrales para desayunar.

/// Espolvorear los cereales con semillas de chía o de lino.

/// Mezclar un par de puñados de verduras, como las espinacas, en tus *smoothies*.

/// Tomar fruta fresca o frutos secos y semillas como tentempié.

/// Tomar aguacate en tostadas y sándwiches, y en ensaladas y *smoothies* ($1/2$ aguacate contiene 5 gramos de fibra).

/// Hornear con harina rica en fibra, por ejemplo, 30 gramos de harina de coco contienen 11 gramos de fibra, y la misma cantidad de harina de soja contiene 5 gramos de fibra.

// Devorar grandes cantidades de frijoles y legumbres, una parte importante de muchas dietas tradicionales. Sólo una taza de frijoles cocidos puede proporcionar hasta un 75 % de las necesidades diarias de fibra. Incorpora estos alimentos ricos en fibra en tu dieta disfrutando de humus y otras salsas de frijoles o acompañando las ensaladas con frijoles o lentejas cocidas.

// Comer muchas verduras de hoja verde, así como vegetales con alto contenido en agua como los pepinos y los tomates. Así alcanzarás un porcentaje mayor de fibra, que te saciará antes de que ingieras demasiadas calorías.

// Añadir una sopa o ensalada de frijoles a la cena para que te ayude a sentirte más saciado.

Mucha gente me ha preguntado por qué sigo una dieta rica en fibra e íntegramente vegetal, dado que, por naturaleza, soy delgado y no necesito perder peso.

Es cierto, nunca he tenido un problema de peso. Pero aquí está la belleza de todo: no sólo esta ley te ayuda a controlar tu peso, sino que una dieta rica en fibra también resuelve el estreñimiento y otros problemas digestivos. Otras ventajas son que reduce el riesgo de padecer enfermedades cardíacas, diabetes, presión arterial alta y algunos tipos de cáncer. Prevenir estas enfermedades es importante para mí, porque existe un historial de enfermedades cardíacas en mi familia. Seguir una dieta íntegramente vegetal rica en fibra me hace sentir como si me estuviera asegurando contra problemas futuros.

Como establece esta ley, una dieta íntegramente vegetal, rica en fibra, te permite comer más alimentos y pesar menos. Es lo suficientemente satisfactoria para disfrutar de forma continua. Si bien la mayoría de las dietas son notoriamente difíciles de mantener, esta ley establece los principios de la dieta con los que puedes vivir toda la vida.

TU HUELLA VERDE
Siguiendo la Ley # 3

La transición a la alimentación íntegramente vegetal te mantiene, de forma natural, más delgado. Ten en cuenta los siguientes datos: los vegetarianos son significativamente más delgados que los carnívoros. En promedio, los hombres vegetarianos pesan casi 8 kilos menos que los no vegetarianos, según un análisis de múltiples estudios por investigadores de la Universidad de Loma Linda, en California. Y los veganos son los más delgados, según un estudio británico con treinta y ocho mil carnívoros, comedores de pescado, vegetarianos y veganos, publicado en junio de 2003 en el *International Journal of Obesity*.

LOS 5 PRINCIPALES ALIMENTOS RICOS EN FIBRA

EN GRUPOS DE ALIMENTOS ÍNTEGRAMENTE VEGETALES

PROTEÍNAS VEGETALES	CANTIDAD	FIBRA TOTAL (GRAMOS)
El grupo de alimentos de proteínas vegetales incluye una variedad de artículos con alto contenido en fibra, que también son buenas fuentes de hierro, zinc y otras vitaminas y minerales. Trata de tomar de ⅓ a 1 ración de una proteína vegetal en cada comida.		
Lentejas, cocidas	1 cuenco	15,6
Frijoles negros, cocidos	1 cuenco	15,0
Frijoles pallar, cocidos	1 cuenco	13,2
Almendras	30 gramos (23 almendras)	3,5
Pistachos	30 gramos (49 pistachos)	2,9

VEGETALES	CANTIDAD	FIBRA TOTAL (GRAMOS)
El grupo de vegetales incluye tanto vegetales crudos como cocidos. Este grupo es especialmente rico en antioxidantes, que combaten enfermedades y enriquecen la vida de los fitoquímicos. Come generosamente los alimentos de este grupo.		
Alcachofas, cocidas	1 mediana	10,3
Guisantes verdes, cocidos	1 cuenco	8,8
Brócoli, cocinado	1 cuenco	5,1
Grelos, cocidos	1 cuenco	5,0
Coles de Bruselas, cocidas	1 cuenco	4,1

FRUTA	CANTIDAD	FIBRA TOTAL (GRAMOS)
El grupo de fruta incluye fruta fresca cruda. Comer una pequeña cantidad de fruta diariamente reduce el riesgo de enfermedades cardíacas y mejora la salud. Disfruta de 1 a 2 raciones diarias.		
Frambuesas	1 cuenco	8,0
Pera (con piel)	1 mediana	5,5
Manzana (con piel)	1 mediana	4,4
Plátano	1 mediana	3,0
Naranja	1 mediana	3,0

CEREALES	CANTIDAD	FIBRA TOTAL (GRAMOS)
El grupo de cereales es rico en vitaminas B y varios minerales clave, incluyendo el magnesio, que participa en más de trescientas acciones de promoción de la salud en el cuerpo. Trata de ingerir 1 o 2 raciones diarias.		
Quinoa, cocinada	1 cuenco	17,0
Trigo bulgur, cocinado	1 cuenco	8,0
Cebada, perlada, cocinada	1 cuenco	6,0
Avena, instantánea, cocinada	1 cuenco	4,0
Arroz integral, cocinado	1 cuenco	3,0

SEMILLAS	CANTIDAD	FIBRA TOTAL (GRAMOS)
Las semillas contienen una potente fibra en un paquete diminuto. Ingerir 1 o 2 raciones diarias.		
Semillas de chía	30 gramos (2 cucharadas)	10,7
Semillas de lino	30 gramos (2 cucharadas)	8,5
Semillas de calabaza y calabacín	30 gramos (2 cucharadas)	5,0
Coco seco (sin azúcar)	30 gramos (2 cucharadas)	4,6
Castañas	30 gramos (2 cucharadas)	2,0

LEY

4

EL AGUA ES EL COMBUSTIBLE DE LA VIDA

> El agua pura es
> la primera y más
> importante de
> las medicinas.
> **—PROVERBIO ESLOVACO**

HACE UNOS QUINCE AÑOS, me inscribí en una aventura de doce horas de competición en Florida con un buen amigo mío que es un gran atleta. La carrera era una combinación de carrera de montaña, ciclismo de montaña, kayak y orientación (encontrar tu camino en diferentes puntos de control en los bosques en total oscuridad, no se permite GPS, sólo un buen mapa a la antigua usanza y compás). ¡Cuando mencionó la carrera, me cautivó!

La diversión comenzó a las siete de la tarde. Si no hubiéramos terminado a las siete de la mañana siguiente, hubiéramos sido descalificados automáticamente. Todo el mundo debía cruzar los puntos de control cada cierto tiempo o corrías el riesgo de ser descalificado.

Puedo recordar esa noche como si fuera ayer. Yo mostré mi mochila llena con el equipo permitido: linterna, impermeable, cerillas, brújula, etc. Mi amigo y yo estábamos tan emocionados que no podíamos esperar a que comenzara la carrera.

Sonó el pistoletazo de salida y fuimos volando a la línea de salida. Aproximadamente una hora después de la carrera, mi amigo sintió un calambre en la pantorrilla izquierda. Los calambres pueden ser peligrosos porque el dolor muscular repentino puede ser tan grave que un atleta podría caerse y correr el riesgo de sufrir lesiones graves. Bebió algunos líquidos (principalmente agua y electrolitos) y siguió andando.

Una hora más tarde, el calambre volvió, pero esta vez fue en el muslo. No había nada que pudiera hacer para que desapareciera. En realidad, podía ver los músculos del muslo torciéndose debajo de su piel en lo que parecían unos nudos terriblemente dolorosos. Estaba preocupado por él, así que le pregunté por su hidratación —pocas cosas pueden paralizar a un atleta más que la deshidratación—. Nosotros ralentizamos un poco el paso y él, de alguna manera, se las arregló para rehidratarse (esto es muy raro y difícil una vez que una carrera está en marcha). Unas ocho horas más tarde, terminamos la carrera los primeros de nuestro grupo de edad.

El agua es fundamental, ya seas deportista o no, y la deshidratación puede acabar contigo. El agua es el combustible de la vida. La gente puede estar semanas sin comida, pero una persona, de promedio, no puede sobrevivir más de tres días sin agua.

El agua cubre el 71% de la superficie de la Tierra, representa el 70% del cuerpo y es esencial para la supervivencia de todas las formas de vida. También es el nutriente número uno en nuestras dietas. Sencillamente, la vida no es posible sin ella.

EL NUTRIENTE MILAGRO

El agua hace muchas cosas en el cuerpo. De entrada, pone en marcha el metabolismo. Con la ayuda de las enzimas, descompone los alimentos en nutrientes tales como la glucosa, los almidones, las grasas y las proteínas para facilitar la digestión. El agua también ayuda al cuerpo a metabolizar la grasa almacenada. Un estudio alemán descubrió que beber alrededor de dos litros de agua fría diaria ayuda a quemar hasta unas 50 calorías adicionales al día. Los investigadores teorizan sobre que el aumento del metabolismo proviene del esfuerzo adicional necesario para elevar la temperatura del agua a la temperatura interior del cuerpo, 37º. El agua también ayuda a que te sientas lleno antes de una comida.

Cuando tu cuerpo tiene mucha agua con que trabajar, te sientes energizado. Eso se debe en gran parte a que la cantidad de agua adecuada actúa como solvente en el que muchos de los nutrientes del cuerpo, tales como las vitaminas B y C, se disuelven, volviéndolas disponibles para el cuerpo. El agua mantiene tu motor de energía acelerado.

Muchas personas que se quejan de fatiga, en realidad, sólo están deshidratadas. La deshidratación reduce el flujo sanguíneo a los órganos, dejándote más débil y estresando a tu cuerpo. Cuando los tejidos no obtienen suficiente líquido, las células comienzan a extraer agua del torrente sanguíneo y la sangre se vuelve más espesa. Esto pone en tensión al corazón y puedes sentirte débil o mareado.

Cuando sigues una dieta íntegramente vegetal, estás tomando mucha fibra de los alimentos. (¿Recuerdas la Ley # 3?) Beber suficiente agua en una dieta con un alto contenido de fibra es tan importante para la salud como la propia fibra. Eso es porque la fibra absorbe mucha agua. A medida que la fibra avanza a través del tracto digestivo, agilizando la extracción de residuos, se convierte en una masa voluminosa. Mucho líquido de esta masa se retira del colon. Si estás poco hidratado, las heces pueden estar secas y las deposiciones se vuelven difíciles y dolorosas. Es decir, el agua funciona como los primeros auxilios del estreñimiento.

El agua es ideal para las articulaciones. Compone gran parte del líquido sinovial, la «grasa» en las articulaciones y el líquido cefalorraquídeo, el líquido amortiguador entre las vértebras de la columna vertebral y alrededor del cerebro. Si tu dieta es deficiente en agua, incluso por un breve período de tiempo, menos de estos fluidos esenciales estarán disponibles para proteger la salud de las articulaciones y de la columna vertebral.

Tu cerebro está compuesto del 70 al 80% de líquidos. Necesitas esos líquidos para la energía mental y el poder cerebral en general. En un estudio de las habilidades de los sujetos para realizar ejercicios mentales posteriores a la deshidratación inducida por estrés térmico, una pérdida de líquido de sólo el 2% del peso del cuerpo causó reducciones de hasta el 20% en la capacidad aritmética, la memoria a corto plazo y la capacidad de seguir visualmente un objeto.

CONTENIDO DE AGUA DE LOS ALIMENTOS DE ORIGEN VEGETAL SELECCIONADOS

100%	Agua
90 a 99%	Melón, fresas, sandía, lechuga, col, apio, espinacas, pepinos, tomates, berenjena, calabaza, calabacín
80 a 89%	Manzanas, uvas, naranjas, zanahorias, brócoli (cocinado), peras, melocotones, piña
70 a 79%	Bananas, aguacates, patatas (al horno), frijoles rojos, maíz (cocinado)
60 a 69%	Otras legumbres
1 a 9%	Nueces, cacahuetes (secos, tostados), cereales

FUENTE : Base de Datos Nacional de Nutrientes para Referencia Estándar del USDA, comunicado 21.

Otro estudio demostró que una pérdida menor al 1% de la masa corporal como líquido conduce a deterioros tanto de la memoria como de la atención. Con esa poderosa prueba, deberías estar motivado para mantenerte bien hidratado para mantener tu energía mental alta y tu enfoque nítido.

Tal vez te sorprenda saber que una hidratación adecuada puede prevenir el cáncer. Un estudio descubrió que las personas con cáncer del tracto urinario (vejiga, próstata, riñón y testículos) bebieron significativamente menos líquido en comparación con las personas sanas. En otro estudio, los investigadores descubrieron que las mujeres que bebieron más de cinco vasos de agua al día tenía un riesgo del 45% menor de cáncer de colon, en comparación con las mujeres que consumieron dos o menos vasos al día. Para los hombres, el riesgo se redujo en un 32% cuando bebieron más de cuatro vasos al día versus uno o menos vasos al día.

¿Por qué parece que una ingesta adecuada de agua ayuda al cuerpo a combatir el cáncer? Una teoría sostiene que cuanto más líquido bebes, más rápido eliminas toxinas y sustancias cancerígenas del cuerpo, y menos posibilidades hay de que sean reabsorbidas en el cuerpo o concentradas el tiempo suficiente para causar cambios en los tejidos.

Ninguna reacción o función biológica del organismo sería posible sin agua. Se requiere para enfriar el cuerpo, mantener el tono muscular y el tono de la piel y proporciona un entorno de humedad para los tejidos del oído, nariz y garganta. El agua es necesaria para nutrir las células, las neuronas, la piel y mucho más. El agua elimina los residuos disolviendo el exceso de sal y urea en los riñones al pasar como orina y eliminar las toxinas del sistema inmunológico, disminuyendo así el riesgo de infecciones y virus. El agua ayuda a que la sangre fluya más fluidamente para transportar nutrientes y oxígeno a través del cuerpo y también para prevenir los coágulos de sangre. Incluso hace que se te vea más atractivo dando brillo juvenil y elasticidad a la piel.

PUEDES COMER EL AGUA

Sí, leíste bien. Una de las ventajas de la alimentación íntegramente vegetal —de la que no se habla mucho— es que comer al menos cinco raciones diarias de frutas y verduras puede proporcionar alrededor del 20% de las necesidades diarias de agua. Fundamentalmente, las frutas y verduras densas en agua potencian la hidratación natural y te hacen sentir más satisfecho, además de abastecer al cuerpo con nutrientes deliciosos. Las frutas más suculentas son melones, sandías, naranjas, uvas, y manzanas. Otros alimentos acuosos son las zanahorias, los pepinos, los rábanos y los tomates.

¿QUÉ CANTIDAD ES SUFICIENTE?

La cantidad y la calidad de los líquidos que necesitas beber a diario es un tema importante, tanto nutricional como fisiológicamente. El agua siempre será la mejor elección líquida. Sin endulzar, los tés también son geniales; así como el agua con limón, los pepinos o las bayas (si te gusta «engañar» el agua con un poco de sabor extra). Deja de tomar refrescos, sáltate los tés azucarados, los zumos cargados de azúcar comprados en la tienda, la limonada y el alcohol. Todos ellos contienen calorías vacías.

Entonces, ¿qué cantidad de agua es suficiente? El Instituto de Medicina sugiere que los hombres beban trece vasos de 250 ml diarios y las mujeres nueve vasos de 250 ml. Aquí están algunos consejos para ayudarte a manejar la ingesta de líquido durante el día:

// Comienza el día con un vaso de agua con un poco de zumo de limón. Es beneficioso para la alcalinidad, la digestión y la rehidratación.

// Bebe un vaso de agua con y entre cada comida para no comer en exceso y ayudar a que te sientas lleno entre las comidas.

// Bebe un vaso de agua antes, durante y después de hacer ejercicio. La deshidratación daña el rendimiento del ejercicio.

// Bebe agua extra cuando el clima sea cálido. El agua que pierde el cuerpo a través de la sudoración debe ser reemplazada.

// No esperes a tener sed para beber agua; cuando tengas sed, es probable que ya estés deshidratado.

La mejor manera de saber si obtienes suficiente agua diariamente es hacer un autoexamen. Primero, debes orinar con regularidad. Para la mayoría de las personas, es normal orinar de seis a ocho veces durante un período de veinticuatro horas. Cuando la orina es prácticamente incolora, es una buena señal de que estás bien hidratado. Si notas que el color de la orina es más como zumo de manzana que como limonada, interprétalo como una advertencia para beber más agua.

Además del color de la orina, otros signos de deshidratación son las ojeras o las bolsas bajo tus ojos, la piel escamosa o el acné, una piel seca y la nariz roja, los dolores de cabeza y la boca seca.

TU HUELLA VERDE
Siguiendo la Ley # 4

Además de los beneficios para la salud de una hidratación adecuada, hay un impacto ambiental, dependiendo de las fuentes de agua. Se necesita mucha energía para producir el embalaje de las bebidas embotelladas y enlatadas. Además, el carbono se descarga en el medio ambiente durante la fabricación, el transporte y la refrigeración de esas botellas y latas. La mayoría de ellas acaban en vertederos. Tu bebida «más verde» es agua filtrada del grifo y, en lugar de beber de plástico, utiliza botellas de agua de vidrio o acero inoxidable. Puedes aumentar tu huella verde y reducir tu huella de carbono preparando en casa bebidas, como el café y el té, en lugar de comprarlas, ya sea en botellas o en vasos de plástico para llevar.

PROTEGE EL CORAZÓN

> Si sigues la dieta estándar occidental, como hace la mayoría de la gente en el mundo moderno, es bastante probable que desarrolles enfermedades cardíacas.
>
> —JOEL FUHRMAN

CUANDO MI ESPOSA ESTABA EMBARAZADA de nuestro primer hijo, recuerdo la primera vez que escuché los latidos de su corazón... *bum bum bum, tucutún tucutún*, qué precioso primer signo de vida. Fue un momento de profunda emoción para mí, y caí rendidamente enamorado.

Tu propio corazón comenzó a latir en el vientre de tu madre. Y debe seguir haciéndolo prácticamente sin parar hasta que mueras. Es decir, potencialmente miles de millones de latidos durante toda la vida a medida que tu corazón se relaja y se llena de sangre, luego se contrae o encoje, bombeando la sangre hacia, y a través de, todas las partes del cuerpo para nutrir todo el sistema.

Tu corazón convive con tu vida. Podrías vivir con sólo un riñón, o sin la vesícula biliar, pero tu corazón es inseparable de tu vida. Cuando la vida termina, el corazón falla; cuando el corazón falla, la vida termina. Cuando el corazón deja de funcionar, lo más probable es que sea consecuencia del abuso o de la falta de cuidado adecuado. Nuestro estilo de vida, los alimentos que comemos, las actitudes que desarrollamos y las actividades que emprendemos, buenas o malas, todo esto afecta al corazón.

No quiero asustarte, pero cualquier daño a tu corazón puede ser fatal. Las enfermedades cardíacas matan a unas 610 000 personas cada año en Estados Unidos —lo que representa, aproximadamente, una de cada cuatro muertes–. La causa principal de muerte para las mujeres son las enfermedades cardíacas, no el cáncer. Los *bypass* en el corazón se realizan en aproximadamente 300 000 personas cada año. Cada año, sobre 735 000 estadounidenses tienen un ataque al corazón. De estas personas, 525 000 lo sufren por primera vez, pero los restantes 210 000 tuvieron un ataque al corazón previo.

El riesgo para el corazón empieza casi en el momento en que naces. La placa comienza a acumularse dentro del revestimiento de las arterias (aterosclerosis) muy temprano en la vida. De hecho, la placa ha sido identificada en los corazones de niños desde los cinco años, y se ha detectado una cantidad considerable de acumulación en las arterias de los adolescentes –como consecuencia de dietas ricas en grasas saturadas y colesterol–. Así, la mayoría de los jóvenes estadounidenses corre el riesgo de padecer enfermedades cardíacas.

¿Podría sucederle algo de esto a tus hijos o a ti mismo?

Si esta pregunta ha invadido tus pensamientos, la respuesta depende de cómo vivas tu vida. Si haces ejercicio regularmente, comes principalmente alimentos de origen vegetal y tienes un peso corporal ideal, es menos probable que sufras problemas cardíacos.

La buena noticia es que nunca es demasiado tarde para empezar a hacer cambios en el estilo de vida para reducir el riesgo de padecer enfermedades cardíacas. Pero ¿cuáles son mejores? Decenas de libros y artículos lanzan la dieta «perfecta» para prevenir o revertir las enfermedades cardíacas. El problema es que muchos de estos programas sólo introducen confusión y no ofrecen una solución clara.

PERO HAY UNA SOLUCIÓN CLARA: la alimentación a base de plantas. Antes de pasar a exponer alguna prueba científica potente, permíteme hablarte de mi amigo Steve, un súper exitoso hombre de negocios que superó enormes obstáculos en la vida. Su padre no estaba muy presente en su infancia y, cuando lo estaba, era un mal ejemplo para Steve. Creció en el barrio equivocado, rodeado de drogas y alcohol, y su grupo de amigos era una mala influencia. Pero, armado con determinación y una voluntad de hierro, Steve decidió que él sería el amo de su destino, no un producto de su entorno.

Steve tuvo éxito en su vida, pero como pasa a menudo en el caso de las personas exitosas, le gustaba disfrutar de varios tipos de comida y rara vez tenía tiempo para hacer ejercicio. A los cuarenta y cinco años, fue al médico a hacerse el rutinario chequeo anual y descubrió que tenía la presión arterial peligrosamente alta y estaba al borde de ser diabético.

Quedamos para desayunar al día siguiente de su revisión física.

—¿Cómo ha podido pasarme esto a mí? –se preguntaba, con la cabeza gacha–. Quiero vivir una larga vida, y acabo de empezar a divertirme. Pero no quiero depender de los medicamentos ni sufrir sus efectos secundarios. Estoy dispuesto a hacer lo que sea necesario.

—Es sencillo –le dije–. Sigue una dieta íntegramente vegetal y mantente así.

A menudo me había oído hablar de comer a base de plantas, pero hasta que se asustó con respecto a su salud, no estuvo listo para escuchar realmente. Steve no perdió el tiempo. Inmediatamente fue 100 % íntegramente vegetal y estuvo más concentrado que nunca.

Otro amigo le preguntó:

—Tío, ¿de verdad estás haciendo esa cosa basada en plantas?

Su respuesta fue tan seria como cómica:

—Así es, maldita sea. Tengo una sentencia de muerte —presión arterial alta y diabetes—, pero le he dicho: «iDe ninguna manera, no a mí!».

Cuatro meses más tarde, Steve volvió a su médico para una visita de seguimiento, y los resultados de sus pruebas fueron pocos menos que milagrosos. El colesterol estaba completamente normalizado, la presión arterial perfecta y su afección prediabética había revertido del todo.

¿Cómo fueron posibles estos resultados, y por qué su médico no había recomendado este tipo de dieta de inmediato? Bueno, no puedo responder a eso, pero sí puedo decir esto: cuando se trata de una frase de dos palabras, «íntegramente vegetal» es mucho más fácil de escuchar que «cirugía de *bypass*» o, peor aún, «ataque al corazón». Da la casualidad de que vivir a base de plantas es la clave número uno para prevenir —o incluso revertir— las enfermedades cardíacas. Esto es un hecho —no soy yo dando prioridad a mi agenda personal, sino más bien enfatizando la verdad sobre cómo controlar los factores de riesgo manejables y tomar medidas dietéticas preventivas para reducir las probabilidades de un ataque al corazón o un derrame cerebral.

PLAN DE PROTECCIÓN PARA EL CORAZÓN

Puedes estar reduciendo el consumo de hamburguesas de carne, pero saltarte los Big Macs únicamente no es suficiente para facilitarte una buena salud con los beneficios de la dieta. En un estudio publicado en el *Journal of the American College of Cardiology*, en 2017, los investigadores examinaron a más de doscientos mil adultos y reafirmaron el descubrimiento de que la adhesión a una dieta íntegramente vegetal rica en granos integrales, frutas, vegetales, frutos secos y legumbres se asociaba con un menor riesgo relativo de enfermedades coronarias (CHD).

Sin embargo, el estudio también señaló que las dietas sin carne que incluían cantidades sustanciales de cereales refinados y bebidas azucaradas —básicamente, comida basura— se asociaron con mayores riesgos de padecer enfermedades coronarias (CHD). La clave de esto es centrarse en la calidad de los alimentos que estás comiendo. Por ejemplo, los cereales integrales son mucho más saludables que los granos refinados, porque el proceso de refinado elimina la fibra dietética, el hierro y muchas vitaminas del grupo B de los cereales. Las frutas completas también son mejores que los zumos de frutas, porque contienen fibra dietética saludable que se excluye cuando se exprime.

Si tienes una enfermedad cardíaca en estos momentos, puedes mejorar o aliviar la afección con una dieta 100 % vegetal. Investigadores de la prestigiosa Clínica Cleveland siguieron a 198 pacientes y les aconsejaron la nutrición vegetal. Estos pacientes habían sido diagnosticados con enfermedades cardiovasculares (ECV) y estaban interesados en la transición a una alimentación vegetal como complemento a su cuidado cardiovascular habitual. Se les pidió que eliminaran los productos lácteos, el pescado, la carne, y el aceite añadido de sus dietas.

La mayoría de los pacientes voluntarios con ECV respondieron bien al consejo, y aquellos que siguieron una dieta íntegramente vegetal durante un promedio de 3,7 años tuvieron una baja incidencia en eventos cardíacos. Los investigadores concluyeron que «la nutrición íntegramente vegetal tiene un potencial de un gran efecto sobre la epidemia de las enfermedades cardiovasculares». O, como me gusta decir: ¡una dieta íntegramente vegetal es el mejor guardaespaldas del corazón!

A CONTINUACIÓN, LAS PARTICULARIDADES DE LAS MEJORES CATEGORÍAS DE ALIMENTOS VEGETALES PARA PROTEGER EL CORAZÓN.

VEGETALES // Me encantan los vegetales –su sabor, cómo cambian cuando los pones al horno y las asas, y cómo congenian tan deliciosamente con los cereales, los frutos secos y las semillas. Los vegetales son mágicos –especialmente para el corazón–. Los que tienen hojas verdes oscuras, por ejemplo, contienen mucho potasio, que ayuda a controlar la presión arterial, y antioxidantes y fitoquímicos para luchar contra las afecciones cardíacas y otras enfermedades.

Los vegetales de hoja verde como la col kale, las espinacas y las berzas contienen nutrientes que ayudan al cuerpo en la creación de nuevas copias de las células que recubren las paredes arteriales. Las arterias saludables, elásticas, a su vez, producen abundante óxido nítrico, una molécula beneficiosa que mantiene los vasos sanguíneos dilatados y relajados.

FRUTA // ¿Las enfermedades cardíacas están presentes en tu familia tanto como en la mía? Disfruta de más fruta fresca. Los estudios sugieren que comer fruta (además de verduras frescas) puede reducir el riesgo de enfermedades cardíacas en las personas con riesgos genéticos. Su poder reside en los diversos compuestos protectores del corazón que contienen. Uno de estos compuestos es la quercetina, un fitonutriente que se encuentra en las manzanas, las uvas, las cerezas y las bayas, así como en algunas verduras y hortalizas, que tiene propiedades antioxidantes y antiinflamatorias. Y muchas frutas son superestrellas en potasio, un mineral que tiene el poder de bajar la presión arterial. La vitamina C, una vitamina antioxidante común en frutas y algunos vegetales, protege contra las enfermedades cardíacas relajando las arterias y estabilizando la placa arterial, evitando así que se rompan y provoquen un ataque al corazón.

Luego está el aguacate (sí, es una fruta). Los aguacates son tan poderosamente protectores del corazón que, incluso, la FDA ha acordado que puede ser etiquetado como «saludable para el corazón». Mi reverencia hacia los aguacates va mucho más allá del guacamole. Me gusta tanto esta fruta que incluso la utilizo como la base para tartas y pasteles.

ACEITE DE OLIVA VIRGEN EXTRA // Su atractivo es que está repleto de compuestos que reducen la inflamación de las arterias y disminuyen la formación de placa arterial. Haz de esta grasa uno de tus principales aceites de origen vegetal. Un estudio de Grecia, publicado en *Clínical Cardiology*, en 2007, informó que el uso exclusivo de aceite de oliva al cocinar estaba vinculado a un 47 % menos de riesgo del síndrome coronario agudo (reducción repentina del flujo de sangre al corazón), en comparación con no utilizar aceite de oliva.

FRUTOS SECOS // En los últimos años, los frutos secos han adquirido una mala reputación, presentados como «ricos en grasa» y calorías. Sin embargo, en realidad, los frutos secos consumidos con moderación tienen un sinfín de beneficios para la salud –incluyendo una mejora significativa de la salud del corazón.

Algunos estudios recientes notificados por Harvard han indicado que si consumes regularmente frutos secos, podrías reducir el riesgo de

¿QUÉ ES LO IDEAL

¿RECOMENDACIONES PARA EL COLESTEROL?

Las autoridades médicas han establecido los siguientes valores deseables para el colesterol:

COLESTEROL TOTAL
POR DEBAJO DE
200

COLESTEROL LDL
POR DEBAJO DE
100

COLESTEROL HDL
60
O MÁS ALTO

TRIGLICÉRIDOS
POR DEBAJO DE
150

COLESTEROL VLDL
POR DEBAJO DE
30

RECOMENDACIONES PARA EL COLESTEROL?

Las Pautas Alimentarias del USDA 2015-2020 para los estadounidenses destacan las siguientes recomendaciones para mantener los niveles de colesterol del cuerpo bajos:

COLESTEROL	Ingiere la menor cantidad posible de colesterol en la dieta (aunque no hay límites específicos). El colesterol alimentario, en sí mismo, sólo se encuentra en alimentos de origen animal, es decir, carne, productos lácteos, mariscos y yemas de huevo.
GRASAS SATURADAS	Limita estas grasas, que se encuentran principalmente en la carne y los productos lácteos, a menos del 10 % de las calorías que consumes al día.
GRASAS NO SATURADAS	Sustituye las grasas saturadas por grasas insaturadas (se encuentran principalmente en alimentos de origen vegetal) tan frecuentemente como sea posible. No hay límite superior para las saludables grasas no saturadas.
GRASAS TRANS	Come poco o nada de grasas trans sintéticas, ya que están asociadas con la inflamación.

sufrir un infarto de miocardio y enfermedades cardíacas. Estos estudios más amplios muestran resultados coherentes —consumiendo frutos secos diariamente (o al menos algunas veces por semana) puedes reducir de un 30 a un 50 % el riesgo de padecer enfermedades cardíacas o un infarto de miocardio. Estos estudios recientes han instado a la FDA a aconsejar que una dieta que incluya 30 gramos de frutos secos al día puede reducir el riesgo de padecer enfermedades cardíacas.

Entonces, ¿cómo ayudan exactamente los frutos secos a lograr una mejor salud del corazón? Por ejemplo, son una gran fuente de grasas insaturadas (buenas), que ayuda a reducir los niveles del colesterol «malo» (LDL) y aumentar el colesterol «bueno» (HDL). Los frutos secos también son una buena fuente de ácidos grasos omega-3, que ayuda a calmar los ritmos cardíacos erráticos y reducir el riesgo de coágulos sanguíneos. Los frutos secos también son una fuente del aminoácido esencial arginina, lo que ayuda al cuerpo a producir óxido nítrico. A su vez, el óxido nítrico relaja los vasos sanguíneos para ayudar a bajar la presión arterial. Pero esto no es todo, los frutos secos también son una gran fuente de vitamina E, ácido fólico, fibra y potasio.

¿Qué me dices de las calorías de los frutos secos? A un promedio de 185 calorías por gramo, añadir frutos secos a tu dieta no beneficiará a tu salud si no están reemplazando alimentos menos saludables —esas calorías pueden acumularse rápidamente—. Pero intercambiando frutos secos por bocadillos menos saludables, estarás bien.

Entre los frutos secos que quieren a tu corazón están las pecanas, los pistachos, las avellanas, las almendras y las nueces. ¡Así que consume algunos frutos secos! Espolvoréalos en los cereales y las ensaladas, ponlos en los *smoo-*

thies o combínalos con fruta seca para una merienda saludable. Tu corazón te lo agradecerá.

SEMILLAS // Son la fuerza motriz de la nutrición. Me encantan las semillas de chía y las de lino. Ambas te proporcionan grasas omega-3. Las semillas de lino contienen lignanos, antioxidantes fuertes, y fibra para reducir el colesterol.

Una de mis semillas favoritas es la quinoa. He estado cocinado con ella durante más de quince años porque me encanta su sabor a nuez y su consistencia ligera. Además, está repleta de proteínas y fibra, y contiene todos los aminoácidos esenciales que necesitan nuestros cuerpos.

CEREALES // Varios estudios destacan a los cereales integrales en la prevención de enfermedades cardíacas. En el Estudio de Salud de la Mujer de Iowa 2000, las mujeres con mayor ingesta de cereales integrales tenían un 30 % menos de riesgo de sufrir enfermedades cardíacas, en comparación con las mujeres que comieron menos cereales integrales. Muchos componentes de los cereales integrales tienen beneficios protectores del corazón: los cereales integrales contienen más antioxidantes protectores del corazón que los refinados, y tanto la avena como la cebada son súper fuentes de betaglucano, una fibra que reduce el colesterol en la sangre y mejora la sensibilidad a la insulina.

LEGUMBRES // Los frijoles y las legumbres pueden ponerte más velas de cumpleaños. Cuando los investigadores analizaron las dietas de los adultos longevos en Japón, Grecia, Suecia y Australia, descubrieron que las personas que comieron más legumbres fueron las que más tiempo vivieron. Y, si comes al menos cuatro raciones de frijoles a la semana, reduces el riesgo de enfermedades cardíacas en un 22 %, según un estudio con casi diez mil hombres y mujeres en Estados Unidos. Los frijoles son un tesoro de muchos nutrientes protectores del corazón, incluyendo potasio, magnesio, folato, fibra reductora del colesterol y almidones resistentes a la glucosa.

Mis padres son cubanos, así que fui prácticamente destetado con frijoles negros, un alimento básico en mi cultura. Lo que tienen de especial los frijoles negros son sus altos niveles de antioxidantes, particularmente la antocianina, un pigmento que proporciona a las frutas, las bayas y a los frijoles el color negro y azul y beneficios para la salud. Los frijoles negros son ricos en proteínas, fibra, zinc, cobre y molibdeno (un mineral menos conocido pero clave asociado a la longevidad). No temas los gases que provoca comer frijoles. Empieza con raciones pequeñas y tu cuerpo se ajustará con el tiempo.

¿QUÉ LE HACE LA CARNE AL CORAZÓN?

Comer carne no es muy bueno para el corazón. En 2012, científicos de la Escuela de Salud Pública de Harvard publicaron datos sobre más de 120 000 participantes en su famoso Estudio de Seguimiento de Profesionales de la Salud y el Estudio de Salud de las Enfermeras. Después de veintiocho años, los participantes del estudio que comieron más carne roja (aproximadamente dos raciones al día) tuvieron un 30 % mayor de riesgo de morir que los que consumieron menos (una ración o menos al día).

Sin embargo, ésta no fue la primera vez que un gran estudio vinculaba la carne roja a una vida más corta. En 2009, el Estudio de Dieta y

Salud de NIH y AARP informó de los resultados de medio millón de personas. Después de diez años, los que comieron la mayor cantidad de carne roja (unos 140 gramos al día) fueron un 30 % más propensos a morir que aquellos que consumieron menos de 20 gramos al día). Hay múltiples estudios que apuntan a los peligros de comer carne, así que cuando nos fijamos en la situación en su conjunto, yo diría que, a estas alturas, las pruebas son muy evidentes. Comer demasiada carne aumenta el riesgo de morir antes de tiempo. La recomendación médica que limita la ingesta de carne roja se basa en su contenido en grasa saturada y colesterol, los cuales aumentan los niveles de colesterol LDL que dañan las arterias en la sangre. La carne roja es una de las mayores fuentes de grasa saturada en la dieta del estadounidense medio. También es importante evitar los alimentos procesados, otras proteínas animales y los productos lácteos para reducir la ingesta de grasas saturadas y colesterol. Eliminar estos alimentos de la dieta protege las células endoteliales que recubren las paredes de las arterias y les ayuda a mantenerlas liberadas de compuestos que se estrechan y obstruyen las arterias.

HAY OTRA RAZÓN PARA RENUNCIAR A LA CARNE ROJA, LOS HUEVOS, LOS PRODUCTOS LÁCTEOS Y OTRAS PROTEÍNAS ANIMALES EN TU DIETA: Estos alimentos crean más bacterias *malas* en el intestino que producen un compuesto llamado trimetilamina N-óxido (TMAO). El TMAO crea una inflamación que obstruye las arterias.

He conocido a mucha gente que piensa que es difícil renunciar a la carne. No lo es, y una de nuestras participantes en el estudio Holy Name, Ana, es la prueba. Es una oncóloga médica y quirúrgica gerente de un hospital en Nueva Jersey.

POCO DESPUÉS DE SER SELECCIONADA PARA EL ESTUDIO, EL DESAFÍO SE ESTABLE-CIÓ: ¿Podría renunciar a la carne y los alimentos de origen animal y adoptar una dieta íntegramente vegetal durante el estudio? Sería una prueba difícil para ella, una mujer hispana que siempre ha devorado carne, pollo, huevos y queso y otros productos lácteos con un entusiasmo carnívoro. Y, como yo, ¡es una autoproclamada sibarita!

«Pensé que sería difícil y que estaría hambrienta y, además, ¿cómo obtendría mis proteínas? Pero empecé». Como muchas personas con las que he trabajado, Ana estaba demasiado centrada, sobre todo, en las proteínas —cuando lo que necesitaba era preocuparse por la fibra—. Su sistema digestivo era lento y las idas al baño eran cada dos días —y ella sabía que tenía que resolver este problema.

Después de empezar en el estudio con la dieta íntegramente vegetal, se resolvió solo. Y no es de extrañar —Ana estaba comiendo mucha más fibra, gracias a los frijoles, las verduras y hortalizas frescas, la quinoa, el arroz integral y la fruta—. Durante su recorrido vegano, Ana descubrió que era fácil adaptar su cocina autóctona a los platos íntegramente vegetales: de la quinoa y el arroz integral en lugar del arroz blanco a varios platos veganos a base de tomate. Premio: las plantas tienen muchas proteínas. Lento pero seguro, su esposo comenzó a probar —y a gustarle— muchos de sus platos íntegramente vegetales.

Ana notó algo muy común cuando sigues una dieta íntegramente vegetal: la dieta quitaba centímetros de su cuerpo. «Toda mi ropa, incluyendo los pantalones vaqueros, se han aflojado y los llevo más sueltos».

Una de las gratas sorpresas fue el mejor control de azúcar en la sangre. Esto fue importante para Ana, dado que las personas de ori-gen hispano y latino tienen un riesgo elevado de desarrollar la diabetes tipo 2, una afección caracterizada por los niveles altos de glucosa en la sangre causados por una falta de insulina o por la incapacidad del cuerpo para utilizar la insulina eficientemente. La diabetes tipo 2 se desarrolla más a menudo en adultos de mediana edad y personas mayores, pero puede aparecer en jóvenes, según la Asociación Estadounidense de Diabetes.

La hemoglobina A1C de Ana —una medida del riesgo de diabetes— pasó a tener un valor normal. Los parámetros de la salud del corazón, como el colesterol LDL y la presión arterial, también se normalizaron. Al igual que los de su función hepática.

La lección más importante que Ana aprendió fue que «si como carne, realmente me crea problemas. Puedo sentir cómo estoy lastimando mi cuerpo si me desvío de la dieta».

Así que es posible que te lo quieras pensar dos veces antes de engullir esa hamburguesa o ese bistec de la parrilla.

TU HUELLA VERDE
Siguiendo la Ley # 5

Comer más frutas y verduras (cuatro o cinco raciones diarias) disminuye el riesgo de padecer enfermedades cardíacas en un 17 %, según el estudio *American Journal of Clinical Nutrition* de 2013.

LEY

6

CUIDA
LA MENTE

Una de las cosas más
difíciles que tendrás que
experimentar en tu vida
es llorar la pérdida de
una persona que todavía
está viva.

—DESCONOCIDO

TODOS HEMOS VIVIDO LA EXPERIENCIA de ir al parking a buscar el coche y dar vueltas y vueltas buscándolo porque nos hemos olvidado del lugar donde lo aparcamos, ¿verdad? Pero seguro que te hace pensar en tu capacidad de memorizar. ¿Eso te parece un olvido normal o algo más siniestro? ¿Se está acercando la demencia? ¿Debería preocuparme por mi estado mental?

Para aquellos de vosotros que queráis mejorar la memoria y prevenir una de las enfermedades más espantosas –la enfermedad de Alzheimer–, hay una prueba evidente de que la alimentación íntegramente vegetal mantiene los poderes cognitivos tan agudos como es posible, y cuanto antes comiences a seguir una dieta íntegramente vegetal, mejor.

Un poco de historia: la enfermedad de Alzheimer, que implica la ruptura de la comunicación neuronal, es actualmente la sexta causa de muerte en Estados Unidos. El 10 % de las personas mayores de sesenta y cinco años padece alzhéimer, y la incidencia en este rango de edad se espera que aumente en Estados Unidos de 48 millones a 88 millones en el año 2050.

El tratamiento estándar para la enfermedad de Alzheimer consiste en unos cuantos medicamentos, que sólo ayudan a frenar la progresión de la enfermedad, no la curan. Por lo tanto, es fundamental encontrar métodos más efectivos para prevenir el desarrollo de esta temida enfermedad. He estado muy interesado en el papel de la dieta –en particular, la influencia de una dieta íntegramente vegetal en la prevención de la enfermedad de Alzheimer–. La naturaleza nos regala un sinfín de plantas, frutas, verduras y frutos secos que hacen hermoso nuestro planeta y, además, nos proporcionan la mejor nutrición que posiblemente podamos alcanzar. Contienen

LONGEVIDAD

Y ALIMENTACIÓN ÍNTEGRAMENTE VEGETAL

¿HAS LEÍDO ALGO SOBRE LAS ZONAS AZULES?

Una Zona Azul es una región del mundo donde la gente comúnmente disfruta de vidas activas —mental y físicamente— pasados los cien años. Científicos y profesionales de la salud han clasificado estos «puntos calientes» de longevidad alrededor del mundo por las prácticas de vida que dan lugar a una longevidad superior a la normal. Sin ir más lejos, Loma Linda es actualmente la única Zona Azul en Estados Unidos.

Una buena lectura sobre este tema es el libro de Dan Buettner *Las Zonas Azules*, que describe los hábitos saludables, las dietas y los valores culturales y familiares que cada sociedad sostiene alrededor de la longevidad. A través de entrevistas, también proporciona una visión de cómo y por qué estas personas viven cien años de edad o más. Las principales Zonas Azules son: la isla de Cerdeña, Italia; la península de Nicoya, Costa Rica; Loma Linda, California; y Okinawa, Japón.

Aunque los patrones dietéticos de las Zonas Azules varían, el denominador común es que la gente de estas zonas come alimentos integrales de origen vegetal en un porcentaje elevado que son naturalmente bajos en grasas. Por ejemplo, en Okinawa, Japón —la Zona Azul que tiene la mayor longevidad y está libre de enfermedades crónicas—, aproximadamente el 9 % de las calorías de un habitante de Okinawa proviene de proteínas y el 85 %, de carbohidratos. De hecho, los cereales y las legumbres fueron, con mucho, los alimentos básicos más consumidos de la dieta de Okinawa, seguidos de los boniatos.

¿Y cómo afectaron estos alimentos a la salud? Las tasas de enfermedades cardíacas son un 80 % más bajas en comparación con las de Estados Unidos. Las tasas del cáncer de mama y del cáncer de próstata fueron un 75 % menores, y la demencia un 67 % menor.

¿Cuál es la conclusión? Cualquier dieta que no enfatice repetidamente en este sencillo paso —*comer más alimentos de origen vegetal y menos de origen animal*— está errando el blanco en términos de vida útil.

Como suele decirse, una manzana al día del médico te libraría...

una variedad de nutrientes neuroprotectores que pueden desempeñar un papel fundamental en la prevención y, tal vez un día, incluso la cura de diversas enfermedades neurodegenerativas como la enfermedad de Alzheimer.

En la revisión de los datos científicos, me di cuenta de que el consumo de verduras de hoja verde, de fruta como los arándanos y de especias como el azafrán o la cúrcuma proporciona protección cerebral. Por otro lado, comer muchas grasas saturadas y azúcares está vinculado al desarrollo de la enfermedad de Alzheimer. Permíteme compartir brevemente contigo algunas noticias reveladoras. Al examinar la relación entre la dieta y la función cognitiva, un estudio descubrió que las personas de mediana edad cuyas dietas estaban tipificadas como saludables (ricas en alimentos de origen vegetal, bajas en grasas saturadas, etc.) tenían un riesgo menor de padecer demencia y enfermedad de Alzheimer más adelante en la vida en comparación con las personas que seguían dietas poco saludables ricas en carne y productos lácteos. La diferencia fue sorprendente: las personas que comieron las dietas más saludables tuvieron de un 86 a un 90 % menos de riesgo de padecer demencia y de un 90 a un 92 % menos de riesgo de padecer la enfermedad de Alzheimer, en comparación con las personas cuyas dietas eran en gran parte a base de carne.

Otro estudio siguió a los participantes de veinte a treinta años y reveló que las personas con niveles más altos de colesterol en la mitad de la vida tenían un riesgo significativamente mayor (1,5 veces más alto) de desarrollar la enfermedad de Alzheimer y demencia en etapas posteriores de la vida.

Tal como aparece en el *Journal of the American College of Nutrition* en 2016, los investigadores descubrieron que «el vínculo dietético más importante con el desarrollo de la enfermedad de Alzheimer parece ser el consumo de carne; los huevos y los productos lácteos, ricos en grasas, también contribuían».

¿Por qué? Tiene que ver en gran medida con la grasa saturada de origen animal, que se encuentra en la mantequilla, el queso y la carne.

De acuerdo con un estudio publicado en Internet el 17 de junio de 2013, edición de *JAMA Neurology,* esto es lo que pasa: la grasa saturada no sólo obstruye los vasos sanguíneos en el cerebro y desencadena la inflamación perjudicial, sino que también priva al cerebro de una proteína que necesita para protegerse de la acumulación de placa de tóxicos betaamiloide, que es un sello de la enfermedad de Alzheimer. Siguiendo otras investigaciones, el Hospital de Boston Brigham and Women's publicó los resultados de un estudio en el que descubrió, entre más de seis mil mujeres mayores, que las que comieron la mayor cantidad de grasa saturada durante un período de sólo cuatro años tenían un 60 % más de probabilidades de sufrir un deterioro mental significativo que las que comieron una cantidad menor.

Lo que ponemos en nuestra boca marca una gran diferencia con respecto a nuestra salud cerebral (y la salud de los demás órganos). Para proteger tu cerebro y reducir el riesgo de demencia, come muchos cereales integrales, legumbres y frutas frescas y vegetales. Estos alimentos están repletos de sustancias químicas saludables llamadas polifenoles.

Los polifenoles son un tipo de antioxidante (y todos sabemos cómo son de beneficiosos los antioxidantes para nuestra salud) que combate la inflamación crónica. La inflamación es la causa subyacente de muchas enfermedades relacionadas con la edad, incluyendo la enfermedad de Alzheimer. Los polifenoles tienden a concentrarse en el cerebro, y su consumo se asocia con una disminución del deterioro cognitivo.

Después de mi primer año de comer íntegramente alimentos vegetales, tuve uno de los más significativos sucesos en andadura a base de plantas. Me hice mis análisis de sangre físicos rutinarios y, cuando me dieron los resultados, los marcadores de mi inflamación eran tan bajos que eran apenas detectables. Mi médico me preguntó qué estaba haciendo diferente, y yo estaba muy contento de poderle decir que haber cambiado a una dieta íntegramente vegetal había sido más eficaz de lo que nunca hubiera imaginado.

Si quieres mejorar tu salud cerebral, tener una buena concentración y prevenir el deterioro mental relacionado con la edad y la enfermedad de Alzheimer, ¡sigue esta ley ahora!

TE SUGIERO:

// Reducir el consumo de grasas saturadas y de grasas trans. Esto significa dejar de comer carne, productos lácteos y queso —y todos los alimentos procesados.

// Sustituir la carne y los productos lácteos por verduras, hortalizas, frijoles, legumbres, frutas y cereales integrales.

// Obtener la vitamina E de alimentos como las semillas, los frutos secos, las verduras de hoja verde y los cereales integrales, en lugar de a través de suplementos. Eso ayuda a proteger el daño a las arterias, incluidas las que van al cerebro.

// Añadir un especial impulso para proteger el cerebro y el sistema nervioso en forma de bayas (arándanos, frambuesas, fresas). Se ha demostrado que las bayas tienen un efecto protector debido a su alto contenido de flavonoides. Éstos son otro grupo de compuestos naturales que sólo se encuentran en las plantas, y las investigaciones indican que podrían ser neuroprotectores.

// Comer alimentos de origen vegetal de colores en cada comida, ya que estos alimentos son protectores del cerebro.

// Hacer ejercicio regularmente, puesto que hacer ejercicio mantiene el cerebro joven y las ideas claras.

Todas estas acciones son opciones —de la misma manera que comer alimentos de origen animal y alimentos procesados son otras opciones—. En última instancia, estas elecciones se convierten en hábitos. Durante los últimos quince años, he cultivado el hábito de comer los magníficos, abundantes, hermosos y pujantes alimentos que la tierra nos ofrece. Yo como frutas y vegetales que maximizan mi físico y mi salud mental. Como alimentos que reducen el riesgo no sólo de padecer la enfermedad de Alzheimer, sino también de padecer diabetes y enfermedades cardíacas. Éstos son mis hábitos, y ellos están construyendo mi salud y mi éxito en cada esfera de mi vida.

¿Por qué no empezar a sembrar buenos hábitos ahora?

Todavía no es demasiado tarde para revertir los efectos de las decisiones que tomaste cuando no lo sabías o no te importaban tanto. Si esto te describe, y quieres cuidar de tu mente, cambiar a una alimentación íntegramente vegetal es la clave para comenzar. Con estos fáciles ajustes alimentarios estarás ayudando a tu salud, no dañándola. Yo lo hice. Y tú también puedes.

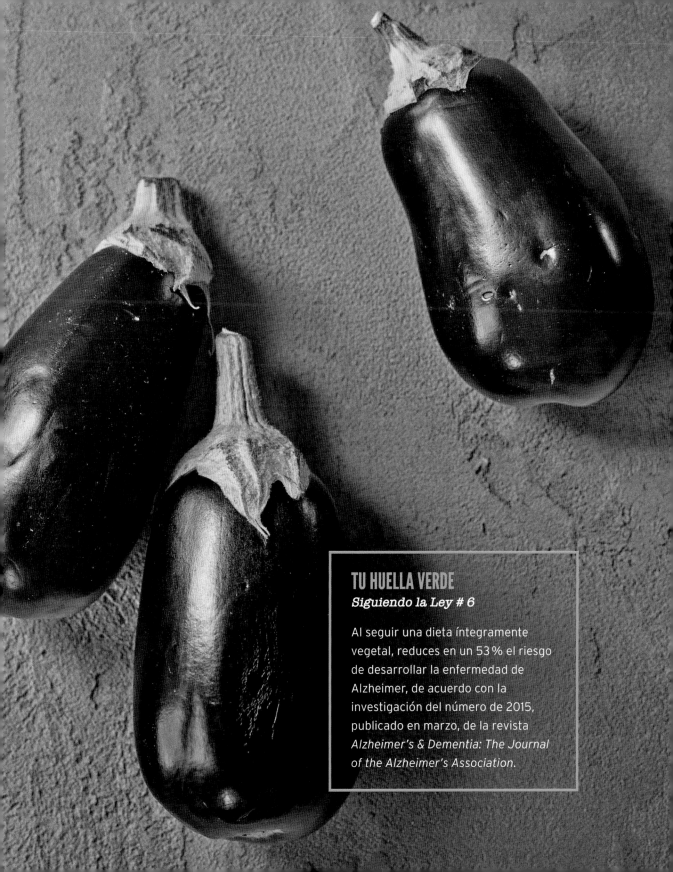

TU HUELLA VERDE
Siguiendo la Ley # 6

Al seguir una dieta íntegramente vegetal, reduces en un 53 % el riesgo de desarrollar la enfermedad de Alzheimer, de acuerdo con la investigación del número de 2015, publicado en marzo, de la revista *Alzheimer's & Dementia: The Journal of the Alzheimer's Association.*

AYUNA PARA TENER SALUD Y SER MÁS LONGEVO

> La mejor de todas las medicinas es descansar y ayunar.
>
> **—BENJAMIN FRANKLIN**

ME UNÍ AL MOVIMIENTO «AYUNO INTERMITENTE» hace varios años, cuando estaba buscando nuevas soluciones para clientes que necesitaban perder 22 kilos o más. Por aquel entonces, la ciencia estaba informando sobre los beneficios del ayuno intermitente para la pérdida de peso, la prevención de enfermedades y la longevidad.

Esta ley te puede sonar a una ley nueva, pero el ayuno se ha incorporado en diversas religiones y culturas prácticamente desde el inicio de los tiempos. A lo largo de la historia, las personas ayunaban para elevar su crecimiento espiritual y profundizar en su fe. Ahora que ves cómo funciona esta ley, tienes la oportunidad de convertirla en un hábito –y obtener las recompensas de una vida más saludable y más larga.

El ayuno intermitente es algo que ya practicamos, aunque no lo sepamos. Se llama dormir –hasta unas dieciséis horas sin comer entre la cena y el desayuno–. Ésa es la forma más fácil de realizar el ayuno, y el cuerpo quema grasa para obtener energía durante ese período de tiempo. Con el ayuno intermitente, entre el 85 y el 100 % del peso que se pierde es grasa pura.

Básicamente, el ayuno intermitente se define como un patrón de alimentación en el que se alternan períodos de comer y de ayunar. El enfoque se centra en el tiempo de consumo de las comidas saludables. Hay variaciones en el tema del ayuno intermitente. Uno es el ayuno de 24 horas (pasarse un día entero sin comer); otro es comer normalmente durante cinco días, seguido de dos días de ayuno. Luego está el ayuno de una vez a la semana. También está el ayuno en días alternos de transformación rápida, en el que cada dos días se come sólo una comida con tal vez el 30 % de tus calorías diarias normales (no ayunando).

Dado que el ayuno intermitente se ha vuelto tan popular y útil para el control del peso, estaba ansioso por leer los resultados de un estudio de Valter Longo, financiado por el Instituto Nacional del Envejecimiento y el Instituto Nacional del Cáncer. Se incorporó la nutrición íntegramente vegetal en su investigación, lo que despertó mi interés considerablemente. Este estudio arrojó más luz sobre el hecho de que el ayuno intermitente –en realidad, simplemente se trata de comer muy ligeramente– ayuda a las personas a perder peso. Aquellas personas que consumieron una dieta especial baja en calorías e íntegramente vegetal durante cinco días al mes no sólo perdieron peso, sino que también sus valores de colesterol, presión arterial y las mediciones de grasa del cuerpo disminuyeron. El resto del mes, podían comer lo que quisieran. Esta dieta particular proporcionó de 750 a 1100 calorías diarias de barritas nutritivas íntegramente vegetales, sopa envasada y tés.

En promedio, las personas que participaron en el estudio perdieron alrededor de dos kilos y medio tras tres meses de dieta. También mostraron menos evidencias de inflamación, que está relacionada con el cáncer, las enfermedades cardíacas y la obesidad. Asimismo, consiguieron un mejor control del azúcar en la sangre, que es un factor de riesgo para la diabetes.

Intrigado, comencé a leer otros estudios sobre el ayuno intermitente y descubrí cómo podría hacernos vivir más tiempo. Investigadores de Harvard, por ejemplo, mostraron cómo esta forma de ayuno puede aumentar la vida útil, ralentizar el envejecimiento y mejorar la salud mediante la alteración de la actividad de las mitocondrias, las escasas fábricas de energía dentro de nuestras células, que son fundamentales para el envejecimiento celular. Existen mitocondrias en las redes que cambian dinámicamente de forma de acuerdo a la demanda energética. Su capacidad para hacerlo disminuye con la edad.

Usando gusanos nematodos, un organismo útil para estudiar la longevidad porque sólo vive dos semanas, el estudio descubrió que el ayuno intermitente manipula las redes mitocondriales para mantenerlas en un estado «juvenil». Además, los investigadores descubrieron que estas redes juveniles aumentan la vida útil comunicándose con orgánulos llamados peroxisomas para modular la grasa del metabolismo.

Además, el ayuno intermitente ayuda a la autofagia. Si no has oído hablar de la autofagia, ya es hora de que lo hagas. Es una nueva palabra de moda que circula en los círculos de ciencia y bienestar, y con razón. La autofagia, que se traduce por «comer de uno mismo», es un mecanismo de autolimpieza de nuestras células (un proceso en el que la célula se come las partes deterioradas que ya no le sirven). Piensa en ello como en una señora de la limpieza que barre los desechos celulares, los rompe y recicla las piezas en combustible. Sin esta autolimpieza, las células estarían recargadas con fragmentos perjudiciales e innecesarios y patógenos y, finalmente, esto provo-

SIETE SÚPER BENEFICIOS DEL

AYUNO INTERMITENTE

Ayuda a **MANTENER EL AZÚCAR EN LA SANGRE ESTABLE,** reduciendo la resistencia a la insulina en el proceso, lo que es ideal para la prevención de la prediabetes.

Proporciona a la digestión un descanso muy necesario y desencadena importantes procesos celulares de reparación, tales como eliminar los residuos de las células. Esto también ayuda a **REDUCIR LA INFLAMACIÓN.**

Te ayuda a **CONSUMIR MENOS CALORÍAS.** En lugar de correr hacia el combustible de la comida que acabas de tomar, el ayuno permite que el cuerpo aproveche la grasa almacenada para obtener energía. Por lo tanto, es una estupenda manera de perder peso y grasa abdominal.

Mientras que el ayuno a largo plazo, en realidad, puede causar una ralentización del metabolismo, el ayuno intermitente **ACELERA EL METABOLISMO.**

ESTIMULA TU CEREBRO promoviendo el crecimiento de células cerebrales. Además, ayuda a disminuir el riesgo de desarrollo neurodegenerativo como las enfermedades de Parkinson y de Alzheimer.

FORTALECE EL SISTEMA INMUNITARIO al aumentar la producción de glóbulos blancos que equipan al cuerpo para combatir diversas infecciones y defenderse de los invasores.

Produce un beneficio **ANTIEDAD** en el cuerpo.

caría un mal funcionamiento y la muerte. ¿Por qué debería importarte la autofagia? Bueno, he aquí por qué:

// Regula el metabolismo y la pérdida de grasa.

// Afecta a los niveles de energía.

// Ayuda a desarrollar y regenerar los músculos.

// Cuando la autofagia no funciona correctamente, las células no pueden combatir eficazmente ciertas enfermedades, incluyendo el cáncer, la diabetes, la distrofia muscular, la enfermedad de Alzheimer y el Parkinson.

// Influye en la inflamación y el sistema inmune.

// Ralentiza el proceso de envejecimiento.

// Ayuda a la función cerebral y reduce la desintegración celular neurológica.

Comer ralentiza la autofagia, por lo que es lógico pensar que el ayuno intermitente —esos breves períodos de tiempo en los que no comemos— apoyaría este proceso. Por decirlo de otra manera, el ayuno intermitente incrementa la acción de la autofagia. De hecho, la autofagia explica gran parte de la investigación positiva que hay detrás del ayuno intermitente.

Basándome en este conocimiento, en mi experiencia y en estos estudios combinados, me convertí en un firme defensor del ayuno intermitente, ya que te ayuda a vivir más tiempo —y con un cuerpo en forma, ¡más delgado!

¿CÓMO FUNCIONA EL AYUNO INTERMITENTE?

Por lo que respecta a la comida, el cuerpo va a entrar en uno de estos dos estados: el estado «alimentado» y el estado «ayuno». Al iniciar el proceso de comer y digerir, el cuerpo entra en el estado «alimentado». Después de acabar de comer, el cuerpo permanece en el estado alimentado de 3 a 5 horas y, generalmente, no tienes hambre (especialmente si las comidas son íntegramente vegetales). En el estado alimentado, el nivel de insulina aumenta para conseguir glucosa en las células como combustible. Cuando los niveles de insulina son elevados, no hay necesidad de que el cuerpo queme grasa para obtener energía.

Sin embargo, después de 3 a 5 horas, el estado alimentado ha terminado y los niveles de insulina comienzan a bajar. Después de la cena, cuando llevas de 10 a 16 horas sin comer, el cuerpo empieza a quemar la energía almacenada en la grasa. Mientras estás comiendo, el cuerpo está agotando la energía de esa comida, pero no quema la grasa almacenada. Cuando ayunas, el cuerpo quema primero el excedente de azúcar y, a continuación, aprovecha la grasa almacenada para obtener energía. Cuanto más tiempo puedas estirar la brecha entre la cena y el desayuno, más posibilidades tiene el cuerpo para quemar la grasa. Por ejemplo, si cenas a las seis de la tarde, trata de desayunar más tarde al día siguiente, hacia las diez de la mañana. Siguiendo este horario, tienes un intervalo de 16 horas de potencial quema de grasa entre comidas.

«

EL AYUNO HA SIDO INCORPORADO EN VARIAS RELIGIONES Y CULTURAS PRÁCTICAMENTE DESDE EL INICIO DE LOS TIEMPOS.

¡INTÉNTALO!

Aconsejo a mis clientes que quieran probar el ayuno intermitente que ayunen por las noches varias veces a la semana. Que no coman durante 16 horas después de la cena, luego rompen su ayuno con un desayuno tardío al día siguiente y consumen sus otras comidas en un plazo de 8 horas después del desayuno.

El ayuno intermitente te funcionará bien si estás acostumbrado a saltarte comidas o si sientes que estás demasiado ocupado para comer. No tengas miedo de intentarlo –omite una comida aquí y allá si estás preparado para afrontar el desafío y quieres aprovechar los beneficios que ofrecen los ayunos intermitentes.

Cuando vayas a comer, elige alimentos de calidad como frutas, verduras y cereales integrales que tienen muchos nutrientes concernientes a sus calorías. Te llenarán, de modo que no te sentirás privado o hambriento durante el período de ayuno.

TU HUELLA VERDE
Siguiendo la Ley # 7

Ayudarás al cuerpo a mantenerte, de forma natural, delgado y en forma. Una revisión sistemática de cuarenta estudios descubrió que el ayuno intermitente fue efectivo a la hora de perder peso, con una pérdida normal de 3 a 5 kilos después de diez semanas, según un informe publicado en 2015 en *Molecular and Cellular Endocrinology*.

LEY 8

PIENSA EN EL PLANETA ANTES DE COMER

El medio ambiente es donde
todos nos encontramos;
donde todos tenemos un
interés mutuo; es la única
cosa que compartimos
todos nosotros.

—LADY BIRD JOHNSON

DURANTE MUCHO TIEMPO, los estadounidenses creíamos que teníamos la dieta más saludable y segura del mundo. Nos preocupaba poco el efecto de esta dieta en el planeta. Tampoco nos preocupábamos por su capacidad de perdurar —es decir, por su sostenibilidad.

Pero ahora hemos llegado a reconocer que nuestra dieta occidental no es saludable ni insegura. La agricultura moderna está arruinando nuestro suelo y envenenando los hábitats naturales, y los animales se producen para la alimentación como si fueran artilugios. Sería difícil idear un sistema más derrochador, perjudicial e insostenible.

Ahora somos más inteligentes. Sabemos que podemos tomar decisiones cada día sobre los alimentos que tienen un impacto significativo no sólo en nuestros cuerpos, sino también en nuestro planeta —y no tenemos que reformar nuestra existencia para hacerlo—. Podemos crear hábitos alimentarios importantes y sostenibles que marcarán una gran diferencia en nuestra huella verde personal —y en nuestra salud—. He aquí cómo se puede hacer algo positivo en beneficio del planeta pensando en él antes de comer.

CONVERTIRSE EN UN «LOCÁVORO»

Los alimentos que comes vienen de alguna parte. ¿Realmente has pensado en sus orígenes? Apuesto a que cada semana compras en la misma tienda o en dos diferentes, recorres los mismos pasillos y vas a casa con los mismos productos. Y la mayor parte de los alimentos que estás comprando han sido procesados a cientos o miles de kilómetros de distancia y conservados con productos químicos para que puedan transportarse en camiones y colocarse en los estantes de almacenamiento durante meses hasta que te los llevas a casa. Naturalmente, esto convierte a muchos alimentos en poco saludables, pero puedes combatir esto convirtiéndote en un locávoro.

El *Merriam-Webster* define a un «locávoro» como «aquel que come alimentos cultivados localmente, de proximidad, siempre que sea posible». Unirte a esta clase de consumidores de alimentos es realmente importante –para tu salud y para el planeta.

En primer lugar, consumir productos locales reduce la cantidad de kilómetros que viajan los alimentos, lo que disminuye las emisiones de gases de efecto invernadero. Además, consumir alimentos producidos localmente también ayuda a preservar los empleos locales, porque los agricultores pueden vender sus productos en sus comunidades.

Los alimentos cultivados localmente son más saludables. Las cosechas se recogen en el mejor momento de maduración, que es lo óptimo para ti. Cuanto más corto sea el tiempo que va desde que se produce el alimento en el cam-

po hasta que llega a tu mesa, menos probable será que los nutrientes se pierdan. El Instituto de Investigación Alimentaria informa que las verduras frescas transportadas durante largas distancias pierden hasta el 45 % de su valor nutricional entre el momento en que son cosechadas y el tiempo que están almacenadas en un supermercado.

Otro enorme beneficio de los productos locales es que saben mejor. Tras haber probado tomates locales, por ejemplo, los otros tomates no tenían ningún sabor para mí. Cuanto más sabrosa sea una verdura, más te gustará comerla.

Los alimentos locales conservan la tierra y la vida silvestre. Cuando a los agricultores se les paga más por sus productos comercializados localmente, existen menos probabilidades de que vendan sus tierras de cultivo para el desarrollo masivo. Las granjas bien gestionadas conservan la fertilidad del suelo, protegen los recursos hídricos y mantienen el carbono de la atmósfera. Estas granjas proporcionan un mosaico de campos, bosques y estanques que proporcionan hábitats para la vida silvestre.

COMPRAR EN LOS MERCADOS DE PRODUCTORES

Mi lugar de compras favorito es mi mercado local de agricultores. Puedes encontrar mercados de agricultores por doquier, y son una maravillosa manera de descubrir las ofertas locales de temporada. Convierte la visita a un mercado de productores en parte de tu rutina semanal; es divertido para ti y para tu familia. Si en estos mercados, ves algún alimento que no conoces, ¡pregúntales qué es! Cualquiera que tenga un tenderete, probablemente tendrá buenas ideas sobre cómo puedes prepararlo en casa.

Los alimentos que se venden en los mercados de productores tienden a ser de temporada. Los alimentos de temporada no son cultivados en condiciones artificiales, como los invernaderos climatizados. Ni están cultivados a cientos de kilómetros de distancia, cosechados prematuramente y transportados a largas distancias. Son más sostenibles para el planeta, porque se requieren menos recursos y menos energía para cultivarlos y transportarlos.

Al comprar directamente a un agricultor local, estás fortaleciendo los ancestrales vínculos entre el consumidor y el productor. Sabes que los agricultores proporcionan información sobre los productos de temporada, sobre la tierra y sobre tus alimentos. Involucra a tus hijos también, y les darás la oportunidad de aprender sobre la naturaleza, la nutrición y la agricultura.

TENER EN CUENTA LOS CSA

Si bien para algunos de nosotros ir al mercado de productores de forma regular no es ningún problema, para otros, simplemente, no es factible. Una gran alternativa es participar en un CSA (apoyo comunitario a la agricultura). Es una manera maravillosa de involucrarse en la agricultura local y conectarse con los productores locales para obtener productos frescos y locales, al mismo tiempo que apoyas la economía de tu comunidad y una de nuestras industrias más importantes: la agricultura. Los CSA son grandes en verano, porque entonces es cuando las cosechas están listas.

Básicamente, un CSA es un contrato entre tú y un productor local al que proporcionas ingresos a cambio de una parte de su cosecha. Le pagas una cuota al productor y éste se compromete a una entrega semanal de sus productos (o puedes quedar de acuerdo con él para ir a recogerlos). Dependiendo de tu cuota, puedes recibir una caja pequeña, mediana o grande de productos frescos cada semana. Tal vez puedes personalizar tu caja para incluir o excluir algunas frutas o verduras. Es lo mejor de ambos mundos: tú obtienes verduras frescas y el agricultor obtiene una fuente regular de ingresos.

Los CSA son un poco como una inversión en acciones. Un agricultor emite un cierto número de «acciones» para los consumidores. Esas acciones generalmente consisten en una caja de vegetales. Compras una parte y, a cambio, recibirás una caja de productos de temporada cada semana durante todo la temporada agrícola. Así, los CSA difieren de los servicios de entrega de vegetales. La entrega de vegetales simplemente significa que compras vegetales como lo harías en un supermercado y el proveedor (generalmente, un supermercado) los entrega en tu casa.

Si es posible, trata de encontrar un CSA orgánico, para que tengas acceso a productos cosechados sin pesticidas ni otros productos químicos nocivos. Y busca uno con una atractiva selección de artículos.

Para empezar, averigua si hay un CSA en tu zona buscando en Internet o revisando los Recursos de la página 297.

APUESTA POR LO ORGÁNICO

Lo orgánico no es sólo una moda. La manera cómo se cultivan los alimentos afecta a nuestro medio ambiente y nuestra salud. Esto es debido a que los alimentos orgánicos no se cultivan con pesticidas químicos ni fertilizantes. Comer alimentos orgánicos asegura (como se define por ley) que los alimentos son producidos sin las hormonas del crecimiento ni los OGM.

No es difícil imaginar por qué elegir productos orgánicos sería una buena decisión para ti, pero muchas personas todavía no eligen alimentos orgánicos. Sin embargo, cuando realmente tengas en cuenta las estadísticas, descubrirás que las razones para apostar por los alimentos orgánicos siguen sumando, mientras que las excusas para no hacerlo van cayendo por la borda. ¿Por qué lo orgánico es mucho mejor que otras alternativas?

BENEFICIO #1:
MÁS NUTRIENTES

Una serie de estudios científicos han demostrado que los productos orgánicos ofrecen mayores concentraciones de nutrientes y menores concentraciones de pesticidas. Específicamente, los alimentos cultivados sin los pesticidas tradicionales serán más ricos en antioxidantes

y más bajos en cadmio (un metal pesado que, normalmente, permanece tras la exposición del pesticida).

Si estás pensando, «Bueno, probablemente no es una diferencia significativa», entonces esta estadística resaltará: los arándanos orgánicos son un 50 % más ricos en antocianinas (el compuesto que les da el color y contiene los antioxidantes) que sus equivalentes cultivados convencionalmente.

BENEFICIO #2:
SIN OGM

Para que un producto sea etiquetado como «USDA orgánico», no se puede cultivar a partir de organismos genéticamente modificados (OGM). No existen estudios que hayan demostrado beneficios para la salud al consumir alimentos genéticamente modificados, y algunos estudios han indicado que podría haber, a largo plazo, riesgos para la salud. Al igual que con las grasas trans, son necesarios muchos años para conocer los verdaderos riesgos para la salud de consumir alimentos genéticamente modificados durante muchos años y, para entonces, el daño ya se habrá hecho.

BENEFICIO #3:
SIN PESTICIDAS

Hay más de cuatrocientos tipos de pesticidas diferentes utilizados en la agricultura tradicional (no en la orgánica), que requieren más energía, más agua y agotan la fertilidad del suelo. Como consecuencia de ello, les están robando a nuestros cuerpos los nutrientes verdaderos que buscamos para el bienestar total e innecesariamente expuestos a los peligrosos efectos de estos métodos. Evitar los alimentos con muchos pesticidas también reduce los riesgos de ciertas enfermedades, incluyendo la enfermedad de Alzheimer, el Parkinson y la endometriosis.

Aunque los niveles de pesticidas aceptables están establecidos por el USDA y las frutas y verduras, por lo general, se lavan antes de su llegada al supermercado local, muchas de ellas todavía pueden contener niveles residuales de sustancias químicas nocivas. De hecho, hasta el 65 % de los productos todavía pueden contener pesticidas; pero ¿qué tipos son los más perjudiciales?

Cada año, el Grupo de Trabajo Ambiental (EWG) identifica los doce alimentos con los niveles más altos de pesticidas. Son los denominados «Docena sucia». Aquí está la última «Docena sucia» del EWG:

1 /// Fresas

2 /// Espinacas

3 /// Nectarinas

4 /// Manzanas

5 /// Uvas

6 /// Melocotones

7 /// Cerezas

8 /// Peras

9 /// Tomates

10 /// Apio

11 /// Patatas

12 /// Pimientos

Al lado de los primeros de la lista, las manzanas son, de lejos, las más perjudiciales –con una friolera del 99 % de las pruebas realizadas con manzanas convencionales dando positivo en algún tipo de residuo de pesticidas–. La uva, una de las frutas favoritas de los niños, puede tener hasta quince tipos de pesticidas en una sola uva, algo de lo que todos los padres deberían ser conscientes.

En el otro lado de la balanza, muchos tipos de productos de piel gruesa, incluyendo la piña, los mangos y las berenjenas, tienen los niveles más bajos de pesticidas. Elegir productos del final de la lista puede ser una alternativa si los alimentos vegetales sin pesticidas no se encuentran fácilmente o no son asequibles. Si tienes que comprar productos de la lista, asegúrate de que los lavas bien antes de comerlos. Pelar la fruta también ayuda a reducir los residuos de pesticidas.

Apostar por lo orgánico es, en última instancia, la mejor manera de reducir la exposición a productos químicos peligrosos. Pero si no encuentras opciones orgánicas en la sección de productos de tu supermercado, dirígete al pasillo de los alimentos congelados y busca productos orgánicos como las fresas, los melocotones y otros alimentos.

Los pesticidas químicos son perjudiciales para el entorno, pueden entrar en las aguas subterráneas, dañar permanentemente el suelo donde los echan y tener efectos a largo plazo en el cuerpo. Los alimentos orgánicos, que reducen el uso de pesticidas y utilizan disuasores naturales (como los insectos buenos), son una alternativa mejor.

BENEFICIO #4:
MEJOR PARA EL MEDIO AMBIENTE

Si hay una razón para elegir un estilo de vida orgánico, sin carne, ¡es para salvar el planeta! Se usa una cantidad colosal de productos químicos para tratar los productos no orgánicos, y el daño que produce a largo plazo a la tierra circundante debe ser un motivo importante de preocupación. Además de prevenir la filtración

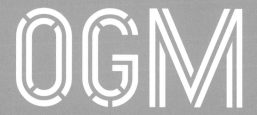

OGM

Hay un acalorado debate sobre los organismos genéticamente modificados (OGM). ¿Son sanos? ¿Deberíamos comer alimentos transgénicos? ¿Cómo afectan al medio ambiente?

PARA TENER UNA PERSPECTIVA, ES IMPORTANTE ENTENDER QUÉ ES, EXACTAMENTE, UN OGM

La modificación genética ocurre cuando los genes de un organismo se inyectan en una fruta o en los vegetales en un laboratorio. El resultado es un organismo genéticamente modificado. Este proceso crea combinaciones de plantas, animales, bacterias y genes de virus que no se producen en la naturaleza o a través de los métodos tradicionales de cruzamiento.

A menudo se realizan modificaciones genéticas para obtener una fruta o verdura más resistente a la sequía, o impermeable a la aplicación de plaguicidas y herbicidas específicos, a saber, el glifosato, elaborado por Monsanto y que se encuentra en sus productos Roundup.

Por cierto, el glifosato no es «sólo» un herbicida. Primero fue patentado como un mineral quelante. Los quelantes *restringen los nutrientes,* lo que los hace fisiológicamente no disponibles para el cuerpo. Así que puede haber un mineral clave en un alimento vegetal, pero si está quelado con glifosato, tu cuerpo no puede absorberlo —también podrías estar comiendo un trocito de grava—. Obviamente, aparecerán problemas de salud si estás comiendo constantemente alimentos de los cuales tu cuerpo no puede extraer nutrientes y minerales esenciales.

El glifosato también está patentado como un antibiótico que combate las bacterias. Por desgracia, como todos los antibióticos, mata bacterias beneficiosas para la tierra de vital importancia y bacterias intestinales humanas necesarias para tener una buena salud junto con las bacterias malas que pretendía eliminar.

Los OGM que se pulverizan en gran medida con glifosato tienen una menor calidad de nutrientes que los alimentos orgánicos. También contienen grandes cantidades de pesticidas con efectos nocivos documentados para la salud, junto con desconocidas y, por lo tanto, altamente alergénicas, proteínas.

Los grandes estudios poblacionales revelan que el aumento del uso de glifosato se correlaciona con un aumento idéntico de más de treinta enfermedades humanas.

Me doy cuenta de que todos estos hechos son sorprendentes, pero hay una forma muy fácil de evitar los alimentos transgénicos: comer productos orgánicos que, por definición, no son genéticamente modificados, o buscar «sin OGM» en las etiquetas de los alimentos.

LOS CULTIVOS GENÉTICAMENTE MODIFICADOS CONLLEVAN ALGUNOS DESAFÍOS MEDIOAMBIENTALES QUE PUEDEN SER PROBLEMÁTICOS

CONTAMINACIÓN DE CULTIVOS

El polen de cultivos y árboles modificados genéticamente puede contaminar los cultivos, los árboles y las plantas silvestres que están cerca a través de la polinización cruzada (la excepción es la soja, que no poliniza de forma cruzada).

TOXICIDAD

Los estudios han demostrado que los pesticidas de los cultivos contaminan los ríos cercanos, afectando posiblemente a la vida acuática. Quedan residuos tóxicos en la tierra por los cultivos transgénicos y los nutrientes no regresan a la tierra.

PELIGROS PARA LOS INSECTOS BENEFICIOSOS

Los insectos beneficiosos incluyen las abejas y las mariposas. Las abejas son importantes polinizadoras de muchos cultivos alimentarios, pero lamentablemente están en peligro de extinción debido a las técnicas agrícolas modernas, como los cultivos genéticamente modificados. Las abejas pueden transportar pesticidas, herbicidas y ADN a través del aire en el medio ambiente. Asimismo, las mariposas monarca están en riesgo por el maíz genéticamente modificado. Además de las abejas y las mariposas, las aves también están en riesgo.

SÚPER MALAS HIERBAS

A medida que las malas hierbas se adaptan a los herbicidas, desarrollan resistencia y se convierten en «súper malas hierbas». Cuando esto sucede, los agricultores tienen que usar aún más venenos tóxicos, como el 2,4-D (un ingrediente importante en el Agente Naranja), que utilizan en los cultivos. Las súper malas hierbas contaminadas de OGM también pueden convertirse en invasivas en los ecosistemas naturales.

CONTAMINACIÓN DEL AGUA

Los sistemas de riego utilizados para regar los alimentos genéticamente modificados conllevan todos estos problemas a nuestras fuentes de agua, exponiendo a los insectos y los animales a la toxicidad.

Mantente siempre informado sobre los alimentos que estás comiendo y la forma en que las técnicas de la agricultura moderna afectan a nuestras plantas y a nuestro planeta. Ésta es otra manera efectiva de aplicar esta ley.

de los pesticidas sintéticos en la tierra y el agua, la agricultura ecológica ayuda a promover la salud de la vida silvestre circundante que encuentra la comida y las fuentes de agua sin agentes contaminantes.

Además, los métodos de la agricultura orgánica aseguran que la tierra retenga sus nutrientes, por lo que no hay necesidad de fertilizantes. Los agricultores también utilizan métodos naturales de siembra (como los cultivos mixtos) para ayudar a la tierra a alimentar las plantas.

Por último, dado que los productos orgánicos no utilizan productos químicos para mantener la frescura natural, muchos alimentos orgánicos se venden localmente –por lo que hay una reducción significativa de las emisiones de carbono al llevar los alimentos al mercado–. Aún mejor, ¡busca un productor cerca de casa y recoge tus propias frutas, verduras y hortalizas!

BENEFICIO #5:
¡SABE GENIAL!

Muchos tipos de productos comprados en el supermercado son tratados con un «fijador», que conserva la frescura a medida que los productos se mueven desde el campo, a través del procesamiento, en un camión o avión, y finalmente a los estantes del supermercado local. Estos fijadores a menudo afectan al sabor del producto. Además, los niveles más altos de antioxidantes en las frutas y las verduras orgánicas les dan un sabor mejor.

Los alimentos vegetales son excelentes, pero aún más cuando se cultivan orgánicamente, por nuestro bien y el del planeta.

CULTIVA TÚ MISMO

El movimiento de alimentos orgánicos ha popularizado de nuevo el hecho de tener un huerto en el jardín. Cuando cultivas tus propias frutas y verduras, tienes el control total. Aparte de la luz del sol y el agua, no se necesitan productos químicos y los alimentos son 100 % orgánicos.

Si no te ves a ti mismo en el patio trasero, donde tienes el huerto, con una azada y una pala, o vives en un piso o un apartamento, puedes intentar cultivar en unas macetas contenedores de jardín. Muchas verduras se cultivan perfectamente en contenedores. Las hierbas aromáticas, por ejemplo, sobre todo la albahaca, el romero, la menta y el tomillo, son plantas sencillas para cultivar en contenedores, y la mayoría sólo requiere un lugar soleado junto a la ventana y un riego regular.

Los germinados son muy fáciles de cultivar. Trata de brotar las semillas de brócoli, rábanos, frijoles, lentejas y alfalfa. Simplemente coloca las semillas en un frasco cubierto de malla, llénalo con agua filtrada y reserva para remojar. Drena el agua de remojo y enjuaga las semillas dos veces al día –mañana y tarde–, sin quitarlas del frasco para fomentar la germinación. Mantén las semillas a una temperatura entre 10 y 20 grados hasta que broten. Después de brotar, úsalas directamente, en ensaladas, sándwiches o *wraps*.

También puedes intentar la jardinería vertical, en la que se cultivan verduras en un contenedor, pero disponlas para que crezcan hacia arriba en una pared o en un enrejado, o en un plantador especial. Los vegetales adecuados para la jardinería vertical incluyen la calabaza, los tomates, los frijoles, los pepinos, el calabacín y los guisantes.

Cultivar vegetales en casa a partir de semillas también ahorra dinero. Y la jardinería puede ser una actividad familiar estupenda.

Plantar una semilla, nutrir su crecimiento y experimentar su hermosa expresión en plena floración promueve una relación sana con todos los seres vivos. En la jardinería, se mantiene una conexión consciente con la tierra.

sólo eso, la mayoría de los alimentos envasados van a desviarte de tus objetivos de pérdida de peso.

Al adoptar la Ley # 8, renuevas tu relación con la tierra y te nutres tú mismo con la autenticidad de los alimentos de origen vegetal que ofrece la naturaleza. Y esa relación nutritiva es una de las conexiones importantes en la tierra.

NO DESPERDICIES

¿Sabías que hay más comida en nuestros vertederos que cualquier otro material? Es verdad. En 2012, la Agencia de Protección Ambiental informó que había más de 36 millones de toneladas de residuos alimentarios. Los alimentos podridos desprenden mucho metano, uno de los gases de efecto invernadero asociados al calentamiento mundial.

Adopta una mentalidad de no desperdicio planificando menús semanales y comprando sólo lo que sabes que tu familia va a comer (nuestro planificador de comidas es un recurso maravilloso para esto: mealplanner.22daysnutrition.com). En otras palabras, ¡no compres al por mayor! Si compras o cocinas demasiado, congélalo o incorpóralo a sopas y guisos. Elige alimentos integrales en lugar de procesados, porque las cosas empaquetadas no sólo necesitan más energía para producirlas, sino que también contribuyen a los residuos de envases. No

TU HUELLA VERDE
Siguiendo la Ley # 8

Dejarás la menor huella de carbono. Los investigadores de la Universidad de Loma Linda han anunciado que las personas que siguen una dieta íntegramente vegetal generan un 41,7 % menos de volumen de gases de efecto invernadero de lo que hacen los consumidores de carne.

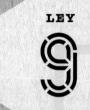

LEY

9

QUIERE A LOS ALIMENTOS QUE TE QUIEREN

No comas nada que tu
tatarabuela no
reconocería como
comida.

—MICHAEL POLLAN

ME ENCANTA LA COMIDA: el olor, el sabor, las diferentes combinaciones de alimentos, la experiencia de sentarse ante una deliciosa cena con mi familia y amigos íntimos. Soy un experimentador incurable con la comida y todas las variaciones sutiles y no tan sutiles que logro con hierbas y especias. Estas cosas son verdaderamente mi pasión, y son espectaculares.

Ciertamente, la comida puede ser seductora. Nos acercamos a la comida porque nos consuela. Mientras deseamos comer, no estamos pensando en si nuestra ropa ya no nos entrará, o si nos saldrán granos en la cara o si nuestros estómagos se hincharán, o que, tal vez, podríamos tener una enfermedad cardíaca o diabetes.

Tales afecciones tienen graves consecuencias por lo que se refiere a nuestras vidas. También existen consecuencias globales: hay al menos unos cien millones más de personas con sobrepeso que personas hambrientas en el planeta. Y las cosas están empeorando. Los Centros para el Control y la Prevención de Enfermedades prevén que, a mediados del siglo XXI, tendremos un impresionante y devastador dato: una de cada tres personas en todo el mundo tendrá diabetes. Si comes lo que quieres, cuando quieres, tanto como quieres, ni tu peso ni tu salud serán lo que tú quieres.

Cuando era niño, tuve una revelación sobre la comida. Una mañana, yendo a la escuela, me comí un pastel. No pensé mucho al respecto, hasta que, justo después, me salió un sarpullido molesto en mi brazo derecho. Traté de ignorarlo, pero seguía empeorando. Me picaba y el brazo se hinchó. No podía concentrarme en la clase. Fui a la enfermera de la escuela. Me preguntó si tenía alguna alergia, y yo sabía que lo único que había comido era ese pastel. Y ésa fue la revelación: comer alimentos malos causa problemas. O dicho de esta manera: ¡ese pastel no me quería!

Mi viaje hacia la buena comida y una nutrición saludable comenzó en ese momento. Empecé por escuchar a mi cuerpo y aprender todo lo que pude sobre la alimentación y la salud. Poco a poco, hice la transición a la alimentación íntegramente vegetal, renunciando primero a los productos lácteos, luego al pollo y la carne y después a los huevos. A lo último que renuncié fue al pescado. Cuando conseguí adoptar una dieta 100 % vegetal, incluso mi forma física mejoró y me sentí genial, física, emocional y mentalmente, 24 horas al día, 7 días a la semana. Utilizar la alimentación como la mejor medicina de la que disponemos para avanzar en la salud humana se convirtió en el punto central de mi carrera.

Con el tiempo, tuve otra revelación, que me llevó a la creación de esta ley: quiere a los alimentos que te quieren —que te proporcionan una salud mejor y vitalidad—. Los alimentos procesados, como el azúcar, los dulces, los refrescos, la comida rápida, la comida basura, los alimentos de origen animal —estos no te quieren—. Te enferman. Quizás tú quieras a esos alimentos, pero ellos no corresponden a ese amor.

Piensa en esta interacción como una relación con otra persona. Puedes querer a esa persona, pero si él o ella no te corresponde, es una

relación poco saludable para ti. Te vas sintiendo triste, deprimido y rechazado todo el tiempo. ¿Por qué querrías estar con alguien que no te quiere? Necesitas estar con alguien que corresponda a tu amor para que ambos podáis sentiros felices y satisfechos en vuestra unión.

De la misma manera, quieres comer y disfrutar de los alimentos que quieres —y que te quieren—. Esto puede requerir que desaprendas algún lavado de cerebro sobre la alimentación, por ejemplo, no pasa nada si comes tu comida favorita de espaguetis y albóndigas, siempre y cuando hagas ejercicio durante dos horas al día siguiente. Esto es una tontería —y la razón por la que millones de personas no tienen relaciones saludables con la comida—. Viven para comer, mientras olvidan que deberíamos comer para vivir. Dicho esto, nuestros pensamientos deberían centrarse en lo que introducimos en nuestros cuerpos y, aún más, en cómo nuestros cuerpos reaccionan a ello. Creo que todos podemos querer a los alimentos, siempre y cuando se realicen los ajustes necesarios para asegurarnos de que ellos también nos quieren.

Teniendo presente esta ley, te aseguro que no te importará sustituir la comida basura por ensaladas o renunciar a los dulces, las bebidas gaseosas y los carbohidratos simples. Te encantará hacer algunas incorporaciones saludables, como la avena rica en fibra y muchas frutas, incluyendo la papaya, la guayaba y la manzana. No te parecerá correcto comer beicon en lugar de fruta. En lugar de devorar tres hamburguesas, pedirás una hamburguesa de frijoles negros y boniatos al horno. Empezarás a querer el brócoli al vapor con sal marina.

La razón por la que sucede esto es porque tus papilas gustativas se aclimatarán al cambio. Habiendo asesorado a innumerables clientes en nutrición durante veinte años, puedo decir con confianza que nuestras papilas gustativas son unas pequeñas amigas fáciles de convencer y que aprenden a querer los alimentos con los que están.

Así que, en tan sólo un par de semanas, tus gustos se adaptarán a los alimentos vegetales, y esos alimentos se convertirán en los que prefieres y deseas. Los beneficios de cambiar nutricionalmente van más allá de algunas nuevas selecciones de verduras, frutas, cereales integrales, frutos secos y semillas. Tus papilas gustativas se vuelven más sensibles a la sal y, en realidad, preferirás alimentos menos salados. Lo mismo ocurre con el azúcar y con los aditivos químicos. Cuando tu dieta se ha saneado y tus papilas gustativas se han desintoxicado, el perjudicial procesado de alimentos se convertirá, en definitiva, en algo repugnante. Te encantarán los buenos alimentos que, a su vez, te quieren.

OTRA DE MIS GRANDES PASIONES ES ENSEÑAR A LOS NIÑOS ESTA LEY: Que la comida de mejor sabor también es ideal para nuestros cuerpos. Si los niños rechazan los alimentos «saludables» sin pensarlo dos veces es porque asumen que van a tener un sabor desagradable; algo estamos haciendo mal en casa. Es una actitud que nuestra cultura nos ha inculcado y que sólo la cultura puede enmendar. Afortunadamente, la unidad operativa de la cultura es la familia, por lo que podemos arreglar este problema una familia a la vez. Creo que entiendes la situación.

Detente y piensa en esto: la comida es el único material de construcción para el cuerpo en crecimiento de un niño al que quieres. ¿No quieres que tus hijos tengan la mejor nutrición posible? ¡Sí! Las elecciones alimentarias ejercen una profunda influencia en la salud de nuestros hijos a lo largo de su vida. Vamos a ayudarles dándoles las mejores oportunidades para su máximo bienestar.

Asimismo, la salud de las personas que queremos −amigos, familia, nuestros hijos, nosotros mismos− es una prioridad. Cómo comamos en nuestra vida será significativo y una influencia bastante predecible en nuestra salud y longevidad.

Sabemos, sin duda alguna, que hay evidencias abrumadoras sobre los beneficios para la salud de las dietas que ponen mayor énfasis en los vegetales, los cereales integrales, los frijoles, las lentejas, los frutos secos, las semillas y las frutas. También hay un sentido de urgencia claramente emitido por las preocupaciones sobre la salud del planeta −dado que el impacto ambiental de las dietas centradas en el consumo de carne es insostenible e inadmisible.

Nuestro objetivo debe ser ingerir los alimentos que podemos seguir queriendo, pero que, a su vez, también nos quieren, a nosotros y al planeta. Me complace decir que hay maneras nuevas y más fáciles de llegar hasta aquí que nunca.

TU HUELLA VERDE
Siguiendo la Ley # 9

Disfrutarás de buena salud −y también tus hijos− para toda la vida. La Academia de Nutrición y Dietética afirma que las personas vegetarianas y veganas tienen un menor riesgo de muerte por enfermedades cardíacas, niveles altos de colesterol en la sangre, presión arterial alta, diabetes tipo 2, obesidad y cáncer que quienes consumen productos de origen animal.

EL MOVIMIENTO ENGENDRA MOVIMIENTO

Mi abuela empezó a caminar
ocho kilómetros al día
cuando tenía sesenta años.
Ahora tiene noventa y siete
y no sabemos dónde
diablos está.

—ELLEN DEGENERES

INAUGURÉ EL PRIMER GIMNASIO CON BICICLETAS ESTÁTICAS en Miami en 1996. Las primeras semanas fueron lentas, conmigo como único instructor. La gente miraba al pasar por la puerta, pero temían no ser capaces de aguantar las clases. Algunos tenían sesenta, setenta o incluso ochenta años. Les animé para darles una oportunidad; podían ir a su propio ritmo −sin presión−. Si no les gustaba, no pasaba nada. Pero les insté a que, al menos, dieran un pequeño paso −o algunos giros de pedales.

Afortunadamente, la mayoría volvió. La bicicleta estática se convirtió en parte de su rutina diaria. Algunas personas empezaron a venir varias veces al día. En un mes, todas las clases estaban llenas. Vi muchas caras nuevas. Había una lista de espera. Las personas estaban alineadas en sus bicicletas, pedaleando, de pie para empujar más fuerte y más rápido, chorreando sudor, aumentando la resistencia a medida que avanzaba la sesión. Estas personas realmente querían tener corazones más sanos, barrigas más esbeltas y estilos de vida más conscientes.

Fue a finales de ese primer mes, después de observar el progreso que mis clientes estaban haciendo, cuando se me ocurrió la Ley # 10: «El movimiento engendra movimiento». Cuanto más nos movemos, más enérgicos nos volvemos. Y cuanto más enérgicos nos volvemos, mejor nos sentimos. Y cuanto mejor nos sentimos, más podemos lograr. La motivación

≪

SI QUIERES UN CUERPO SANO,

TIENES QUE TRATARLO COMO SI FUERA LO MÁS PRECIADO QUE POSEES. PORQUE LO ES.

viene del impulso que se crea dando sólo un pequeño paso. Los sentimientos de felicidad y del deber cumplido que el movimiento suscita tienden a perpetuarse en sí mismos. Puede parecer difícil, y tal vez incluso imposible, al principio, pero nada es más efectivo para llegar a un segundo entrenamiento que hacer el primero.

Me atrevería a decir, haz algún ejercicio físico cada día, incluso si es tan breve como caminar alrededor de la manzana. Hacer ejercicio no tiene que vivirse como un trabajo, ser aburrido o tener una estructura específica (por ejemplo, 20 minutos de *jogging* o 10 repeticiones de tal y cual ejercicio) para ser muy beneficioso para la salud.

El ejercicio es un hábito. Cuantos más rituales te lleven a una zona de confort, más probable es que te mantengas en ellos. Escribe «hacer ejercicio» en tu agenda diaria y concédete el permiso de tomar ese tiempo para realizar una actividad que disfrutes. No tienes que recordarte lavarte los dientes cada día; es un hábito. Hacer ejercicio también puede convertirse en uno. Si haces algo con suficientemente fre-

cuencia, tienes muchas posibilidades de que pronto se convertirá en algo automático. Me encanta levantarme para ir al gimnasio o dar un paseo alrededor de la manzana. Sí, he dicho «me encanta».

Comprométete a hacer ejercicio cada día, aunque sólo sean 15 minutos. ¿Necesitas una motivación extra? Pon recordatorios en tu calendario o en un mensaje de texto en el móvil. Configura una alarma para tu tiempo de ejercicio físico.

Mantente constante al respecto. Si quieres que te paguen todos los meses, tienes que aparecer en tu trabajo. Si quieres una relación de amor, tienes que trabajar en ello todos los días y comunicar y compartir, y estar ahí con amor. Si quieres un cuerpo sano, hay que tratarlo como si fuera lo más preciado que posees. Porque lo es. No es una buena sensación perder la salud —pregunta a cualquiera que esté gravemente enfermo, tenga una lesión o simplemente haya estado resfriado durante unos días—. Cuanto antes te des cuenta de que comer bien y hacer ejercicio son esfuerzos

PARTE
1

———

LEY 10

———

96

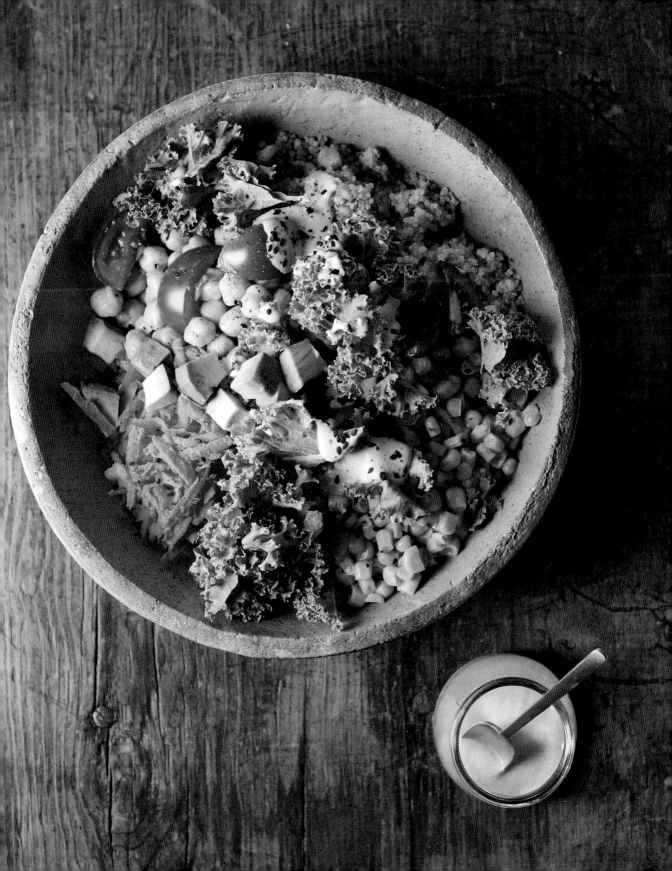

constantes hacia el autocuidado, más fácil será hacer ambas cosas.

Pon en práctica este nuevo comportamiento una y otra vez hasta que ya no tengas que pensarlo. Formará parte de tu vida, no será un esfuerzo a corto plazo. Será normal, un ritual diario, un hábito, algo tan profundamente arraigado en ti que no te atreverás a saltártelo.

Yo empiezo el día corriendo de 5 a 8 kilómetros (algunos días más) y sigo con algunos ejercicios de peso corporal (flexiones, resistencia, abdominales, etc.). Otros días hago también algunos ejercicios con pesas. Termino mi entrenamiento con un gran estiramiento y unos minutos de meditación. Los fines de semana, mi familia se une a mí para hacer todo eso. Sí, parece fácil, y puede serlo, sólo tienes que tomar algunas decisiones sobre lo que te hace sentir mejor.

Hazlo tanto si estás motivado como si no. Todos lo hemos vivido —estás siguiendo una buena rutina en el gimnasio y, de repente, un día no vas... y al siguiendo tampoco y antes de que te des cuenta no has ido al gimnasio durante semanas, tal vez incluso meses—. ¿Cómo se supera cuando no te sientes motivado? Empieza a moverte. Da sólo un paso. Mantén tu impulso. Cuanto más te mueves, más mejoras.

Haz ejercicios que te gusten, porque si te estás divirtiendo, es más probable que quieras seguir haciéndolos. Si estás buscando permanencia, no puedes forzarte a hacer algo. Al final del día, se trata de enganchar al cuerpo. Si no te gusta el tenis o te desagrada correr, ¡no lo hagas! Busca algo que te guste, e ir al gimnasio o a una sesión de ejercicios te parecerá mucho más fácil. Quizás utilizar el entorno para poner-

te en forma o el yoga es lo tuyo. Sea lo que sea que te guste, no lo verás como un trabajo pesado y monótono. Elegir tu rutina de ejercicios es como elegir tu carrera. Necesitas que el ejercicio elegido para toda la vida te guste, para que te levantes contento de ir, en lugar de odiar el hecho de que tienes que ir.

Al mismo tiempo, ten en cuenta algunas consideraciones sobre hacer ejercicio: para desarrollar y sostener la masa muscular y preservar la fuerza conforme nos vamos haciendo mayores, es imperativo seguir haciendo algún tipo de entrenamiento de resistencia —por ejemplo, entrenamiento con pesas de forma regular—. Esto no es sólo para culturistas o deportistas profesionales, ni es algo que tengas que hacer sólo cuando eres joven. La población más mayor, en particular, necesita entender que ese entrenamiento con pesas es esencial para prevenir la atrofia de los músculos. La gente piensa que, si tiene sesenta, setenta u ochenta años no se va a beneficiar del entrenamiento de fuerza, pero nada más lejos de la realidad. Empiezas perdiendo alrededor del 1% de la fuerza por año alrededor de los cincuenta años, por lo que debes seguir participando en una rutina de entrenamiento de resistencia o tus músculos se debilitarán, lo que puede hacerte más propenso a sufrir lesiones como la fractura de huesos.

Además, como mínimo, has de hacer algún tipo de programa de estiramientos uno o dos días a la semana, justo para poder mantener tu nivel de movimiento. Incluso si eso es todo lo que vas a hacer, todavía necesitas calentar y enfriar. Para el calentamiento antes de practicar ejercicio o un buen estiramiento, camina entre 15 y 20 minutos hasta que te quedes casi sin aliento. Si la caminata va a ser tu ejercicio diario, trata de caminar a un ritmo moderado durante al menos media hora. Después de un entrenamiento, siempre recomiendo unos buenos 10 minutos a velocidad lenta o paso moderado para enfriar antes del estiramiento. Tus músculos tienen que estar calientes para obtener los beneficios de un buen estiramiento. Piensa en una banda elástica que ha estado en el congelador: si intentas estirarla, se va a partir, pero si la pones al sol, el caucho se vuelve más flexible y se estira fácilmente. Tus músculos reaccionan de manera similar.

Programa tus entrenamientos de acuerdo a tu estilo de vida. Por ejemplo, hacer ejercicio a primera hora de la mañana para conciliar con la vida familiar. Piensa en la posibilidad de levantarte para hacer ejercicio antes de que se despierten tus hijos. Ejercicio y ducha, y te sentirás con energía durante todo el día.

Otra posibilidad es hacer ejercicio en el camino de casa al trabajo —la segunda mejor opción para hacer ejercicio a primera hora de la mañana—. Coge tu bolsa del gimnasio para evitar la tentación de quedarte en casa cuando pases a buscar tus cosas.

Ten un «por qué» lo suficientemente grande. ¿Por qué quieres hacer ejercicio? Si tus razones están orientadas a la salud o simplemente quieres que te quede mejor un traje de baño, asegúrate de que la causa sea lo suficientemente sólida como para evitar que tu rutina desaparezca. El ejercicio hace que nuestros cuerpos, nuestros corazones y nuestros cerebros sean fuertes, y nos ayuda a pensar y rendir mejor. Otras ventajas son: niveles más bajos de colesterol, menores riesgos de padecer algunos cánceres y mejor actitud general. Tu condición física es el pilar donde se apoya tu dieta íntegramente vegetal para que puedas estar en forma, más delgado y resistente a las enfermedades.

Obviamente, el movimiento es imperativo para el cuerpo humano. Volver a ponerse en contacto con lo que le sienta bien al cuerpo es una fuente de inspiración. Así que brindo por las nuevas capacidades, los nuevos amigos o cualquier otra cosa que venga de tu compromiso de hacer ejercicio.

TU HUELLA VERDE
Siguiendo la Ley # 10

Adoptarás un estilo de vida más activo —como complemento a tu dieta íntegramente vegetal— que promueve la longevidad. El Instituto Nacional del Cáncer e investigadores de Harvard descubrieron que haciendo ejercicio 150 minutos a la semana tienes un 31% menos de probabilidades de morir demasiado pronto. Aumenta tu frecuencia a 450 minutos a la semana y tendrás un 39% menos de probabilidades de tener una muerte prematura.

LOS DESECHOS DEBEN ELIMINARSE

> Si nos estamos creando
> constantemente, entonces
> nunca es demasiado tarde para
> empezar a crear los cuerpos que
> queremos en lugar de asumir
> erróneamente los cuerpos en los
> que estamos atrapados.
>
> **—DEEPAK CHOPRA**

«LAS DIETAS DETOX» SON EL ÚLTIMO GRITO, pero de lo que la mayoría de la gente no se da cuenta es que todo el mundo desintoxica 24 horas al día, 7 días a la semana sin seguir un régimen estricto que podría implicar privación. La desintoxicación es una parte básica y natural de estar vivo.

Nuestros cuerpos se desintoxican naturalmente a través del sistema respiratorio, el tracto digestivo, el hígado, el sistema linfático, la piel y el tracto urinario. Comes y bebes lo que necesitas y te deshaces de lo que no necesitas. Ingieres comida y te deshaces de los desechos. Bebes agua y eliminas a través de la orina. Inhalas oxígeno y exhalas dióxido de carbono. En su gran mayoría, de lo que te deshaces son toxinas, productos de desecho inútiles que pueden causar enfermedades y dañar las células si permanecen en tu sistema demasiado tiempo.

La desintoxicación es un proceso que se compone de dos fases y que involucra las enzimas que ayudan a descomponer la comida. En términos sencillos, la fase 1 desplaza las toxinas y la fase 2 las elimina. Las toxinas que son desplazadas pero no eliminadas del cuerpo serán reabsorbidas, causando efectos secundarios desagradables tales como fatiga, dolor, mal humor o una sensación general de malestar. La acumulación constante de toxinas no sólo daña la salud y agota tu energía, sino que también puede aumentar el riesgo de padecer ciertas enfermedades, como la obesidad y el cáncer, así como afecciones como la artritis, las alergias y muchos problemas de piel. Además de que una gran variedad de síntomas pueden estar relacionados con la toxicidad, como dolores de cabeza, mal aliento, fatiga, dolores, toses, problemas respiratorios crónicos o sinusitis, problemas gastrointestinales y de debilidad inmunológica.

¿Qué pasa cuando dejas que tu cuerpo se desintoxique de forma natural? La experiencia de mi amigo Emmet responde sobradamente a esta pregunta —más de lo que podría explicar incluso yo mismo—. Desde que era un niño hasta la edad de cincuenta años, Emmet fue carnívoro. De adulto, tuvo problemas para mantener su colesterol en unos valores saludables. Y luchó contra su peso —que le causó una mala imagen corporal—. A Emmet no le gustaba la persona que veía en el espejo.

Su esposa le animó a probar una dieta vegetal al 100 %, pero él era escéptico:

—Nunca he sido capaz de seguir ningún tipo de dieta, nunca. Pero quería apoyar a mi esposa, que sugirió que siguiéramos el consejo de Marco.

Al final del primer día, Emmet admitió sentir hambre, pero estaba decidido a seguir adelante. Después de todo, se lo había prometido a su esposa.

Al tercer día, se despertó sintiéndose «increíble».

—A partir de ese momento, me enamoré de cómo me sentía —dijo.

Los kilos empezaron a derretirse de su cuerpo. Emmet fue a comprar ropa nueva por primera vez en años.

A medida que pasaban las semanas, se volvió completa y positivamente adicto a cómo se sentía. Emmet no quería dar marcha atrás. En seis meses, tenía su revisión médica anual, que incluía rutinarios análisis de sangre. Su doctor se sorprendió. El colesterol de Emmet bajó de 260 a 156.

—¿Qué está haciendo? —quiso saber su médico.

—¡Soy vegano! —proclamó Emmet con orgullo.

Hoy les dice a todos:

—Estoy viviendo de manera más saludable, con más esperanza de vida.

Tal como descubrió Emmet, tienes mucho que ganar fortaleciendo los procesos de desintoxicación de tu cuerpo a través de una dieta íntegramente vegetal: más energía, salud plena, una mayor sensación de bienestar, alegría de vivir y paz interior, por nombrar sólo algunos beneficios. Además, la desintoxicación mejora la forma de mirar y pensar, elimina las alergias, reduce el peso y ayuda a borrar los signos de envejecimiento.

¿Cómo puedes apoyar la desintoxicación sin persistir en una dieta especial detox? Fácil: una dieta 100 % vegetal, junto con el ejercicio regular. Ambas acciones apoyan la capacidad natural del cuerpo para deshacerse de las toxinas.

PLANTAS DESINTOXICADORAS

El mero hecho de comer alimentos vegetales desintoxica tu cuerpo de forma natural. Estos alimentos suministran nutrientes que fomentan específicamente la desintoxicación; los alimentos de origen animal no lo hacen. Tienes que comer vegetales para limpiar tu cuerpo de toxinas.

Los alimentos de origen vegetal también aportan antioxidantes, que son útiles para liberar al cuerpo de los radicales libres creados durante la desintoxicación. Las toxinas pueden transformarse en sustancias potencialmente dañinas que pueden producir radicales libres. O sea, es importante tomar suficientes antioxidantes para protegerse del daño tisular de estos radicales libres. Algunos de los mejores desintoxicadores son:

AJOS Y CEBOLLAS // Estos y otros vegetales de la familia *allium* contienen fitonutrientes y azufre que ayudan a eliminar las toxinas del cuerpo.

ALIMENTOS «AMIGABLES» PARA EL HÍGADO // Éstos incluyen peras, salvado de avena, manzanas, legumbres, alcachofas, zanahorias y diente de león. Ciertas hierbas y especias, incluyendo la cúrcuma, la canela y el cilantro, también fomentan la salud del hígado.

ALIMENTOS RICOS EN FLAVONOIDES // Estos nutrientes naturales de las plantas que se encuentran en los cítricos, las bayas y el té verde aumentan la actividad de las enzimas de desintoxicación.

ALIMENTOS RICOS EN FIBRA // El tracto digestivo es parte integral del proceso de la desintoxicación del cuerpo. Aquí es donde los alimentos se convierten en energía y las toxinas se eliminan. La fibra de los frijoles, los cereales integrales, las verduras y hortalizas, la fruta y los frutos secos ayudan a reducir la absorción de toxinas y las expulsa a través del tracto digestivo. La avena, las manzanas, las peras, las fresas, los guisantes y los frijoles proporcionan fibra soluble para absorber las toxinas en el intestino y expulsarlas fuera del cuerpo.

VERDURAS // Las verduras de hoja –espinacas, col kale, berros y diente de león, por nombrar sólo algunas– contienen componentes especiales que favorecen la desintoxicación.

VEGETALES CRUCÍFEROS // Esta familia de vegetales, que incluye el repollo, el brócoli, la col kale, las espinacas y las coles de Bruselas, aportan sulforafano, que lucha contra el cáncer al estimular las enzimas que desintoxican las sustancias que lo causan. La coliflor, el repollo, el brócoli y las coles de Bruselas suministran glucosinolatos, que ayudan a desintoxicar el hígado de productos químicos, incluidos los medicamentos y los contaminantes.

REMOLACHA // Estos deliciosos vegetales son una excelente fuente del fitonutriente betaína, que fomenta la desintoxicación en los intestinos, la sangre y el hígado. La betaína también protege el cuerpo contra los efectos perjudiciales del alcohol. La remolacha aporta asimismo protectores antioxidantes.

VEGETALES RICOS EN GLUTATIÓN // Los espárragos, los aguacates, las patatas (con piel), las espinacas crudas, la okra o quimbombó y los frutos secos son importantes fuentes de glutatión, un compuesto que ayuda a eliminar las toxinas de la grasa soluble.

Mientras estás cambiando a una dieta a base de plantas, elimina también otra basura tóxica. ¿Traducción? Deja de tomar azúcar blanco y harina refinados, grasas hidrogenadas y otros alimentos procesados.

LA SUDORACIÓN

El agua es un gran impulsor de la desintoxicación diaria. De hecho, beber suficiente agua ayuda a eliminar toxinas a través de la orina y el sudor. En particular, sudar es un poderoso constructor de salud. Este proceso natural y esencial está diseñado para ayudar al cuerpo a mantenerse fresco. Pero ofrece beneficios superiores de desintoxicación porque expulsa toxinas del cuerpo.

Aunque la medicina moderna ha despreciado el sudor como una forma de desintoxicación, desde la antigüedad ha sido valorado como una manera de limpiar el cuerpo. Según una reseña publicada en el *Journal of Environmental and Public Health:*

> La sudoración se ha percibido durante mucho tiempo para promover la salud, no sólo como acompañando el ejercicio, sino también con calor. Tradiciones y costumbres en todo el mundo incluyen los baños romanos, las saunas rituales, las saunas escandinavas (calor seco; humedad relativa de 40 % a 60 %) y los baños turcos (con vapor).

El estudio destacó asimismo el hecho de que las toxinas, incluidos el arsénico, el cadmio, el plomo y el mercurio, se eliminan a través del sudor y señala que la sudoración debe ser utilizada terapéuticamente para liberar al cuerpo de estos oligometales. Es increíble —¡sudas un poco y salen toxinas nocivas del cuerpo!

La sudoración ayuda a eliminar el bisfenol-A (BPA) del sistema. El BPA es un disruptor endocrino. Esto significa que imita o interfiere con las hormonas del cuerpo y deja el sistema endocrino fuera de control. Aunque ahora estamos aprendiendo más sobre esta toxina, durante mucho tiempo ha sido conocida como un disruptor hormonal. El BPA se desarrolló originalmente en la década de 1930 por su capacidad para imitar el estrógeno. Era una droga reservada para las mujeres con niveles bajos de estrógenos como consecuencia de la menopausia u otras afecciones, pero nunca fue comercializado como medicamento. Más tarde, los científicos descubrieron que, cuando se manipula químicamente, el BPA forma un tipo muy resistente de plástico conocido como policarbonato. Esto lanzó al BPA como un ingrediente líder en productos de consumo, poniendo a este imitador de estrógenos, como un caballo de Troya, en cada hogar, en cada cosa, desde los biberones hasta los revestimientos. Finalmente, el BPA se absorbe en los alimentos que comemos y comienza a causar estragos.

El problema con un disruptor hormonal como el BPA es que las glándulas del sistema endocrino y las hormonas que envían son vitales para calmar el estado de ánimo, fomentar el crecimiento y el desarrollo, regular la función del órgano y controlar el metabolismo, al igual que influir en el deseo sexual y la reproducción. ¡Y no quieres que te interrumpan!

ÉSTAS SON ALGUNAS NOTICIAS FASCINANTES: Los investigadores han detectado BPA en el sudor humano, a veces incluso cuando no se encuentra en los análisis de sangre u orina. Esto significa que sudar puede ser una manera potente del cuerpo de deshacerse de esta extendida toxina.

Hay varias maneras de hacer que tu cuerpo sude más. Casi cualquier tipo de actividad intensa lo conseguirá, aunque hacer ejercicio al aire libre en un clima cálido (o en una sala climatizada o en una cálida clase de yoga) provocará todavía más sudor. También puedes estimular la sudoración mediante a través de la sauna, ya sea tradicional o de infrarrojos. Me gustan las saunas infrarrojas porque aceleran el proceso de desintoxicación calentando los tejidos corporales unos milímetros hacia el interior. Esto aumenta la circulación y oxigena el cuerpo. Las saunas tradicionales calientan el cuerpo de afuera hacia adentro, como un horno. Una sauna de infrarrojos calienta el cuerpo de adentro hacia afuera, elevando la temperatura central y estimulando una limpieza y un sudor más profundos. De hecho, los estudios han descubierto que si usas una sauna de infrarrojos, el cuerpo eliminará con el sudor un 20 % más de toxinas, en comparación con sólo el 3 % más de toxinas que sudarías normalmente si usas una sauna tradicional.

UN PEQUEÑO CONSEJO: El sudor, especialmente el sudor fuerte, hace que el cuerpo pierda agua y electrolitos, así que mantente bien hidratado si has estado sudando mucho y reemplaza tus electrolitos de forma natural bebiendo mucha agua y comiendo frutas y verduras. Asimismo, si haces ejercicio hasta sudar, por favor, lávate enseguida con el fin de lavar las toxinas excretadas con el sudor de la piel y por el drenaje.

El programa ideal para sacar la basura es comer alimentos orgánicos de origen vegetal diariamente y mantener un estilo de vida activo. Es fácil, sin esfuerzo y motivador conocer que estas simples acciones mantienen nuestros sistemas corporales en buen estado de funcionamiento durante todo el día, por lo que las toxinas se eliminan rápidamente.

TU HUELLA VERDE
Siguiendo la Ley # 11

Reducirás inmediatamente tu exposición a sustancias químicas encontradas en los alimentos procesados y en los alimentos de origen animal. En un estudio de la Universidad de Emory, en Atlanta, los investigadores analizaron la orina de las personas que comieron alimentos convencionales y alimentos orgánicos, alternativamente, durante varios días cada uno. Las concentraciones de dos pesticidas ampliamente utilizados ni siquiera eran detectables durante la fase orgánica, pero se registraron cuando los alimentos convencionales fueron reintroducidos. Está claro que el programa ideal de desintoxicación es una nutrición diaria íntegramente vegetal.

EL MUNDO NO NOS NECESITA PARA SOBREVIVIR

NOSOTROS NECESITAMOS EL MUNDO PARA SOBREVIVIR

> Si los mataderos tuvieran
> paredes de vidrio, el
> mundo entero querría ser
> vegetariano.
>
> **—LINDA McCARTNEY**

CUANDO ME COMPROMETÍ A SEGUIR UNA DIETA ÍNTEGRAMENTE VEGETAL, empecé siguiendo un deseo egoísta, el de alimentar mi cuerpo y reducir mi riesgo de padecer enfermedades, pero entonces, casi al instante, comencé a pensar más en mi impacto en la Tierra y el trato que les damos a los animales.

Me interesé sobre el bienestar animal y los efectos devastadores de la cría de animales, cosas en las que no había pensado antes. Yo sabía que comer productos animales nos estaba perjudicando la salud, y luego me di cuenta de que era cruel, pero no sabía que estaba destruyendo nuestro planeta hasta que empecé a leer más sobre los efectos ambientales de la cría de animales. Cuanto más leo, más claramente veo cómo la alimentación íntegramente vegetal podría salvar a nuestro gran y amplio mundo.

Un estudio de la Universidad de Oxford publicado en las *Actas de la Academia Nacional de Ciencias* modeló el impacto en nuestra salud globalmente desde ahora hasta 2050 siguiendo cuatro dietas diferentes: carne abundante, poca carne, vegetariana y vegana (básicamente, alimentación de origen vegetal). El estudio concluyó que si comíamos menos carne, en 2050 se evitarían 5 millones de muertes al año; si fuéramos vegetarianos, la cifra sería de 7 millones; y un cambio al veganismo salva-

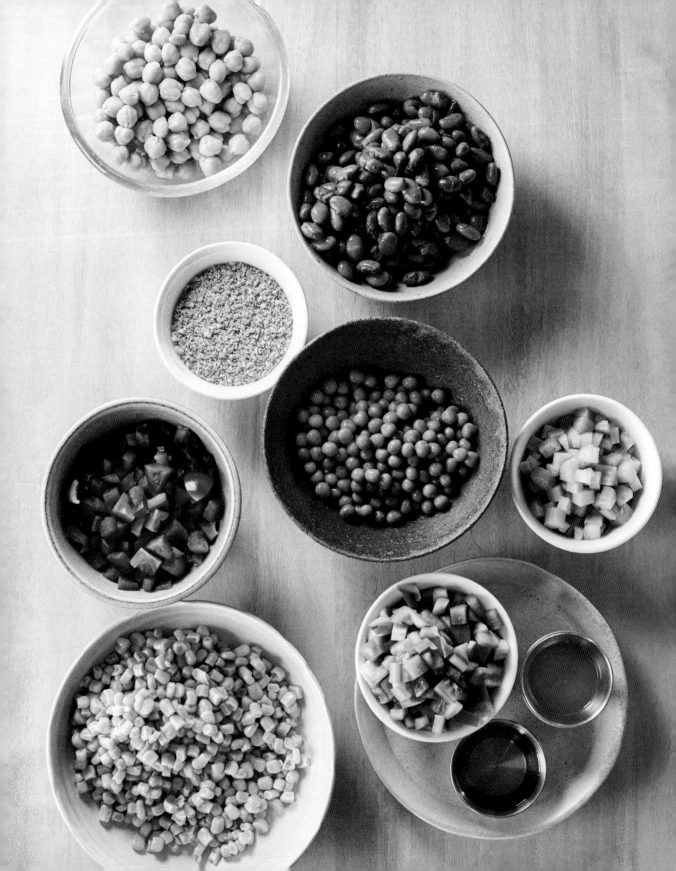

ría 8 millones de vidas al año. Si bien el simple hecho de comer menos carne ayuda mucho, seguir una dieta íntegramente vegetal, sin ningún producto animal, es infinitamente mejor para tu cuerpo y para el mundo en el que vives.

Lo que elegimos comer tiene uno de los mayores impactos en el medio ambiente, más que cualquier otra actividad humana. Comer sólo alimentos de origen vegetal es, ahora estoy convencido, lo mejor que cualquier persona puede hacer para salvar nuestro medio ambiente y nuestros animales.

Un estudio italiano publicado en el *European Journal of Clinical Nutrition,* de 2006, evaluó la influencia ambiental de varios patrones dietéticos combinados con diferentes sistemas de producción de alimentos. Los investigadores examinaron el efecto en el planeta de comer una semana normal. Descubrieron que las dietas de origen vegetal son mejores para el medio ambiente que las basadas en el consumo de carne. Una dieta vegana orgánica tenía el menor impacto ambiental, la huella verde más pequeña. Todas las dietas no vegetarianas requieren cantidades significativamente mayores de recursos ambientales, tales como la tierra y el agua. Pero el alimento más dañino era la carne. La producción de carne requiere hasta 100 calorías de cereales para producir 4 calorías de carne. La creciente evidencia sugiere que cada paso de la producción de carne, desde la alimentación de los animales hasta su procesamiento, agota los recursos y empobrece un medio ambiente ya de por sí frágil.

La cría de animales está causando daños a gran escala. Contribuye, de manera importante, al cambio climático, vertiendo más gases de efecto invernadero que todos los coches, aviones y barcos del mundo. Criar animales para matarlos y consumir su carne libera más de 100 millones de toneladas de gas metano a la atmósfera cada año, y el ganado arroja enormes volúmenes de ello. El metano es un importante contribuyente al calentamiento mundial, es veintitrés veces más potente en la captura de calor que el dióxido de carbono.

El dióxido de carbono es otro peligroso gas que se libera al medio ambiente debido a los actos humanos. El coche medio, si se conduce todo el día, libera 3 kilogramos de dióxido de carbono, mientras que la producción de una hamburguesa libera 75 kilogramos de dióxido de carbono en el aire, lo que significa que comer una hamburguesa causa aproximadamente el mismo daño a la atmósfera que conducir el coche durante tres semanas y media consecutivas.

Según el Fondo para la Defensa del Medio Ambiente, si cada estadounidense se saltara una comida de pollo a la semana y, en cambio, la sustituyera por alimentos de origen vegetal, el ahorro de dióxido de carbono sería igual al de sacar quinientos mil coches fuera de las carreteras de Estados Unidos. ¡Un pequeño cambio de largo recorrido!

El estiércol del ganado también es un problema real. Está lleno de contaminantes, como el óxido nitroso (se considera que es casi trescientas veces más perjudicial para el clima que el dióxido de carbono) y el amoníaco (que contribuye a la lluvia ácida que provoca el deterioro del medio ambiente).

La producción ganadera también contamina el agua. El estiércol, los antibióticos y las hormonas se filtran en el suministro de agua, junto con productos químicos de curtidurías, fertilizantes y plaguicidas utilizados para pulverizar cultivos forrajeros.

Según el Centro de Sostenibilidad y Medio Ambiente Global de la Universidad de Wisconsin, el 40 % de la superficie terrestre de la Tierra se utiliza para la agricultura y el 70 % de las tierras agrícolas se usa para criar animales. Las tierras agrícolas que podrían cultivar cereales y otros cultivos alimentarios humanos también son víctimas de la industria ganadera. Y un tercio de la tierra apta para el cultivo a nivel mundial se utiliza para producir alimentos para los animales. Cuando se permite al ganado sobrepastorear, el resultado es que el suelo se erosiona, convirtiendo la tierra en un desierto.

Comer carne también crea escasez de alimentos. Habría más alimentos disponibles si más personas siguieran una dieta íntegramente vegetal, porque muchos cultivos son para alimentar a animales en lugar de a personas hambrientas.

Muchas personas que renuncian a la carne acaban comiendo más pescado, como yo hice una vez. Sin embargo, comer pescado no evita los problemas del medio ambiente. La sobrepesca está amenazando la existencia de muchas especies de peces. Las prácticas de pesca, como la pesca de arrastre de fondo, causan incalculables daños a las especies que no son su objetivo y destruyen el frágil ecosistema de los fondos marinos. Se denomina minería submarina. La piscicultura contamina ríos y arroyos, dañando los peces salvajes que viven allí. Y según el Worldwatch Institute, se necesitan 5 toneladas de capturas de peces salvajes para alimentar 1 tonelada de salmón de piscifactoría. Es una locura.

También he sabido durante mucho tiempo que la ganadería es un negocio sucio. Como todo el mundo, he visto esas horribles fotos de las condiciones que soportan los animales en las granjas industriales, a pesar del hecho de que son seres inocentes, seres sensibles sometidos a una vida de dolor y sufrimiento.

Si no lo crees, te cuento una historia. Hace algunos años, en Montana, una vaca Angus negra en espera de ejecución, se escapó del matadero saltando una valla de un metro y medio. Luego corrió por las calles durante horas, esquivando policías, oficiales de control de animales, coches, camiones, incluso un tren. Acorralada cerca de un río, el animal asustado saltó a las aguas heladas y logró atravesarlas, hasta que un tranquilizante disparado con una pistola la derribó. Su difícil situación le robó los corazones a los lugareños, que la vitorearon y exigieron su libertad. A la vaca se le puso un nombre, Molly, y se le permitió vivir sus días en una granja cercana, pastando al aire libre.

La mayoría de los mataderos de Estados Unidos matan a más de mil Mollys al día, las ponen en fila, les disparan en la cabeza y, a menudo, las abren por la mitad y las dejan que se desangren mientras todavía están conscientes, un final cruel, terrorífico, lleno de bramidos. Se estima que 1 millón de cerdos mueren cada año por aplastamiento, congelación, deshidratación o enfermedad en su camino hacia los mataderos. Si llegan al matadero, los dejan inconscientes o asfixiados con dióxido de carbono, luego los arrastran usando cadenas o cuerdas alrededor de sus cuellos, hasta que sus gargantas son cortadas para que se desangren. Los pollos se electrocutan antes. Sus cabezas se cortan con una cuchilla giratoria. Otros son asfixiados con dióxido de carbono o se rompen sus cuellos. Horrible, lo sé.

Incluso antes del sacrificio, a los animales se les inyectan hormonas para que crezcan más rápido, tengan más volumen o produzcan más leche en el caso de las vacas lecheras. Todos esos productos químicos se transfieren a los cuerpos de las personas que comen esa carne. Pero nuestros sistemas corporales no pueden asimilar estos productos químicos, por lo tanto, acostarse sin digerir, eventualmente, puede conducir a cánceres y al debilitamiento de nuestro sistema inmunológico. La carne y la leche de estos animales también es tóxica y rechazada por la biología humana.

Es interesante tener en cuenta que, fisiológicamente, nuestros cuerpos están diseñados para comer vegetales y frutas. Nuestros dientes no son puntiagudos y nuestro intestino es mucho más largo que nuestros cuerpos, muy parecido al de los animales herbívoros. Los carnívoros tienen el intestino corto a través del cual la carne pasa fácilmente. Pero los humanos son diferentes. La carne pasa a través de nuestros intestinos mucho más lentamente y es muy pesada de digerir, a veces llega a necesitar 72 horas. Durante ese intervalo, la mayoría se pudre y fermenta en nuestros cuerpos. Los alimentos vegetales, por el contrario, se digieren en unas pocas horas.

En definitiva, no son nuestras prácticas agrícolas las que necesitan cambiar –es nuestra elección de alimentos–. Pienso que todas las personas del mundo desarrollado deberían consumir una dieta íntegramente vegetal por salud y por razones medioambientales. Tenemos que cambiar.

Recuerda que la comida que consumes está conectada con otros seres vivos. Esto nos ayuda a tomar decisiones más compasivas. Al tomar una posición con nuestras opciones de compra, estamos ayudando a cambiar nuestro insostenible sistema alimentario y las prácticas de la industria, porque las empresas responden a la demanda. Las pequeñas cosas importan en tus relaciones personales, las pequeñas cosas importan en tu relación con la Tierra. Tus elec-

ciones crean impactos positivos que repercuten en todo el sistema alimentario e inspiran a las personas de tu alrededor. Cuando cambias tu dieta para ser más compasivo y sostenible, te conviertes en una prueba visible de que cambiar nuestros hábitos alimentarios es factible, saludable y agradable.

TU HUELLA VERDE
Siguiendo la Ley # 12

Para reiterar lo dicho anteriormente: si tú y tu familia seguís al 100 % una dieta de origen vegetal, podéis salvar a doscientos animales al año, según PETA. No sólo eso, sino que puedes dar un paso de gigante hacia la preservación del planeta. Las principales autoridades dicen que si cada persona comiera la misma dieta (incluidos los alimentos de origen animal) como el estadounidense promedio, necesitaríamos 3,74 planetas Tierra para sustentar a la población mundial en 2050.

EL CAMBIO COMIENZA CONTIGO

No puedes pasar un solo día
sin provocar un impacto en
el mundo que te rodea.
Lo que haces marca una
diferencia, y has de decidir
qué tipo de diferencia
quieres marcar.

—JANE GOODALL

ES UNA IRONÍA ATERRADORA: Estamos muriendo demasiado jóvenes de enfermedades cardíacas y cáncer a pesar de que se nos dice que reduzcamos la grasa y comamos más alimentos de origen vegetal. Pero, al mismo tiempo, la agricultura y las industrias alimentarias están alterando el contenido de esos alimentos a peor.

Piensa en la siguiente cadena de hechos: enormes fincas centralizadas de monocultivos, recurriendo a fertilizantes sintéticos para la productividad y a pesticidas para eliminar las plagas. Probablemente han comprado semillas OGM, ya que producen tomates y zanahorias y frutas que tienen un aspecto estupendo, resisten enfermedades y pueden soportar ser transportados al otro lado del mundo −y, por tanto, obtener un beneficio mayor.

Por supuesto, esos fertilizantes ayudan a las plantas, pero no al suelo. La tierra se degrada más, mientras que las plagas se vuelven más resistentes a los pesticidas. Por lo tanto, se deben aplicar más pesticidas, que a su vez destruyen los organismos beneficiosos para el suelo. Es un círculo vicioso.

Todo esto ocurre a expensas de nuestro valioso medio ambiente. Según un estudio publicado en 2016 en *The International Journal of Education and Management Studies:* «El aumento de la utilización de fertilizantes tiene un efecto negativo en el medio ambiente. Conduce a la contaminación del agua, la acidificación del suelo y el agotamiento de los oligoelementos y también degrada, a largo plazo, la fertilidad del suelo».

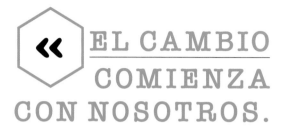

««EL CAMBIO COMIENZA CON NOSOTROS.

Actualmente, tenemos mucha más comida disponible que nunca, pero la mayoría no es comida real —son productos químicos, son alimentos procesados, están llenos de pesticidas—. Son alimentos que no se encuentran en su forma natural, ¿y qué hemos conseguido?

Preguntémonos, *¿qué vamos a hacer al respecto?* Si, habiendo leído hasta aquí, dices: «No puedo hacer nada al respecto», entonces tenemos que hablar. El cambio comienza con nosotros. Si hemos de encontrar las soluciones a estas realidades ambientales, nosotros, como ciudadanos responsables y solidarios que somos, tenemos un papel que desempeñar. Todo lo que hacemos y consumimos como humanos, desde la forma en que vivimos en nuestros hogares a la forma en que comemos, hasta la forma en que actuamos en nuestra vida cotidiana, tiene un impacto en la Tierra. Es importante revisar nuestros estilos de vida para entender donde podríamos estar dañando el planeta —y cómo podemos dejar de hacerlo.

Nuestras elecciones de alimentos son la única acción que puede proporcionarnos una salud mejor para nosotros y nuestro planeta. A diferencia de comprar un coche nuevo o rehabilitar nuestras casas, siempre tendremos que comer, por lo tanto, la dieta es clave en términos de cambio. El camino hacia el bienestar comienza

por tomar decisiones informadas que te ayudarán a comprar, cocinar, comer y sentirte mejor.

Puede ser tan simple como comer menos carne o renunciar a ella por completo. La producción y el procesamiento de la carne tiene la mayor huella ecológica de todas las actividades de consumo. De hecho, la carne y el marisco son dos de los grupos de alimentos de tu plato que más gravan el medio ambiente. La huella de carbono provocada por un consumidor de carne es enorme: 3,3 toneladas por año y por persona. Alrededor de la mitad de esa cantidad se debe al consumo de carne (principalmente carne roja, pero también pollo y pescado). Dejar de consumir productos de origen animal, incluidos los lácteos, puede reducir tu huella a menos de la mitad de esa cantidad, así como liberar valiosos recursos para cultivos de alimentos para el ser humano en lugar de cultivar alimentos para el ganado.

Come alimentos frescos, siempre —alimentos integrales que proceden de cerca del suelo y están llenos de nutrientes—. Haz hincapié en los cereales integrales sin procesar, frijoles, frutas y verduras. Éstos son más económicos, mejores para la salud y menos perjudiciales para el medio ambiente.

Reduce tu presupuesto para la comida. Por un poco de comida que no necesites, se requerirán muchos menos combustibles fósiles, pesticidas, fertilizantes y agua para producirla. En casa, nos gusta planificar muchos de nuestros menús con antelación, haciendo listas de compras y no saliéndonos de ellas, así no hay ninguna compra impulsiva.

Asimismo, date cuenta de la cantidad de comida que desperdicias en un día, una semana, un mes: las verduras que olvidas en el fondo de la nevera, las manzanas que compraste a granel, o los plátanos que se pusieron de color marrón.

La huella verde de tus métodos de cocción: conserva las sobras en recipientes de vidrio en lugar de recipientes de plástico o bolsas de plástico, o haz bulgur en lugar de arroz más a menudo porque se cocina más rápidamente. Además, utiliza baterías de cocina de energía eficiente. Algunos materiales, como el hierro fundido, retienen mejor el calor. Otros, como las sartenes de cobre, alcanzan el punto de cocción más rápidamente con menos energía.

Pon la nevera a una temperatura entre 2,7º y 4,4º para enfriar suficientemente sin desperdiciar electricidad. Prueba la «ebullición pasiva»: el agua hervida tarda mucho tiempo en enfriarse, así que apaga el fuego poco después de que el agua alcance la ebullición, tapa la olla, y deja que el calor residual termine de cocinar los alimentos, sin fuego. Tómate el tiempo de preparar tu propia comida, en lugar de comprar comida rápida; a la larga, obtendrás importantes beneficios para la salud. Éstos son pequeños ajustes en el estilo de vida, pero tienen efectos positivos en nuestras vidas y en el planeta.

Vota por el cambio también con tu dinero. Cuando un número importante de consumidores deja de comprar alimentos poco saludables, las empresas se ven obligadas a escucharles y, con suerte, dejan de producir esos alimentos. Tienes el poder de detener esta locura. Después de todo, estás «votando» al menos tres veces al día.

Esta ley no pretende culpabilizar a nadie, sino ayudarnos a todos a ser más conscientes de nuestras acciones y de las consecuencias que tienen en nuestras vidas y en el planeta. Existen muchas maneras en que podemos ayudar.

Nuestro planeta tiene problemas. Y a pesar del hecho de que nos parece que muchas cosas están más allá de nuestro control, podemos ayudar. Podemos tener en cuenta nuestras acciones y ver cómo impactan en el planeta. Podemos comprar, usar y desechar responsablemente. Podemos salvar nuestras propias vidas y las de aquellos que vienen después de nosotros. Sólo tenemos que hacerlo.

Si la dieta íntegramente vegetal nos hace sentir mejor cada día, al mismo tiempo que reduce o minimiza el hambre mundial y el calentamiento global, ¿por qué no adoptarla?

Cada uno de nosotros, sin importar las circunstancias personales, tiene una responsabilidad. No se trata sólo de hacer «una buena acción». Es una decisión sobre el estilo de vida que debe tomarse e implementarse todos los días si todos y cada uno de nosotros queremos reducir nuestro impacto en el planeta.

No te relajes y mira nuestro hermoso planeta y sus personas sufriendo —haz algo para marcar una diferencia, no sólo por un día, sino de por vida.

TU HUELLA VERDE
Siguiendo la Ley # 13

Puedes reducir tu huella de carbono enormemente evitando productos animales y alimentos procesados y sustituyéndolos por verduras y frutas. Un individuo que hace eso genera sólo 1,1 toneladas de dióxido de carbono anualmente, en comparación con las 2,8 toneladas de dióxido de carbono producido anualmente por una persona que come carne a diario. ¡Hacer cambios mínimos en tu día puede marcar una gran diferencia!

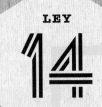

LEY

14

EL MEJOR PUNTO DE PARTIDA

ES HOY MISMO

> Somos lo que hacemos repetidamente. La excelencia, pues, no es un acto, sino un hábito.
>
> —ARISTÓTELES

DECIMOS MUY A MENUDO: «Mañana empezaré esa nueva dieta» o «La próxima semana pondré mi corazón y mi alma en forma». ¡Pero, cuando decimos esas cosas, estamos descontando hoy!

La verdad es que el día más importante que experimentarás es hoy. Hacer de hoy el mejor día, el más productivo y más saludable, sin importar cuáles sean tus circunstancias, es la clave de tu éxito tanto como cuando empieces tu viaje conmigo a la alimentación íntegramente vegetal. ¿No es mejor empezar ahora mismo?

¡Claro! Pero ¿por dónde empiezas?

Primero, decide que la próxima vez que te pongas comida en la boca sea cuando comiences tu nuevo estilo de vida. Después, sigue incorporando uno o dos cambios saludables a la vez de forma gradual, y no te centres en los alimentos que vas abandonando.

ALGUNAS SUGERENCIAS PARA AYUDARTE A EMPEZAR HOY MISMO:

// Toma un tazón de avena con fruta fresca o deshidratada en el desayuno.

// Añade vegetales como la lechuga, los tomates, el pepino y germinados a tus bocadillos. Utiliza para untar humus o puré de aguacate en lugar de mayonesa.

// Selecciona un montón de verduras en el bufé de ensaladas del restaurante.

// Ten en la nevera verduras y frutas cortadas para un tentempié rápido.

// Tentempiés de frutos secos o semillas.

// Disfruta de una pizza vegetariana hecha con queso vegano.

// Saltea las verduras y mézclalas con arroz integral o quinoa.

// Utiliza «huevos de lino» en la cocción. (*Véase* la página 176 para las instrucciones).

// Añade frijoles y verduras a tus guisos y sopas.

// Prueba recetas veganas.

ESTO ES LO QUE VA A PASAR: Descubrirás que disfrutas de los alimentos vegetales y que te satisfacen, y empezarás a perder el gusto por algunos de los alimentos de origen animal que solías comer. Si, como a los niños, no te gustan las verduras, piensa que las papilas gustativas cambian. Inténtalo de nuevo. Tal vez tengas que prepararlas de otra manera. A algu-

nas personas no les gustan las verduras que sus madres solían hervir en exceso, pero les encantan crudas y crujientes. Pruébalas crudas o al vapor o a la plancha. Si todavía no te gusta una verdura o fruta en particular, no pasa nada, prueba con otra. Hay suficientes para satisfacer todos los gustos.

Empieza hoy, continúa mañana y toma impulso, al día siguiente cambiará tu vida. En pocas palabras, si quieres ganar tienes que empezar.

PIENSA QUE PUEDES CAMBIAR TU VIDA Y TU SALUD

Una de las maravillas del ser humano es que posee la herramienta más increíble para el cambio personal: la mente. La mente puede ayudarte a transformar la enfermedad en salud y el fracaso en éxito −si se utiliza en la forma en que fue diseñada para ser utilizada−. ¿Puedes? La mayoría de nosotros no podemos; nos centramos en las cosas malas de la vida que no queremos. Nos centramos más en la enfermedad que en la salud, o más en estar gordo que en estar delgado y en forma. Esto tiende a poner las probabilidades en nuestra contra. En la mayoría de los casos, centrarse en lo que no quieres lo atrae más y sirve para desmotivarte. Te lleva a una mentalidad tipo «hoy no vale mucho la pena y mañana tampoco pinta bien».

La clave para tener éxito mañana es empezar a pensar hoy como una persona sana, exitosa. Y sí, la gente exitosa realmente tiene una mentalidad diferente. A diferencia de los indecisos e incrédulos, la gente exitosa tiene poco o nada de negatividad en su mente y, cuando les viene, paran rápidamente. Sé consciente de tu diálogo interno y envíate mensajes positivos de aliento y elogios.

PUEDES VOLVER A ENTRENAR TU MENTE SUBCONSCIENTE DICIÉNDOLE EN QUÉ CREER. Repite afirmaciones positivas diariamente para ti mismo, en tu mente o incluso en voz alta. Crea tus propias afirmaciones, dependiendo de en qué área de tu vida sientes que necesitas más confianza en ti mismo. Aquí tienes un ejemplo:

> Soy una persona segura de sí misma con la capacidad de cuidar de mí misma.
>
> Respeto mi cuerpo y mi salud, por lo que me alimentaré de comida que, a su vez, me quiera.
>
> Controlo mis elecciones de alimentos y tomo elecciones saludables.

Reprograma tu mente y comienza a reforzar tu autoestima diariamente. ¡Te sorprenderás de los resultados!

SÉ COHERENTE

A menudo es la pura coherencia la que tira de los ganadores muy por delante del resto. Algunos llaman a la gente exitosa «afortunada», pero las personas exitosas, en su mayoría, te dirán que no, que fue su coherencia la que les puso en el lugar adecuado en el momento adecuado y les permitió aprovecharse de la buena suerte que aconteció en el camino. Cuanto más coherente seas, mejores serán tus resultados. Si sigues una dieta perfecta el lunes y una dieta perfecta los siguientes días, estarás listo para comenzar de nuevo el próximo lunes. Programa muchos pequeños triunfos en tu día a día. Esos pequeños triunfos son el combustible que acelerará el motor del éxito.

NO LO DEJES PARA MAÑANA

«Sé que debería hacer algunos cambios» es una frase que escucho muy a menudo, pero cuando esta afirmación no se convierte en realidad recuerdo lo importante que es este tema. ¿No te has preguntado alguna vez qué pasa con esa persona con sobrepeso que dice: «Necesito adelgazar» y luego se da un atracón de alimentos azucarados, o el fumador que dice: «Sé que debería dejar de fumar», y luego se enciende otro cigarrillo?

No puedo pretender saber exactamente lo que esta gente está pensando, pero creo que lo que dicen que saben y lo que creen no es lo mismo. Hay un montón de advertencias sobre los riesgos para la salud de un estilo de vida poco saludable. Pero, por alguna razón, para muchas personas, conocer los comportamientos de riesgo no es suficiente para que abandonen sus malos hábitos. Creo que la razón principal es que la gente no piensa que esos riesgos se aplican a ellos. Piensa en el ejemplo de una estufa encendida. ¿Cuánto tiempo te lleva aprender que si colocas tu mano encima, te quemarás? No mucho. Y una vez que te has quemado, no lo volverás a hacer. La experiencia personal facilita la progresión del conocimiento a la creencia, que resulta en un cambio de comportamiento.

No tienes que quemarte para progresar de conocedor a creyente. Todo lo que necesitas hacer es personalizar la causa y el efecto de los malos hábitos que te han advertido. Haz un «avance rápido» en tu mente hasta que un momento en que las consecuencias de tus malos hábitos actuales finalmente te alcanzan. Hazlo muy vívido. Siente la dificultad de respirar, la falta de energía, los signos de envejecer antes de tiempo, la obesidad progresiva. A continuación presiona «pausa». Pregúntate a ti mismo cómo reaccionarías ante ese diagnóstico preocupante si fuera verdad.

Si deseas poder volver y hacer las cosas de manera diferente, entonces, te insto a cambiar hoy mismo. De hecho, cuanto antes empieces, mejor será tu vida y tu salud.

Es sorprendente la cantidad de personas que cambian a una dieta íntegramente vegetal y comienzan a hacer ejercicio cuando creen que les ayudará a salir del conflicto en el que se encuentran. Al comenzar temprano, no sólo aumentas las probabilidades de éxito, sino que también tendrás más opciones más adelante en la vida. Y para aquellos de vosotros que estáis en los cincuenta o más, no os preocupéis. Nunca es demasiado tarde para empezar a recuperar el tiempo perdido y mejorar la salud.

De hecho, esto le pasó a una colega mía en la industria de la dieta y el *fitness*, Susan. Era de mediana edad y había creado muchas dietas populares —tal vez incluso has seguido alguna de ellas—. Durante muchos años, Susan tuvo la presión arterial alta y se medicaba. A pesar de su experiencia en nutrición y de seguir una dieta básicamente correcta, aunque a base de carne, nunca, nunca, había intentado o considerado seguir una dieta 100 % vegetal. Nos sentamos y discutimos sobre eso. Le presenté estudios y le conté historias milagrosas de cómo seguir una dieta íntegramente vegetal revierte las enfermedades cardíacas y aumenta la longevidad.

Susan compartió conmigo que había empezado recientemente una prometedora nueva relación con un hombre que una vez había sufrido una operación a corazón abierto. Estaban planeando vivir juntos, así que Susan se tomó como un juego seguir una dieta 100 % vegetal para ayudarla a ella y a su nuevo prometido a vivir felices para siempre, y durante mucho tiempo.

Tres días después de haber eliminado los alimentos de origen animal de su dieta, la presión arterial de Susan pasó de un promedio de 140/90 a 118/75 —lo que no me sorprendió porque veo esto todo el tiempo–. La presión arterial saludable óptima es de 120 o menos sobre 80 o menos, según la Asociación Americana del Corazón.

Susan se sintió muy feliz al ver esos resultados, pero incluso más feliz con otra cosa: la energía ilimitada que sentía al despertarse por la mañana. «Durante la mayor parte de los últimos quince años, he tenido que arrastrarme fuera de la cama», decía. «Ahora salto de la cama y estoy impaciente por disfrutar del día».

Me alegré mucho al oír eso, pero, de nuevo, no me sorprendió del todo. Siempre le comento a la gente la energía que obtendrán de la alimentación basada en las plantas, y la experiencia de Susan es una prueba viviente. En cuanto a su prometido, perdió cinco kilos y medio los primeros diez días de comer alimentos de origen vegetal y, ahora, se siente físicamente más fuerte y más enérgico que nunca. Por esas fechas tenía una revisión y un examen de cardiología iy aprobó ambos con sobresaliente!

Ahora, comprometida con la vida basada en las plantas de por vida, Susan es claramente un modelo a seguir para aquellos que quiere. Lo que aún no sabes es lo bien que te sentirá ser un modelo a seguir para aquellos que vendrán siguiendo este camino detrás de ti. Cuando empieces a dar los pasos de hoy que aseguran el éxito de mañana, inspirarás a amigos, familiares e, incluso, a extraños a hacer lo mismo.

TU HUELLA VERDE
Siguiendo la Ley # 14

No dejes para mañana lo que puedas hacer hoy. Según un artículo publicado en 2017 por el Dr. Joel Kahn en su web, drjoelkahn.com, un mes después de convertirte en vegano, evitarás la muerte de 33 animales, el uso de 125 000 litros de agua para la producción de alimentos de origen animal, la destrucción de 84 metros cuadrados de bosque, la creación de 275 kilos de CO_2 y el uso de 545 kilos de cereales para alimentar a animales en lugar de a poblaciones muertas de hambre.

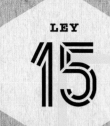

LEY

15

LA PERFECCIÓN PUEDE SER ENEMIGA DEL PROGRESO

> *Un objetivo no siempre está destinado a ser alcanzado; a menudo sirve simplemente como algo hacia donde apuntar.*
>
> **—BRUCE LEE**

COMO ENTRENADOR PERSONAL, fisiólogo del ejercicio y atleta, creo en predicar con el ejemplo. Mejoré en esto después de darme cuenta de que tenía que enseñar a otros a aspirar al progreso, no a la perfección. El verdadero éxito es el progreso hacia metas que te importan.

¿Alguna vez has visto una película con tu estrella favorita de Hollywood, cuyo cuerpo se ve musculoso e increíble? Tal vez te dijiste a ti mismo que quieres estar así −y despertarte al día siguiente, dispuesto para hacerlo posible−. Pero unos días después, dejas de ir al gimnasio, comes una galleta o tomas una pizza y una cerveza. No seguiste tu plan al pie de la letra, así que tiras la toalla.

Una galleta no te hará engordar 45 kilos. Un donut no te hace obeso mórbido. Y un día perdido en el gimnasio no te impedirá alcanzar tus objetivos. Los estadounidenses tienen esa actitud de que «si no puedo hacerlo al 100 %, no tiene sentido». Eso es contraproducente.

Te gusta el chocolate. Tal vez estés enganchado al chocolate. Para ti, un día sin una porción de esa materia oscura simplemente no está completo. Sin embargo, dado que quieres comenzar una dieta más saludable, has reducido tus raciones de chocolate a unas pocas a la semana. Ése es un ejemplo perfecto de progreso, pero no la perfección. Y es algo bueno: si lo que quieres es la perfección dietética, siento pinchar tu burbuja: la decepción y el fracaso seguirán. Ambos pueden conducir a la autocrítica, poniendo tu mente en tu contra.

¡La vida real no es perfecta!

No me sorprende que el perfeccionismo esté asociado con numerosos problemas de salud, incluyendo niveles de ansiedad más altos, depresión y trastornos alimentarios. Pero aquí hay algo que da miedo: en un artículo de 2009 publicado en el *Journal of Health Psychology*, los investigadores llevaron a cabo un estudio sobre si los perfeccionistas eran más propensos a morir prematuramente que las personas sin ese rasgo de la personalidad. Participaron 450 individuos durante un período de seis años y medio. Al final del estudio, sus descubrimientos demostraron que el riesgo de muerte fue significativamente mayor en los que tenían una puntación más alta con respecto al perfeccionismo en comparación con los que tenían una puntuación baja. Además, el riesgo de muerte fue significativamente menor en los que tenían la puntuación máxima en conciencia (orientados a objetivos), extraversión (cuán extrovertida y social es una persona) y optimismo. Conclusión: ¡el perfeccionismo es malo para la salud!

Tal vez te estés preguntando si adoptar una dieta 100 % vegetal tiene que significar llevarla hasta sus últimas consecuencias (¿o debería decir hasta «todo el brócoli»?), sustituyendo todos los alimentos de origen animal de inmediato −o si puedes ser flexible durante la transición−. ¡Claro que puedes! Puedes hacer cualquier cambio en la dieta con el que te sientas comprometido, en cualquier orden y en el período de tiempo que tenga sentido para ti, con el objetivo de llegar a vivir una vida 100 % a base de plantas.

Recuerda lo que subrayé desde el principio: no tienes que cambiar cada elemento de tu dieta. Empieza con un cambio, por ejemplo, las cenas sin carne y tómalo como base. El progreso puede ser muy gradual −y la estructura revolucionaria de los tres niveles que esbozo en la

parte 2 puede ayudarte en tu recorrido−. Siempre digo esto a la gente que quiere saltar de la A a la Z, pero se olvidan de la B, la C, la D y de todos los micropasos que hay entre ellas. Establece el objetivo de aumentar el número de alimentos de origen vegetal que comerás en las próximas tres semanas, por ejemplo. Podrías probar un desayuno de avena con leche de almendras fría cubierta de frutos secos crudos, semillas de girasol y arándanos frescos. La comida del mediodía puede ser un cuenco de quinoa con lentejas, semillas y germinados o un boniato con verduras y frijoles. La cena puede consistir en tacos de nueces o un curry vegetariano o una ensalada vegetariana con tahini.

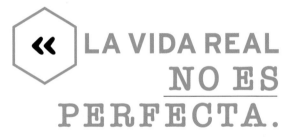

LA VIDA REAL NO ES PERFECTA.

En el proceso, descubrirás que es bastante fácil adoptar una dieta íntegramente vegetal al tiempo que aprendes a querer los alimentos que, a su vez, te quieren (Ley # 9). Y sólo tienes que seguir pensando, «¡Progreso, no perfección!».

Un ejemplo de esto es Soledad. Al principio, era una «adicta a la perfección».

Le gustaba comparar su figura con la de las estrellas y las modelos cuya imagen era perfecta −un hábito que sólo le condujo a una mayor insatisfacción con su propio cuerpo−. Comenzó un programa de *fitness*, luego paró porque acabó sintiéndose peor con ella misma. Como perfeccionista, se aseguró de que nunca estaría satisfecha con lo que era.

Cuando empezó a trabajar conmigo, Soledad decidió que esta vez sería diferente. Se centraría en los objetivos diarios en lugar de en la perfección. Si tenía un mal día o perdía una sesión de gimnasio, celebraría lo que hizo bien, no se desanimaría por lo que no hizo. Cuando las cosas salían mal, se daba una palmadita en la espalda por el progreso que ya había hecho. Se centró en que el avance conseguido era tan importante como la distancia que aún tenía que recorrer. Sencillamente, volvería a su plan al día siguiente o tan pronto como le fuera posible.

Poco a poco, Soledad comenzó a ver el progreso, lo que alimentó aún más el progreso. En poco tiempo, alcanzó la mejor forma física de su vida e incluso comenzó a competir en carreras de 5 kilómetros. Logró lo que nunca había sido capaz de hacer antes simplemente haciendo lo que nunca había hecho antes: centrándose en el progreso, no en la perfección.

El *fitness* y la nutrición no es un juego de «perfectos». Tratar de ser perfecto puede mantenerte probando métodos nuevos, y no demostrados, para alcanzar tus metas. Desear la perfección está bien, pero esperarla es poco realista. Esfuérzate por una acción audaz y resuelta en la dirección de tus objetivos y planea hacer ajustes a medida que avanzas. Renuncia a tus expectativas poco realistas de perfección y tus resultados comenzarán a fluir.

Creo firmemente que el seguimiento de tu progreso es importante. Establece objetivos de comportamiento específicos y monitorea tu progreso. Por ejemplo, si tu objetivo es perder 9 kilos en unos meses, mira los marcadores de progreso incorporados, tales como comer sano cada día, hacer ejercicio varias veces a la semana, perder sólo alrededor de un kilo a la semana, y así sucesivamente.

Cada vez que siento que no estoy haciendo algo perfectamente, me acuerdo del consejo que me dieron una vez: la vida saludable es un viaje, no un destino. Asimismo, recuerdo que cada día tenemos la oportunidad de hacer algo bueno por uno mismo.

TU HUELLA VERDE
Siguiendo la Ley # 15

Harás progresos graduales, pero muy impactantes. Según la *Earth Daily Network,* estos pequeños cambios en el transcurso de un año pueden tener grandes resultados:

// Comer una hamburguesa de ternera menos a la semana es el equivalente a sacar tu coche de la carretera más de 500 kilómetros.

// Dejar de comer carne y queso un día a la semana es el equivalente de sacar tu coche de la carretera durante cinco semanas.

// Saltarse un bistec una vez a la semana es el equivalente a sacar el coche de la carretera durante casi tres meses.

// Y si todos los estadounidenses no comieran carne ni queso un día a la semana, esa acción tendría el mismo efecto que no conducir 146 450 304 000 kilómetros o sacar 7,6 millones de coches fuera de la carretera.

ESCUCHA TU CUERPO

> # Cada paciente trae dentro de sí a su propio médico.
>
> ## —NORMAN COUSINS

JANE NO SE HABÍA SENTIDO BIEN DURANTE AÑOS, y no sabía por qué. Cuando en su revisión médica anual encontraron que su presión arterial era alta, su médico le prescribió no uno, sino tres medicamentos antihipertensivos. Jane, escrupulosamente, tomó todos los medicamentos que su médico le había recomendado. Pero no le estaban haciendo bien. De hecho, comenzó a sentirse peor. Su presión arterial bajó, pero comenzaron a sonar las alarmas. Estaba lidiando con todo tipo de efectos secundarios —fatiga, mareos, dolores de cabeza, tos seca y problemas de memoria— presumiblemente a causa de los medicamentos.

Éste era su estado de salud cuando nos conocimos. Jane estaba convencida de que la medicina convencional le había fallado. Estaba desesperada por hacer algo, porque entendía las estadísticas alarmantes: si sufres de hipertensión incontrolada, el riesgo de sufrir un ataque al corazón es un 300 % más alto que el de alguien con la presión sanguínea normal. El riesgo de sufrir un derrame cerebral es un 700 % mayor. Además, estás en la zona de peligro de desarrollar una enfermedad renal, ceguera o la enfermedad de Alzheimer.

Aunque los médicos suelen prescribir medicamentos como primera línea de tratamiento para la hipertensión, el hecho es que para el 80 % de los pacientes cuya presión arterial se clasifica de leve a moderada, los medicamentos no son necesariamente la mejor respuesta. En el caso de Jane, como en otras personas hipertensas, había otro camino para controlar su presión sanguínea: comer más alimentos de origen vegetal y hacer más ejercicio. En un estudio de referencia titulado «Enfoques dietéticos para detener la hipertensión (DASH)», los investigadores descubrieron que una dieta baja en grasas que incluye frutas, verduras y alimentos bajos en grasas saturadas podría disminuir la presión sanguínea tan eficazmente como los medicamentos. ¡Imagina el número de vidas que podrían salvarse con un simple cambio de estilo de vida!

La dieta que le recomendé a Jane era similar a la dieta DASH, pero con un mayor énfasis en los alimentos de origen vegetal. De hecho, le aconsejé cambiar a una dieta 100 % de alimentos de origen integrales basados en plantas y trabajar con su médico mientras la hacía para comprobar sus síntomas y su progreso.

Jane comenzó a hacer algunos de estos cambios en la dieta. A la semana de llevar una dieta íntegramente vegetal y de hacer 45 minutos diarios de caminata rápida, dejó de tomar dos de los tres medicamentos para la hipertensión porque su presión sanguínea había disminuido espectacularmente. Unos meses después, fue a hacerse un chequeo. Su cardiólogo no podía creer lo que estaba viendo: su presión arterial se había normalizado completamente y procedió a quitarle el tercer medicamento. Jane continúa controlando su presión arterial sobre una base regular y permanece dentro de los valores normales. Continúa haciendo ejercicio y siguiendo una dieta íntegramente vegetal.

Jane es un buen ejemplo de alguien que practica la Ley # 16: «Escucha tu cuerpo». Nadie conoce tu cuerpo tan bien como tú, así que no ignores los síntomas anormales, incluso si provienen de tomar medicamentos destinados a ayudarte.

Nuestros cuerpos están maravillosamente diseñados con el sistema de alarma incorporado más sofisticado para alertarnos de posibles daños antes de que empeoren. Si se dispara una alarma de incendios en un edificio o los detectores de humo en tu casa, ¿qué haces?

Podrías encontrar una manera de apagar la alarma rápidamente sin ninguna preocupación sobre un posible incendio. O podrías intentar averiguar qué causó que la alarma se disparara y luego abordar el problema.

Los síntomas son como esas alarmas. Son la forma que tiene tu cuerpo de captar tu atención para que puedas responder a lo que te esté pasando. Los síntomas son importantes, pero sólo si nos dirigimos a sus causas subyacentes. El problema es que la medicina tiende a tratar sólo los síntomas resultantes de la enfermedad o de su aparición en el cuerpo, no la enfermedad en sí. ¿Poca energía? No hay problema: bebe mucha cafeína. ¿No puedes dormir? No hay problema: aquí tienes el medicamento prescrito para dormir. ¿Problemas de erección?: toma esta pastillita para eso también. ¿Te sientes deprimido?: aquí tienes un antidepresivo. Entiendes la idea. Ninguna afección o enfermedad se puede curar parcheando los síntomas y no tratando las causas subyacentes de la propia enfermedad. Sin embargo, nuestra sociedad ha edificado una enorme industria multimillonaria alrededor de silenciar estas alarmas.

A veces, como individuos, ignoramos estas alarmas en su conjunto. Oí una historia hace años que pone este tema en perspectiva y quiero compartirla contigo. Cada año, un agricultor plantaba y araba alrededor de una gran roca en su campo. Con el tiempo, su experiencia con las rocas le había enseñado que son obstáculos difíciles de eliminar. Incluso después de romper varios arados, siguió trabajando alrededor de ella. Se acostumbró bastante a encontrar este obstáculo en su campo.

Un día, después de romper otro arado con la roca, recordó todos los problemas que le había causado a lo largo de los años. Ahí es cuando finalmente decidió tomar medidas. Colocó una

SEÑALES DE ADVERTENCIA DE
QUE ALGO PUEDE SER PERJUDICIAL

¿Cómo sabemos cuándo algo es realmente perjudicial para nuestra salud? Por lo general, cuando tenemos señales y síntomas importantes. Si notas síntomas como los que figuran en la siguiente lista, consulta a tu médico.

PÉRDIDA DE PESO INVOLUNTARIA

CAMBIOS EN LOS LUNARES

RONQUIDOS

VIAJES MÁS FRECUENTES AL BAÑO

ENCÍAS INFLAMADAS

FATIGA INTENSA

DOLOR AGUDO EN CUALQUIER PARTE DEL CUERPO

TOS PERSISTENTE

CAMBIO EN LOS HÁBITOS INTESTINALES SIN RAZÓN APARENTE

CAMBIOS EN LA ESCRITURA A MANO

INCAPACIDAD PARA RECORDAR NOMBRES DE OBJETOS O PERSONAS

HEMATOMAS INEXPLICABLES

IMPOTENCIA

DIFICULTAD PARA RESPIRAR

DEPRESIÓN O ANSIEDAD QUE NO MEJORA

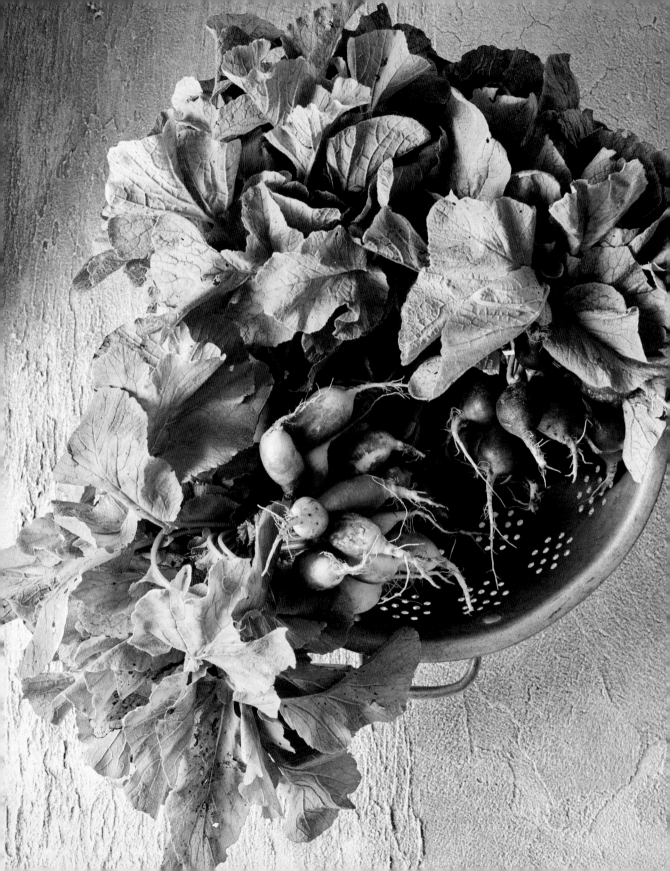

palanca bajo la roca y comenzó a levantarla. Para su sorpresa, la roca era ligera. Una vez fuera de la tierra, podría romperse fácilmente con un martillo.

Arrastrando los trozos machacados, recordó todos los problemas que la roca le había causado y lo fácil que hubiera sido deshacerse de ella antes. Cuando la roca desapareció, el trabajo de su vida fue mucho más fácil.

Como el agricultor de esta historia, cuando tenemos piedras de mala salud que nos causan problemas en nuestras vidas cotidianas, a menudo no queremos parar y tomarnos el tiempo para tratar con ellos de inmediato. Tomamos el camino más fácil, en lugar del camino «más difícil», el correcto. Ignoramos o no reconocemos las señales de advertencia en nosotros mismos. Al igual que el agricultor, «aramos» alrededor de ellos o nos decimos que nos encargaremos de ellos más tarde. Si el obstáculo sigue apareciendo más y más, es mejor que nos tomemos el tiempo de arreglarlo bien y acabar con él. Si seguimos dando vueltas una y otra vez, es mejor que nos paremos y nos preguntemos, ¿el costo para mi salud vale la pena?

Tienes el poder de decidir cuál es tu experiencia y cuál no. Cada minuto de cada día, eliges prestar atención a algunas cosas e ignorar, pasar por alto u olvidar otras. En qué eliges centrarte se convierte en parte de tu vida y el resto se deja de lado. Puede que estés enfermo, por ejemplo. Puedes pasar la mayor parte de tus días ignorando la enfermedad o puedes pasar tus días centrándote sobre maneras de mejorar tu salud abordando, en primer lugar, cuál es la causa de los síntomas. Al entender lo que realmente está pasando dentro y haciendo algo al respecto, se puede lograr una mejor salud física y emocional.

Nuestros cuerpos son sinceros y honestos. Nos envían una serie de llamadas de atención.

Cómo respondes a estas llamadas de atención afecta su poder para el resto de tu vida.

Así que, por favor, no lo aplaces. Si estás posponiendo un chequeo médico para entender tus síntomas porque «no tienes tiempo», míralo de esta manera: un par de visitas al médico para averiguar la fuente del problema evitará mucho más tiempo en consultorios médicos más adelante. Y, en muchos casos, los cambios en el estilo de vida y los hábitos funcionan mejor. Al final, realmente, se trata de prestar atención al cuerpo y responder a sus llamadas. Escucha a tu cuerpo, porque trata de decirte algo.

TU HUELLA VERDE
Siguiendo la Ley # 16

Aprovecha el poder de la detección temprana, lo que significa encontrar y diagnosticar una enfermedad lo antes posible antes de esperar a que se produzcan los síntomas. Por esta razón, las revisiones regulares y los autoexámenes son tan importantes. Cuanto antes se detecte, mayores son las posibilidades de curar la afección o la enfermedad. Tomemos el caso del cáncer, por ejemplo. Las autoridades del cáncer sugieren que el 80 % de todos los cánceres detectados en una etapa temprana pueden curarse, a excepción del cáncer de pulmón, páncreas y el glioblastoma multiforme (un cáncer del cerebro de crecimiento rápido), en el que sólo entre el 50 y el 60 % de los casos se pueden curar.

LEY

17

CÉNTRATE EN LO QUE PUEDES COMER,

NO EN LO QUE NO PUEDES

> Si tengo la creencia de
> que puedo hacerlo,
> seguramente adquiriré
> la capacidad de hacerlo
> aunque no la tenga al
> principio.
>
> **—MAHATMA GANDHI**

CUANDO TE COMPROMETES A CAMBIAR TU DIETA, es emocionante al principio. Pero, a menudo, caes en la trampa de pensar en todos los alimentos que no puedes o no deberías tener, que no son saludables ni seguros para comer, y es fácil sentirse desanimado. Luego, desarrollas una actitud poco saludable hacia los alimentos. La comida se convierte en un enemigo y cada día se convierte en una batalla. En lugar de comer cuando realmente tienes hambre y mantenerte con una buena salud, comes por aburrimiento, soledad o depresión, o para consolarte. Todo el mundo hace esto hasta cierto punto. Sinceramente, la comida es tu amiga, así que elige alimentos que te hagan sentir fantástico y complementen tu estilo de vida.

La esencia de esta ley es cambiar tu actitud hacia la comida, de negativa a positiva. No te sientas culpable por comer algo que te guste. (Recuerda, ¡una galleta no va a hacer que engordes!) No te estreses por todos los alimentos que no puedes comer. No te sientas privado. Esto es lo que sugiero.

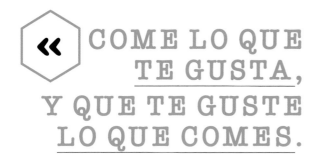

COME LO QUE TE GUSTA, Y QUE TE GUSTE LO QUE COMES.

COME PARA NUTRIRTE

«Comer o no comer» no es la pregunta. «¿Comer un sándwich vegetariano o una hamburguesa doble con queso y patatas fritas?» es una buena pregunta. La disyuntiva es entre la avena y un donut de mermelada para el desayuno −en cuyo caso, piensa primero en la nutrición−. Después de que hayas obtenido tus proteínas vegetales, fruta, verduras, cereales integrales y mucha agua, tu azúcar en la sangre será más estable y no te sentirás fisiológicamente hambriento. Pero no te atragantes con comida que odias, incluso si es nutritiva. Busca buenas alternativas. Si no soportas el brócoli, come otras verduras y frutas, y recuerda que puedes probar un nuevo alimento numerosas veces antes de que te guste. Además, los estudios han demostrado que la mayoría de la gente puede cambiar sus preferencias alimentarias, así que date un tiempo para adaptarte a sabores y texturas nuevas.

CREA VARIEDAD

Sí, quiero que comas más verduras. Pero necesitamos ir más allá de la lechuga iceberg, el apio, los pepinos y las zanahorias. Es fácil entrar en una rutina comiendo las mismas cosas una y otra vez. Un menú de verduras monótono te llevará rápidamente a más comida que engorde. (Lo sé, yo también he pasado por ahí).

Existe una gran variedad de alimentos saludables de origen vegetal que se pueden añadir a tu menú, así que experimenta un poco. Algunas sugerencias coloridas de la cocina de mi familia incluyen pimientos amarillos y naranjas, col morada, espinacas, remolacha, rúcula, berenjena, arándanos, calabaza amarilla, ciruelas y cerezas.

Prueba también recetas nuevas. En mi casa, los fines de semana, toda mi familia se reúne y elaboramos recetas nuevas. ¿Pastel crudivegano? Lo logramos. ¿Tacos de nueces? Inténtalo. ¿Frijoles españoles con boniatos? Delicioso y, ahora, uno de los platos favoritos de la familia.

De niño, tuve la suerte de estar constantemente expuesto a diferentes alimentos, una experiencia que nunca he olvidado y algo que quiero que mis hijos también experimenten. Me dejó con una actitud aventurera, de entusiasmo y curiosidad hacia la comida que he conservado toda mi vida.

También ayuda que mi esposa, Marilyn, es una cocinera maravillosa, por lo que nuestros cuatro hijos han desarrollado una apreciación de lo buenos que pueden ser los alimentos de origen vegetal. El entusiasmo de mi familia por descubrir nuevos alimentos para degustar y nuevas recetas para probar es la base para un montón de cosas maravillosas: buena salud, buenos hábitos y buenos momentos juntos.

Permíteme añadir que tu báscula te agradecerá llenar tu plato con una variedad de plantas. Un estudio de seis meses dirigido por investigadores de la Universidad Estatal de Pensilvania demostró que las personas que llenaban sus platos de productos de origen vegetal ingirieron, de promedio, hasta 511 calorías menos cada día, en comparación con los que consumieron menos fruta y verduras. Así que no tengas miedo de probar nuevos alimentos y experimentar en la cocina.

ABANDONA LOS ALIMENTOS PROCESADOS

Es realmente importante para la salud no comer alimentos procesados, incluso si éstos son vegetales, como las patatas fritas. Cuando los alimentos se procesan, la fibra se elimina para que puedas consumir más y más rápido, lo que significa que es más fácil comer en exceso. Sólo porque la pasta comenzó como una planta no significa que si comes tres raciones perderás peso. Es todo lo contrario.

No te sientas mal por deshacerte de todos los alimentos procesados poco saludables que abarrotan tu cocina. La verdadera alimentación a base de plantas consiste en elegir entre muchos alimentos, en lugar de pasar todo el día pensando en lo que no puedes comer.

¿Qué tipo de alimentos procesados hay en tu cocina en estos momentos? Abre la despensa y la nevera y empieza a leer las etiquetas.

EVITA LOS AZÚCARES AÑADIDOS

Este aditivo está en todas partes y es difícil de evitar, incluso cuando eres consciente de ello. Los azúcares añadidos vienen disfrazados bajo nombres como jarabe de maíz rico en fructosa, azúcar de maíz, glucosa, fructosa, sacarosa, maltosa, miel, melaza, miel de caña, concentrado de fruta, dextrosa... Para completar esta lista de azúcares añadidos haría falta mucho tiempo. Si ves alguna de estas palabras en una etiqueta, ¡no compres ese alimento! (Para más información sobre los diferentes nombres del azúcar añadido, consulta la lista de USDA en choosemyplate.gov/what-are-added-sugars).

Los alimentos comunes contienen masas de azúcar: salsas de tomate, aderezos para ensaladas, ponches, mantequilla de cacahuete, *pretzels* y muchos bocadillos. Una vez revisé una hogaza de pan integral en rebanadas y vi que contenía 1,6 gramos de azúcar añadido por rebanada, eso es casi ½ cucharadita.

ABANDONA LOS EDULCORANTES ARTIFICIALES

Refrescos *light*, caramelos *light*, todo lo *light*. Comer plantas tiene que ver con comer alimentos naturales, no alimentos creados artificialmente.

Al leer las etiquetas, busca estos nombres y marcas de los edulcorantes artificiales para evitar los alimentos que los contienen:

Acesulfamo de potasio: Sunnett, Sweet One

Aspartamo: Nutrasweet, Equal

Sacarina: Sweet 'N Low, Sweet Twin, Sugar Twin

Sucralosa: Esplenda

ELIMINA LA HARINA BLANCA PROCESADA

Galletas, mezclas para las crepes, mezclas para pasteles, panes blancos, magdalenas..., todo fuera. No necesitas harinas procesadas en tus comidas, porque las harinas integrales son versátiles y tienen toda la nutrición con la que creció el cereal o la planta, además de la fibra y el salvado.

Me encanta la gran variedad disponible para nosotros en la categoría de harina. Si estás tratando de limitar los carbohidratos para perder peso o por razones médicas, cocina con harina de frutos secos, como la harina de almendras. Las harinas de frutos secos son excelentes sustitutas de la harina común en algunas recetas. Puedes comprar harina de frutos secos empaquetada o moler fácilmente tu propia harina: pon almendras, pecanas, nueces, o una combinación de frutos secos, en una licuadora, alrededor de ¼ de taza a la vez y ve apretando el botón de pulsar para triturarlos (sólo asegúrate de parar antes de que los frutos secos se desmenucen en mantequilla de frutos secos). Las harinas de frutos secos añaden un sabor increíble a los panes horneados. Además, están repletas de vitamina E, magnesio, fibra y grasas monoinsaturadas saludables para el corazón.

Hay harinas de frijoles (como la soja, los garbanzos y la combinación harina de frijoles, garbanzos y habas), que tienen mejor textura y valor nutricional que la harina blanca refinada. El aceite saludable y otros ingredientes sencillos son todo lo que necesitas añadir a estas harinas para conseguir un sabroso producto horneado en un santiamén. La harina de garbanzos es una de las favoritas de nuestra familia. Tiene un perfil nutricional único y es un gran regulador del azúcar en la sangre, y te ayudará a sentirte satisfecho más que la mayoría de las harinas. La harina de garbanzos también es un buen sustituto de la harina cuando las personas son alérgicas a los frutos secos o los cereales.

Nunca debes echar de menos la harina blanca o sentirte desanimado por no poder comerla. ¡Tienes más harinas que puedes comer de las que nunca hubieras imaginado!

RENUNCIA A LOS PRODUCTOS LÁCTEOS

Quesos, nata, leche: siempre les digo a mis amigos y clientes que deben evitar estos productos. Hay muchas formas de disfrutar de la comida sin lácteos. Utiliza aceite de oliva en lugar de mantequilla, prueba los quesos de anacardo e incorpora todo tipo de leches no lácteas, como la de almendra, coco, soja, cáñamo, avena y arroz: son deliciosas.

LIBÉRATE DE LA CARNE

Carnes procesadas, carnes frías, perritos calientes, pollo, carne de vaca, pescado... Saca todo esto de tu casa y de tu vida para siempre.

Cualquier cosa que no debería estar ahí, métela en una bolsa, átala y ponla junto a la puerta. Puedes donarlo, pero si realmente es malo para ti, simplemente tíralo a la basura. Tienes que saber que, al deshacerte de eso, estás haciendo algo que va a ser más grande que tú mismo, porque has hecho un esfuerzo consciente para ser más saludable, para ser mejor, para ser más inteligente y, finalmente, para ser la mejor versión de ti mismo.

HAZ QUE TU DIETA SE CORRESPONDA A TU ESTILO DE VIDA

Si estás constantemente en movimiento, viajas con frecuencia por negocios o trabajas muchas horas, puede que tengas que comer fuera a menudo. Eso no significa que no puedas comer alimentos saludables. Cuando deseas algo de verdad, puedes hacer que suceda sin importar cómo lo hagas. Por ejemplo, cuando estoy viajando para dar una conferencia y conozco la comida que van a servir, que no es la mejor para mi cuerpo, llevo a cabo una pequeña investigación. Intentaré encontrar un hotel ubicado cerca de un centro comercial que tenga un Whole Foods[1] u otro supermercado que tenga un gran surtido. Cuando llegue a la ciudad, me detendré para recoger algunos tentempiés saludables de origen vegetal para mi habitación. También investigaré sobre restaurantes veganos en la ciudad que estoy visitando. Básicamente, adopto esta posición para tener éxito, y tú también puedes. La clave es saber qué puedes comer y cómo tomar decisiones sabias al comer fuera.

La conclusión aquí es enfatizar lo que *puedes* comer —y comerlo a menudo—. Pregúntate si un alimento te está volviendo más saludable. Si es así, estarás comiendo más vitaminas y minerales, menos grasa y menos aditivos que con los alimentos poco saludables. Piensa en tu plan de alimentación al igual que en tu presupuesto para comestibles —todos queremos obtener más por menos—. Las pautas de la parte 2 pueden ayudarte fácilmente a cocinar comidas saludables a base de plantas.

Una vez tuve un amigo maravilloso, Richard, que era horticultor. Cantaba una estrofa familiar de una canción de Johnny Mercer mientras trabajaba: «Acentúa lo positivo, elimina lo negativo. Aférrate a lo afirmativo».

¡Qué maravillosa filosofía! Si estamos todo el rato quejándonos de todas las cosas que no podemos tener, entonces es probable que nun-ca encontremos la verdadera felicidad y satisfacción. En cambio, si nos centramos en lo que podemos tener y en qué afortunados somos de estar vivos y vivir en este hermoso mundo, será mucho más probable que encontremos el éxito y la felicidad.

Por lo que respecta a la comida, cuando nos centramos en lo que no podemos o no debemos comer, lo anhelamos aún más. Céntrate en los alimentos que te ayudarán a lograr una salud óptima de la mente y el cuerpo, y no te estreses acerca de lo que no deberías estar comiendo. Cuanto más saludable comes, más empiezas a desear alimentos de origen vegetal. Come lo que te gusta y que te guste lo que comes.

TU HUELLA VERDE
Siguiendo la Ley # 17

Esta ley nos habla de centrarnos en lo positivo —lo que *puedes* comer—, en otras palabras, de ser optimista. Cuando eres optimista, le pasan cosas buenas a tu salud. Los estudios han descubierto que las personas que se describen a sí mismas como muy optimistas tienen menores riesgos de mortalidad por cualquier causa y menores tasas de mortalidad por enfermedades cardiovasculares que aquellas personas muy pesimistas. El rasgo del optimismo es un determinante importante de lo bien que vivirás y durante cuánto tiempo, así que continúa centrándote en «los puedo» en lugar de en «los no puedo».

---

1. Whole Foods Market, Inc. es una cadena estadounidense de supermercados, fundada en 1980, que vende alimentos naturales y orgánicos. (*N. de la T.*)

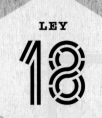

LEY

18

LAS PLANTAS TIENEN TODO EL PODER QUE NECESITAMOS

> Los animales más fuertes
> del mundo son herbívoros.
> Los gorilas, los búfalos, los
> elefantes y yo.

—PATRIK BABOUMIAN,
poseedor del récord mundial del «hombre más fuerte»

EXISTE EL TERRIBLE PERO un tanto cómico error de pensar que para ser fuertes y poderosos debemos comer carne. A menudo me pregunto si los que creen que esto es verdad alguna vez piensan en las criaturas más poderosas del planeta y lo que comen. Los elefantes son los animales terrestres más grandes, unos de los gigantes más impresionantes del planeta, y son herbívoros. Los rinocerontes, los gorilas, los osos panda, las jirafas, los hipopótamos, los caballos –todos devoradores de plantas–. Los bisontes y las vacas, también herbívoros. Y hoy en día, algunos de los atletas más fuertes, más rápidos y más poderosos también son vegetarianos.

Trabajo con muchos atletas, artistas y fervientes deportistas que han cambiado a una dieta íntegramente vegetal por la salud y por todos los beneficios de rendimiento en el deporte que ésta les proporciona. A medida que hacen la transición, se preguntan si necesitan comer carne para rendir con éxito. La respuesta es un no rotundo. Como he señalado anteriormente, hay un montón de proteínas en una dieta nutricionalmente equilibrada íntegramente vegetal, y las proteínas vegetales son mucho mejores para la construcción muscular que las proteínas animales. Cuando hacemos ejercicio, provocamos inflamación en nuestros músculos. Cuando estás en el proceso de recuperación después del ejercicio, tu cuerpo quiere reducir esa inflamación para que tus músculos puedan repararse correctamente y crecer. Comer carne, en realidad, empeora la inflamación. Es demasiado gravosa para el cuerpo. Si realmente quieres construir unos músculos buenos y fuertes, consume más alimentos de origen vegetal, para que puedas minimizar la inflamación en el cuerpo. Cuanto antes lo hagas, antes te recuperarás y antes podrás empezar otro entrenamiento.

Los atletas y los deportistas necesitan asegurarse de que están obteniendo una cantidad equilibrada de los nueve aminoácidos esenciales que el cuerpo utiliza para construir y reparar músculos, en particular, pero que no puede producir por sí solo (lo que significa que tiene que obtenerlos a través de los alimentos que comen). Los aminoácidos son los componentes básicos de las proteínas, y son abundantes en los alimentos de origen vegetal. Los nueve aminoácidos esenciales son:

1 /// **ISOLEUCINA:** berros, acelgas, semillas de girasol, espinacas, frijoles

2 /// **LEUCINA:** semillas de alfalfa, frijoles, berros, semillas de girasol

3 /// **LISINA:** berros, nueces, guisantes, lentejas, levadura de cerveza, almendras, garbanzos

4 /// **METIONINA Y CISTEINA:** semillas de sésamo, algas, espirulina, coquitos de Brasil, avena

5 /// **FENILALANINA Y TIROSINA:** semillas de sésamo, frijoles, espinacas, cacahuetes

6 /// **TREONINA:** berros, espinacas, semillas de sésamo, semillas de girasol, frijoles

7 /// **TRIPTÓFANO:** espinacas, hojas de nabo, brócoli rabe, espárragos, salvado de avena, frijoles, berros

8 /// **VALINA:** champiñones, guisantes, frijoles, semillas de girasol, semillas de sésamo

9 /// **HISTIDINA:** manzanas, remolacha, zanahorias, apio, pepino, espinacas

Como podemos ver, muchos de los alimentos se superponen en dos o más aminoácidos, por lo que no es tan difícil asegurarse de que se está recibiendo una buena mezcla de aminoácidos cada día. También puedes añadir algunas proteínas veganas completas (que contienen los nueve aminoácidos esenciales) como la quinoa, el trigo sarraceno, las semillas de cáñamo y las semillas de chía.

Muchos atletas que siguen una dieta íntegramente vegetal se encuentran con dificultades cuando no reconocen déficits potenciales de nutrientes antes de que se conviertan en problemáticos. Cuando estés planeando tu dieta basada en plantas, presta especial atención a cuántos de los siguientes nutrientes estás consumiendo (comentados ya en las páginas 36 y 38):

/// Vitamina D

/// Vitamina B$_{12}$

/// Zinc

/// Hierro

/// Ácidos grasos omega-3

La buena noticia es que comer una buena variedad de verduras de colores y frutas e incorporar una variedad de grasas saludables en tu dieta te ayudará a paliar cualquier potencial déficit. Las verduras, las hortalizas, la fruta, las legumbres, los frutos secos y las semillas contienen una increíble variedad de vitaminas, minerales y ácidos grasos —sólo necesitamos asegurarnos de que estamos comiendo los alimentos adecuados.

Después de adoptar una dieta íntegramente vegetal, muchos atletas que conozco han experimentado beneficios bastante sorprendentes, incluyendo un aumento de la salud cardiovascular, una mejora general de la resistencia, más energía, mayor crecimiento muscular y disminución del tiempo de recuperación. Aun así, sigue habiendo un animado debate sobre si los atletas deben seguir o no una dieta íntegramente vegetal. Obviamente, no sólo los atletas que consumen una dieta de origen vegetal siguen ganando medallas y competiciones, pero la ciencia se está decantando hacia el lado de renunciar a la carne en las dietas atléticas.

En un estudio realizado en la Universidad Estatal de Arizona, se descubrió que los atletas de resistencia vegetarianos y veganos tenían mejor salud cardiovascular que —y eran tan fuertes como— los atletas que comían carne, tal vez en parte porque estas dietas, subrayaron los investigadores, son normalmente más ricas en carbohidratos saludables. Renunciar a la carne significa buscar sustitutos en vegetales que proporcionan más carbohidratos y más nutrientes y, por lo tanto, un suministro más uniforme de energía durante todo el día.

¿Qué pasa con los veganos y los deportes de fuerza? Muchos instructores de pesas piensan que una dieta íntegramente vegetal podría ser perjudicial para sus esfuerzos; temen no obtener suficientes proteínas. Pero sabemos que esto no es cierto, ya que los veganos obtienen proteínas más que suficientes y todas las proteínas que necesitamos las podemos obtener de las plantas. Otros instructores de pesas consideran que una dieta vegana mejora su régimen de entrenamiento al reducir la fatiga y mejorar su salud en general. Afortunadamente, los investigadores están empezando a estudiar a los levantadores de pesas veganos y sus necesidades nutricionales. Un estudio realizado en 2017, por ejemplo, reveló que una dieta íntegramente vegetal sin restricción calórica quemaba la grasa corporal preservando el músculo, lo que es un objetivo del entrenamiento con pesas, especialmente para los culturistas competitivos.

Contrariamente a lo que muchos creen, en verdad, es posible tener éxito con una dieta íntegramente vegetal en el mundo tan intensivo como el del deporte. Cuando entrenas duro, quemas más energía y estresas el cuerpo. Por consiguiente, necesitas comer más. Los alimentos de origen vegetal son una increíble fuente nutritiva para alcanzar la máxima fuerza en el entrenamiento.

UNA CONDUCTA
CON RECOMPENSA

SE REPETIRÁ

> El hábito es un cable; tejemos
> un hilo de él cada día y, al
> final, no podemos romperlo.
>
> **—HORACE MANN**

NADIE PUEDE DISCUTIR el hecho de que los humanos están programados para buscar placer y evitar las situaciones desagradables. Como estudiante universitario de psicología, aprendí una ley, a menudo pasada por alto, que debes obedecer si quieres hacer cambios duraderos en tus hábitos: una conducta con recompensa se repetirá. Si ignoras esto, fracasarás, tan seguro como si intentaras ignorar las leyes de la gravedad.

No llegarás a ninguna parte tratando de hacer cosas que odias hacer. Fracasarás si intentas renunciar a todo lo que te gusta. No puedes impedir para siempre tu tendencia inherente a hacer lo que te sienta bien y renunciar a las cosas que odias. Para tener éxito a la hora de cambiar permanentemente tus hábitos y a ti mismo, para mejorar tu salud o resolver tu problema de peso, una vez y para siempre, debes buscar maneras de disfrutar de lo que te gusta de forma que adelgaces en lugar de engordar o estar poco saludable. Créeme, existe una manera. Cada día instruyo a gente para conseguirlo

Cuando se trata de nutrición, tienes que identificar los alimentos que disfrutas comiendo. Forzarse a comer una hamburguesa vegetariana y odiar cada bocado no va a ayudarte a cambiar tus hábitos alimentarios. ¡Busca alimentos de origen vegetal que te guste comer!

Lo mismo ocurre con hacer ejercicio. Debes encontrar algún tipo de actividad física con la que puedas vivir y eliminar cada aspecto desagradable, doloroso o humillante de la misma. Si una determinada clase de ejercicio te hace mirar el reloj de la pared continuamente, busca una que sea divertida y que pase rápido. Si tu entrenador personal es aburrido o antipático, busca uno que sea amable e inspirador.

A veces la vida se interpone en el camino de vivir esta ley. Ése fue el caso de Felicia. Hace años, seguía dietas que no le gustaban y, como resultado, se sentía infeliz y perezosa perdiendo peso, o infeliz y ganándolo. Se convirtió en una dietista de yo-yo (efecto rebote). Este comportamiento, finalmente, causó estragos en su condición física.

Después de haber tenido suficiente de ese castigo, decidió probar algo diferente —la dieta íntegramente vegetal—. Felicia me dijo: «Esta dieta me señaló los alimentos adecuados que me energizaron. También me enseñó los tamaños adecuados de las raciones y cómo incorporar una combinación más equilibrada de proteínas, carbohidratos saludables y vegetales».

La nueva dieta de Felicia fue gratificante, en términos de energía, una perspectiva positiva y un control de peso consistente. Después de cambiar a una dieta íntegramente vegetal, ¡perdió ocho kilos y medio en los primeros veintidós días!

En su tiempo libre, le encanta correr e incluso se está entrenando para una media maratón. Se levanta cada día a las cinco de la mañana para correr, practicar yoga o un entrenamiento combinado.

Otra recompensa de su estilo de vida es una mayor claridad mental. «Los alimentos que estaba comiendo antes estaban disparando mi índice glucémico», dijo. «Ahora que tengo un equilibrio adecuado, me siento mucho mejor. ¡Y duermo mucho mejor! Solía tomar melatonina para dormir, y ya no la necesito. No me entra sueño por las tardes. Duermo durante toda la noche y me siento renovada. No me siento atontada. La inflamación de mi cuerpo se ha reducido mucho. Mi piel se ve fenomenal».

Los cambios positivos en el estilo de vida de Felicia han sido recompensados con muchos beneficios para la salud, razón por la cual está repitiendo todos esas conductas, de acuerdo con esta ley.

La moraleja de su historia —y de tantas otras— es que tenemos que establecer hábitos que nos recompensen con resultados positivos para que repitamos esos hábitos. ¿Cómo podemos hacer eso exactamente? Tengo varias estrategias.

ESTABLECER OBJETIVOS REALISTAS Y DEFINITIVOS // Es difícil centrarse en hábitos saludables si no tienes un objetivo —uno que sea medible y realista—. Si el objetivo es «estar más saludable» o «perder peso», sin especificar parámetros tales como una lectura normal de azúcar en la sangre, un buen nivel de la presión arterial, o un número de kilos, te va a costar mantenerte motivado, incluso si empiezas a ver resultados. En la misma línea, establecer objetivos poco realistas sólo te prepara para una buena decepción.

Manteniendo los objetivos realistas y medibles, puedes utilizar los resultados para motivarte aún más hacia tu objetivo final. Por ejemplo, si quieres comer más comidas íntegramente vegetales, el objetivo podría ser comer al menos una comida de origen vegetal al día durante un cierto período de tiempo, poco a poco aumentar a dos comidas, que es lo que la dieta Greenprint señala. O desafiarte a ti mismo y completar los cuarenta y cuatro días de la dieta Greenprint para disfrutar de todos los beneficios de una dieta íntegramente vegetal.

ABANDONAR LOS MALOS HÁBITOS // Tanto si forma parte del objetivo final o no, abandonar los malos hábitos es una buena manera de ayudarte a cambiar hacia un estilo de vida más saludable que, a su vez, te ayudará a mantenerte en el camino correcto para mantener hábitos saludables. Cuando reduces o eliminas los malos hábitos, ya sea fumar, beber, alimentación poco saludable, o demasiado tiempo delante de la pantalla, acelerarás tus resultados. Date un poco de tiempo para identificar los malos hábitos que están impidiendo que inicies tus hábitos saludables..

PRIORIZAR // Para alcanzar tus propósitos, hay que ponerlos en primer plano. Esto podría significar mover otras prioridades de la lista, levantarse un poco más temprano o reducir el tiempo que pasas en otras cosas menos importantes. Sin embargo, también puede ayudarte a tener tiempo buscar maneras de ahorrarlo −como cocinar grandes cantidades de comida saludable, hacer ejercicio mientras los niños están en sus actividades, dividir las tareas para que encajen en tu apretada agenda, etc.−. Recuerda, ¡se trata de tu salud y bienestar! Algunas personas creen que hacer un horario ayuda −¡siempre y cuando te ciñas a él!

BUSCAR AMIGOS // Una estrategia importante para lograr tus objetivos es tener apoyo en lugar de caminar solo. Encontrar un grupo con el que compartir tus triunfos y tribulaciones puede marcar la diferencia. Incluso si es sólo un grupo *online,* un grupo de Facebook o un grupo de correo electrónico con amigos y familiares.

HACER CASO OMISO A PEQUEÑOS RETROCESOS // No dejes que pequeños desvíos hagan descarrilar tus planes o que la culpa te impida avanzar. Esto no se trata de perfección, sino de progresión. Cuanto más rápido te muevas después de un lapsus, más rápido puedes volver a tus objetivos. Pero antes de continuar, tómate un momento para analizar por qué tuviste el lapsus −ya sea por estrés, por la dificultad del objetivo, etc.−. Esto puede ayudarte a evitar que vuelva a suceder.

Si tienes un tropiezo, perdónate y sigue adelante. Sí, puede que sea un poco más largo alcanzar tu objetivo, pero lo lograrás. ¡Mañana es un nuevo día!

Por encima de todo, sigue avanzando. Celebra tus éxitos (no importa cómo sean de pequeños) y deja la derrota a un lado. En poco tiempo, tus nuevos hábitos encajarán en su lugar y sentirás que lo nuevo toma forma.

No tienes que aceptar la mala salud, la obesidad, la infelicidad y una vida más corta. Puedes cambiar las cosas y hacer tu vida mejor. Puedes ser feliz. Y lo conseguirás haciendo tu vida más agradable, no menos.

TU HUELLA VERDE
Siguiendo la Ley # 19

Apuntar sólo a uno o dos hábitos establece el rumbo hacia un cuerpo y un estilo de vida más saludables. Permíteme utilizar el ejemplo de «Los lunes sin carne», un movimiento fundado en 2003, en asociación con la Escuela de Salud Pública Johns Hopkins, que promueve eliminar alimentos de origen animal un día a la semana. Decidir pasar un día sin huevos, productos lácteos y carne de todo tipo es un paso positivo hacia la mejora de la salud, una mayor conciencia del sufrimiento de los animales y un alivio para un mundo agobiado con tener que alimentar a más de 7 mil millones de seres humanos. La huella verde de un solo día de una dieta íntegramente vegetal también estimula tu transición a una dieta 100 % a base de plantas.

NO PUEDES DAR LO QUE

NO TIENES

> La mayoría de nosotros dedicamos demasiado tiempo a lo que es urgente y demasiado poco a lo que es importante.
>
> —STEPHEN R. COVEY

VIAJO FRECUENTEMENTE DE COSTA A COSTA como CEO de mi empresa, 22 Days of Nutrition. Cuando estoy en casa, en Miami, paso todo el tiempo que puedo con mi familia, incluso si tengo que tomar vuelos nocturnos desde un lugar a otro.

Todos tenemos horarios exigentes. Tú también puedes sentirte a menudo abrumado y con exceso de trabajo. ¡Algunos días pasan tan rápido que te preguntas si podrás ponerte al día alguna vez!

En un vuelo reciente a casa, empecé a prestar más atención a un viejo mensaje familiar de la azafata al principio del vuelo: «En caso de emergencia, por favor, póngase su máscara de oxígeno antes de ayudar a los demás».

Caí en la cuenta de que si no puedo respirar, no puedo ayudar a nadie. Eso también me hizo darme cuenta de que asegurar mi propia máscara de oxígeno era la cosa más desinteresada y útil que podría hacer por todos los demás.

Lo confieso, es un mensaje que a menudo he sintonizado —cuidar primero de ti mismo para ser capaz de ayudar en caso de emergencia— ya que es uno mismo el que puede marcar una diferencia significativa en nuestra eficacia. No puedes cuidar de tu familia y amigos, o hacer lo mejor que puedas en el trabajo, si no te cuidas. Y si estás física o emocionalmente agotado, no tendrás nada que ofrecer a los demás. Así que algunos de los cambios que necesitas hacer son cuidarte mejor y tener tiempo para relajarte de la manera que prefieras.

Pero sabes tan bien como yo que la gente hace todo lo contrario. Se lanzan como locos a ayudar a los demás a ponerse sus «máscaras de oxígeno» −recados, actividades para niños, obligaciones y mucho más− y finalmente se quedan sin fuerzas para ellos mismos, estresándose, agotándose, en baja forma y emocionalmente consumidos.

No puedes dar lo que no tienes. Si quieres dar más, servir más, contribuir más, hacer más, crear más, tienes que ser más fuerte y más vital. Debes considerarte tu primera prioridad para que puedas estar allí cuando otras personas realmente te necesiten.

¿Cómo es ponerte tu propia máscara primero? ¡Es, prácticamente, todas las leyes que has aprendido hasta ahora!

COMPROMISO CON LA LEY # 1, «COME MÁS PLANTAS»

En serio, no estarías leyendo este libro si no hubiera algo que te molestara acerca de tu dieta, o si no te vieras o sintieras tan bien como solías (o desearías). Una dieta íntegramente vegetal puede ayudarte, está garantizado. Si estás empezando a sentir tu mortalidad, es hora de hacer un cambio que te ayude a vivir más tiempo (y más saludable). Es difícil de creer, pero aparte de salvar la vida de los animales, un estilo de vida vegano puede salvar la vida de los seres humanos −concretamente la tuya−. Los estudios han demostrado que las personas que siguen una dieta íntegramente vegetal viven de cuatro a siete años más que las demás, sobre todo si su estilo de vida incluye un consumo limitado de alcohol y tabaco. Renunciar al consumo de carne y aumentar la ingesta de fruta y verduras puede evitar considerablemente el riesgo de padecer enfermedades crónicas.

BEBE AGUA DURANTE TODO EL DÍA

Al mantenerte hidratado, estarás cuidando, en primer lugar, tus necesidades más básicas. Además, come lo suficiente para asegurarte de que los niveles de azúcar en la sangre no están bajando. Dispón de tentempiés saludables cerca, especialmente cuando estás regido por tus horarios o los horarios de los niños.

HAZ EJERCICIO POR LO MENOS 30 MINUTOS, CUATRO VECES POR SEMANA

Haz algo que te guste, ya sean ejercicios de resistencia, bicicleta elástica, yoga o caminar. Sólo tienes que salir y moverte.

TÓMATE UN TIEMPO EN TU VIDA SIN APARATOS DIGITALES

Mientras que los ordenadores, la televisión, los portátiles, los teléfonos móviles y las redes sociales puede parecer relajantes y permitir que se apaguen, trata de encontrar una actividad sin pantalla para, realmente, tomarte tiempo para ti mismo.

ESTABLECE INCLUSO LOS RITUALES MÁS PEQUEÑOS DEL CUIDADO PERSONAL

Esto podría significar tomar un baño caliente, una limpieza e hidratación de cutis, ir a que te hagan un masaje, escuchar música relajante bebiendo una taza de té o anotar en el diario lo agradecido que te sientes.

DUERME BIEN PARA AYUDAR AL CUERPO A APRETAR EL BOTÓN DE REINICIO

Si quieres que la nutrición que le das al cuerpo sea capaz de ayudarte a sanar y reparar tus músculos y órganos después de hacer ejercicio, vas a necesitar un poco de descanso. El sueño adecuado es fundamental para una buena salud; ayuda a regenerar y liberar el estrés. También es vital para sentirse energizado durante el día. Las personas que no duermen lo suficiente toman malas elecciones, están más irritables y picotean más.

RESERVA TIEMPO PARA TI MISMO

Reserva un poco de tiempo libre ininterrumpido para ti mismo al igual que lo harías para una cita con el dentista o una teleconferencia. Date tiempo para hacer ejercicio, divertirte, recibir masajes, ir de compras, socializar, relajarte y entretenerte, entre otras actividades. Sé amable, afable y paciente contigo mismo, y mantén el ritmo. Nunca sientas que estás siendo egoísta; ¡no puedes dar lo mejor de ti mismo si no eres tu mejor yo!

APRENDE A CUIDARTE EMOCIONALMENTE

La mayoría de la gente ni siquiera piensa en cuidar su salud emocional. Están demasiado ocupados trabajando, comprando y deseando más cosas. Y aun así, a pesar de poner todo el esfuerzo para tener más, hay un vacío que proviene del estado mental.

Ese vacío se puede llenar con amor. Los seres humanos no han sido concebidos para sobrevivir solos. Somos seres sociales que prosperamos con compañía, amistad, familia y mascotas. Lo que te lleva a una parte muy importante de ser exitoso y estar emocionalmente satisfecho en todo lo que haces son tus sistemas de apoyo. Tus padres e hijos y hermanas y hermanos. Tus amigos. Las personas que se preocupan por ti. Las mascotas que te muestran amor incondicional. Cuanto más sano estés, más fácilmente puedes cuidar de ellos y más fácil es para ellos apoyarte –y más agradable se vuelve todo.

En mi trabajo con los clientes, he visto cómo cada una de esas «máscaras de oxígeno» ayuda a aliviar tensiones u ofrecer el espacio suficiente para recobrar el aliento. Los que viven esta ley cosechan los beneficios de una mejor salud, tranquilidad, resultados sólidos y mejores relaciones.

Así que ponte tu propia máscara primero y tendrás todo lo que necesitas para estar saludable y exitoso, y para apoyar todo y a todos los demás en tu mundo.

> ## TU HUELLA VERDE
> *Siguiendo la Ley # 20*
>
> Dar prioridad a tu salud al elegir una dieta íntegramente vegetal te mantiene saludable y fuerte para aquellos que amas, porque la alimentación a base de plantas protege el cuerpo contra las enfermedades crónicas.

LEY 21

COME CON PLENA CONCIENCIA

Con las prisas de hoy en día todos pensamos demasiado, buscamos demasiado, queremos demasiado y nos olvidamos de la alegría de sólo ser.

—ECKHART TOLLE

¿CUÁL ES TU HÁBITO A LA HORA DE COMER? ¿Comes de pie en la cocina con una mano en la nevera y la otra en la boca? ¿Comes frente al televisor o mientras lees o hablas por teléfono? ¿Comes cuando no tienes hambre? ¿Devoras la comida tan rápidamente que ni siquiera recuerdas lo que acabas de comer?

Si eres como mucha gente, la respuesta a estas preguntas es sí. En el mundo de hoy, la gente apenas presta atención al acto de comer, comen la comida de los envases, directamente de la nevera, en el coche y de las máquinas expendedoras. La consecuencia de esto es que estamos cada vez menos en contacto con la sensación de hambre o de plenitud de nuestro cuerpo, así como con nuestro disfrute de la comida.

Entra en la práctica de comer conscientemente. No sólo se centra en qué alimentos comemos, sino en cómo se sienten nuestros cuerpos al comerlos. Se trata de comer más despacio y disfrutar del placer de la comida. Para mí, significa no comer de manera rápida o comer lo que me satisfaga en el momento sin tener en cuenta de dónde vino, qué contiene o cómo afectará a mi cuerpo. Dejo que los alimentos que salen de la tierra sean el centro de una aventura sensorial. La alimentación consciente abarca cómo se ha preparado la comida, el ambiente en el que se sirve, las personas con las que como y la actitud que tengo en la mesa.

Dado que me gusta cocinar e inventarme nuevas recetas íntegramente vegetales, pongo plena conciencia también en este proceso. Una de las recetas que he creado recientemente contiene cinco vegetales diferentes. Realmente concentrado

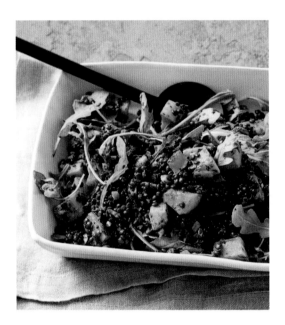

y tomándome mi tiempo en el trabajo de preparación, los lavo cuidadosamente, los pelo y los corto mientras me sintonizo con el ritmo constante dei cuchillo, disfrutando del sonido que hace contra la tabla de cortar.

Escucho atentamente los sonidos de las verduras cocinadas a fuego lento en una sartén. Inhalar profundamente sus aromas, no sólo me hace sentir un buen cocinero, sino que también me hace sentir sencillamente bien. ¡Hay una enorme vitalidad en la cocina consciente!

Cuando hablo con clientes que quieren perder peso con un programa basado en alimentos de origen vegetal, les animo a que sigan esta ley. Comer conscientemente puede ayudarte a alcanzar y mantener un peso saludable. Después de todo, si estás comiendo conscientemente, ino comerás una bolsa entera de Cheetos!

En un estudio de la Clínica Cleveland, los investigadores reclutaron voluntarios en un programa *online* de 15 semanas que utilizaba la alimentación consciente para ayudar a cambiar sus hábitos alimentarios. Las personas que hacían la dieta fueron asignadas a un grupo de alimentación consciente que utilizaba estrategias como la planificación de las comidas y el tiempo de los tentempiés, prestando atención a cómo sabían los alimentos y comiendo sólo uno o dos bocados de alimentos de calorías superiores. Cuando el estudio concluyó, las personas que siguieron la dieta consciente, de promedio, perdieron alrededor de dos kilos y medio, mientras que las personas que no practicaron la dieta consciente perdieron, de promedio, sólo medio kilo.

Uno de los beneficios más impresionantes es en el tratamiento de la obesidad, que, por supuesto, es uno de los problemas de salud más apremiantes en Estados Unidos. Un análisis documental publicado en el año 2014 en *Obesity Reviews* puntualizaba que los problemas de peso están a menudo asociados con comer compulsivamente, con la sobrealimentación emocional y con un ansia por la comida. El

« SE TRATA DE DESACELERAR Y DISFRUTAR DE LA COMIDA.

MANTRAS CONSCIENTES

PARA LA HORA DE COMER

Estudios recientes sugieren que las personas que practican la meditación viven más tiempo y parecen más jóvenes de la edad que tienen. Convierte la hora de comer en una experiencia de meditación eligiendo y repitiendo mantras que resuenen contigo. Aquí tienes algunos ejemplos:

Cuando preparo alimentos frescos, saludables, en lugar de alimentos procesados, es un acto de amor hacia mí mismo y hacia aquellos para los que cocino.

Elijo los alimentos, a fin de poder sentirme bien.

Disfruto de una nutrición saludable, y estoy alimentado.

Los alimentos frescos de origen vegetal son regalos, y me los como con agradecimiento.

Disfruto de la salud y la energía de mi cuerpo, y lo nutro cada día.

La nutrición es vital para todo lo que hago, así pues es una parte importante de mi vida y reservo tiempo para comer bien.

Cuando como alimentos de origen vegetal me siento energizado y satisfecho.

Honro mi salud preparando mis comidas con gratitud, atención plena y un corazón amoroso.

Sólo como lo que necesito, y me detengo antes de sentirme incómodo o demasiado lleno.

Estoy agradecido por lo que me da la tierra y por lo que puedo devolver.

Cuando como alimentos integrales frescos de origen vegetal, me siento conectado a la tierra y a las manos que hicieron crecer los alimentos, y estoy agradecido.

Mi cuerpo es uno de los regalos más preciosos que voy a recibir, una creación extraordinaria que aprecio y utilizo plenamente.

artículo continuaba demostrando que comer conscientemente reduce la gravedad y la frecuencia de estas conductas alimentarias problemáticas –que las personas con estos problemas que practican la alimentación consciente pueden perder peso y mantenerlo.

Comer conscientemente tiene beneficios reales si estás tratando de perder peso, pero ¿de qué otras formas puedes beneficiarte de comer con atención plena?

La atención plena (*mindfulness*) produce un extraordinario y poderoso efecto dominó en la forma en que miras el mundo, proporcionando felicidad y tranquilidad, elevando tu autoestima y haciéndote sentir como si todo en la vida estuviera bien. Todos necesitamos eso. Si valoras tu salud física y mental, tiene sentido incorporar la alimentación consciente y patrones de cocina.

¿Qué implica la verdadera alimentación consciente?

Para empezar a seguir esta ley, hazte las siguientes preguntas:

¿POR QUÉ COMO? Piensa en tu estado de ánimo y cómo puede alterar tus hábitos alimentarios. Sé consciente de cuándo comes por razones distintas al hambre, como estrés, tristeza, aburrimiento o fatiga.

¿DE QUÉ FORMA COMO? Piensa en los hábitos que pueden distraerte mientras comes, como ver la televisión, navegar por Internet o conducir. Estos hábitos mueven tu atención de la experiencia de comer y pueden provocar que comas en exceso.

¿CUÁNTO COMO? La cantidad puede estar determinada por el ambiente en que comes, tu capacidad para sentir cuán lleno estás y tus hábitos.

¡Pon atención plena en la mesa!

CONTROLA EL HAMBRE Y LA SACIEDAD

¿Con qué frecuencia terminas una comida con el estómago lleno a reventar y tus pantalones demasiado apretados en la cintura, deseando hacer una siesta? Esa sensación de exceso es una de las cosas que hace que las personas aumenten de peso. Una sensación de «suficiente» es justo lo que estás buscando.

Antes de tomar el primer bocado, comprueba tu sensación de hambre/saciedad: mide tu nivel de hambre en una escala del 1 al 10. Por ejemplo, 10 significa que estás completamente lleno y no puedes tomar otro bocado y 1, que estás famélico. Evita esperar hasta que estés en 1 o 2 para comer, pero continúa midiendo tu hambre/saciedad a lo largo de la comida y asegúrate de que dejas de comer antes de llegar a un 9 o 10.

Veinte minutos después de una comida, cuando el cuerpo ha tenido la oportunidad de comenzar a digerirla y procesar tu nivel de hambre, estás perfecto. Nuestros cuerpos son máquinas muy sofisticadas, sorprendentes, pero en este mundo tecnológico de lo inmediato, con la gratificación a tu alcance, tenemos que ser pacientes. Si no eres paciente y comes demasiado para sentirte satisfecho de inmediato, te arrepentirás. No te sentirás bien, el estómago te dolerá y te sentirás adormecido –todo lo contrario de tus intenciones cuando te sientas a comer.

En serio, tu comida debería hacerte sentir ¡como si estuvieras listo para levantarte e irte! Recuerda practicar esta ley si realmente quieres disfrutar de la comida y nutrirte.

ELIMINA DISTRACCIONES INNECESARIAS

Estoy hablando de teléfonos móviles, televisión y demás. Mantente presente y centrado disfrutando sin prisas de tu comida. De esta manera, te volverás más consciente de tus sentidos y comerás sólo lo que necesitas para satisfacerte.

CREA UN AMBIENTE TRANQUILO PARA COMER

Mira cómo puedes mejorar el momento de comer. Siéntate cuando comas. Come en la mesa del comedor. Utiliza un plato real y una servilleta real. Enciende algunas velas. Pon música suave. Busca un lugar fresco y tranquilo para sentarte y relajarte o disfruta de una comida con tus mejores amigos. Estas acciones ayudan a crear un ambiente placentero en el que disfrutar de la comida y sentirse bien después.

SÉ CONSCIENTE DE LOS ALIMENTOS MIENTRAS COMES

¿Cómo sabe la comida? ¿Es crujiente, masticable, amarga, dulce? Pronto comenzarás a notar y disfrutar de los olores, las texturas y los sabores que nunca habías experimentado, trayendo alegría en cada bocado.

TEN EN CUENTA LOS DESENCADENANTES

Si eres como la mayoría de la gente, habrá algunas situaciones que desencadenarán tus deseos. ¿Quién no quiere dulces en la pastelería, galletas en la panadería, helados en la heladería? La atención plena en estas situaciones nos ayuda a permanecer conscientes de los retos. Así que si te encuentras en una situación que pone a prueba tu fuerza de voluntad, analízala y prepárate para la siguiente, porque la siguiente situación está llegando, y está llegando rápidamente. Permanece atento y consciente. Ponte en situaciones en las que tendrás éxito.

Con la práctica, esta ley te libera de reactivos, patrones habituales de pensar, sentir y actuar. La atención plena promueve el equilibrio, la elección y la sabiduría. Comer con atención plena te permite escuchar a tu cuerpo y saber lo que necesita.

TU HUELLA VERDE
Siguiendo la Ley # 21

Una forma más reflexiva de comer puede traer una mejor salud y más felicidad. De hecho, los estudios sobre comer con atención plena muestran que se puede alterar las conductas alimentarias como comer emocional y estresadamente, que se asocian con malas elecciones de alimentos y aumento de peso (y pueden bajar los niveles de depresión y ansiedad).

PRACTICA

KAIZEN

Un viaje de mil pasos comienza con un solo paso.

—LAO-TZÚ

¿EL CAMBIO ES DIFÍCIL, O NO? Probablemente tienes objetivos de salud y bienestar que te gustaría alcanzar. Ya sabes, cosas como perder algo de peso, dejar de fumar o ser más activo. Pero con demasiada frecuencia, te has rendido porque crees que los objetivos están demasiado lejos de tu alcance o los obstáculos son insuperables, o porque intentas cambiar demasiado a la vez. La clave para alcanzar tus objetivos es dividirlos en pequeños pasos.

Puedes hacerlo centrándote en *kaizen* (pronunciado *kai-zen*). *Kaizen*, palabra japonesa que se puede traducir literalmente como 'buen cambio', es un concepto japonés para las mejoras pequeñas, graduales. Curiosamente, es el método que está detrás de los procesos de fabricación y negocios que permitieron al Japón recuperarse, tras la casi devastación al final de la Segunda Guerra Mundial, y convertirse en una potencia económica. Hoy en día, ha encontrado un hogar en las grandes empresas. En manufactura e ingeniería, *kaizen* se utiliza para identificar los lugares en los que se cometen errores o donde los sistemas podrían funcionar mejor. Nos anima a mirar más de cerca y adoptar cambios diminutos y eficaces que pueden tener enormes efectos dominó. Aunque pueda sonar arcaico, *kaizen* es una herramienta valiosa que cualquiera puede utilizar para mejorar su salud y su forma física.

Kaizen es un poderoso método para formar hábitos positivos. Para muchos de nosotros, los grandes objetivos como perder peso provocan miedo. Este miedo al cambio está arraigado en la fisiología de nuestro cerebro, en realidad, estamos conectados para resistir el cambio. Pero al dar pasos pequeños, puedes anular tu programación y así formar nuevas

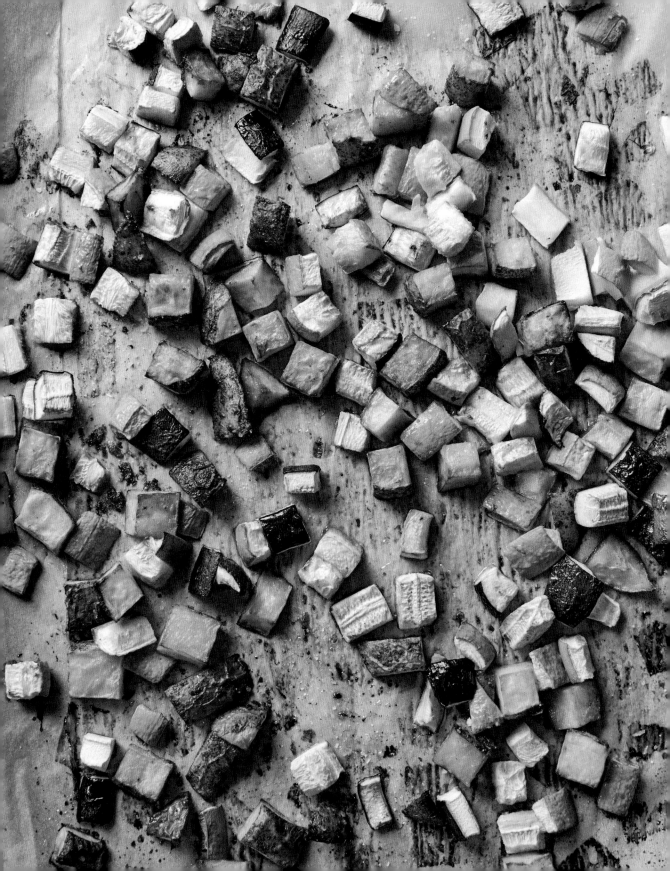

conexiones entre las células cerebrales, y tu resistencia al cambio comienza a debilitarse. Tu cerebro, entonces, asume con entusiasmo el proceso de cambio y te mueves rápidamente hacia tu objetivo.

En *kaizen*, comienzas por identificar algo que quieres cambiar y luego lo descompones en pasos tan pequeños que parecen requerir poco o ningún esfuerzo: perder medio kilo, comer una ración más de verduras cada día, beber un vaso extra de agua cada día, caminar durante 10 minutos. Estas acciones te instalan en un buen estado de ánimo, y tu cerebro y tu cuerpo comienzan a desarrollar el nuevo hábito. Es como el ejemplo de transformación en la fábula de la liebre y la tortuga: pasos pequeños y deliberados, por lo general, te ayudan a lograr tu objetivo más rápidamente que si corres hacia la meta y te distraes o pierdes potencia en el camino.

¿Recuerdas cuando aprendiste a conducir? No te sentaste en el asiento del conductor, escuchaste a alguien que te explicaba cómo conducir y luego te lanzaste a la carretera. No, en absoluto. Diste pequeños pasos: conectar el encendido del motor, poner en marcha el coche, pisar el acelerador y todos estos pequeños pasos los practicaste en un parque de estacionamiento. Tenías que pensar continuamente en lo que estabas haciendo. Pasaban muchas cosas en tu conciencia. Al principio, fue estresante y abrumador. Todo lo que podías hacer era concentrarte en conducir: las luces, las señales de tráfico y los otros conductores.

Probaste y probaste, y practicaste esos pasos un poco más y, finalmente, aprendiste a conducir. Ahora, cuando entras en el coche, apenas piensas en cómo se conduce. Está incorporado en tu subconsciente.

Éste es el proceso de creación de hábitos. Cuando algo se convierte en un hábito, el cerebro no necesita prestar mucha atención ya que lleva incorporada esa acción. Las neuronas sólo tienen que conectarse al principio y al final, y entretanto, puedes pensar en lo que tienes que comprar en el supermercado o qué llamadas telefónicas tienes que hacer cuando llegues al trabajo.

El mismo proceso funciona en la vida cuando cambias a una dieta íntegramente vegetal. Comer alimentos de origen vegetal empieza como una opción pero, con pequeños cambios repetidos en el tiempo, se convierte en un hábito –un hábito que maximiza tu energía y tu salud, te mantiene delgado y reduce el riesgo de padecer enfermedades graves.

Al empezar, recuerda que estás reprogramando tu cerebro, y se necesita tiempo para formar nuevas vías y conexiones mentales. Así que elige una acción y realízala repetidamente durante varios días o semanas. En otras palabras, no te rindas.

Hace unos años, escuché una historia que instantáneamente cambió mi comprensión del *kaizen*. La historia decía que había un hombre que tenía un roble muy, muy grande en la parte trasera de su jardín. Quería talar el árbol. Él no podía permitirse contratar un servicio de tala de árboles, ni quería comprar una motosierra sólo para talar el árbol. Decidió cortar el árbol él mismo, ¡con un hacha!

Cada mañana, iba al jardín con el hacha y golpeaba el árbol cinco veces. *Chop… chop… chop… chop… chop…* Sólo cinco golpes. Todos los días. Sin falta. ¡Ya puedes adivinar el final! En poco tiempo, había talado el árbol. Esta historia nos enseña que hay verdadera fuerza y valor en llevar a cabo algo persistente y constantemente durante un período de tiempo –y en pasos minúsculos, graduales.

Kaizen se ha puesto en práctica en muchos aspectos de los negocios y de la vida, incluida la alimentación.

ANALIZA

Antes de tomar medidas, analiza tu actual estilo de vida. Escribir un diario de alimentos durante una semana es un excelente punto de partida. Al cabo de los siete días, puedes retroceder un paso y echar un vistazo. ¿Puedes prever hacer algún cambio en tu dieta y en tus hábitos de ejercicio físico para la próxima semana? Ese cambio puede ponerte en el camino del bienestar total, paso a paso.

UN CAMBIO

Dejar tu dieta actual por una nueva, y que representa un cambio completo a lo que estás acostumbrado, puede ser demasiado, así que, ¿por qué no intentas algo más sencillo? Éstas son algunas ideas:

// Renuncia a un alimento poco saludable y sustitúyelo por un alimento saludable, como, por ejemplo, reemplazar la pasta refinada por arroz integral o quinoa.

// Utiliza leche de almendras u otra leche alternativa a la leche láctea.

// Trata de comer al menos dos verduras en la cena.

// Prueba los «lunes sin carne» durante un mes y mira a ver cómo te sientes. Lo más probable es que notes que te sientes mejor y tienes más energía, e incluso puedes que empieces a pensar en ampliar tu dieta íntegramente vegetal algunos días más a la semana.

// Cocina los alimentos a la brasa, al vapor o al horno en lugar de freírlos.

// Utiliza especias en lugar de sal. O usa la mitad de cantidad de sal.

// Siempre fruta para el postre; prueba las manzanas o las peras al horno o una macedonia.

Lleva a cabo una de estas ideas durante una semana, y entonces reemplázala por otra cosa. En unas semanas, empezarás a notar que te sientes más saludable y feliz, lo que te animará a seguir adelante.

INCLUYE UNA RECOMPENSA

Cuando dejas todo lo que no es saludable, tarde o temprano te derrumbarás y te arrepentirás. En lugar de eso, incluye una recompensa en tu plan de dieta que será parte de tu rutina, antes de desviarte de ella. Podría ser tomar una copa de vino o un postre semanal, o quizás una reserva mensual en tu restaurante favorito. Probablemente descubrirás que, al cabo del tiempo, tu deseo por esas recompensas cambia como cambiarán tu paladar y tu estilo de vida.

COMIENZA LENTAMENTE

Si comienzas con objetivos altos, lo más probable es que te resulte difícil seguir tu plan y te sentirás horrible si no eres capaz de alcanzar tus objetivos. Si empiezas poco a poco, por algo pequeño, te resultará más fácil seguir tu plan y mantenerlo. Por ejemplo, en lugar de tratar de hacer ejercicio cinco días por semana, empieza por dos. Si hace mucho que no has hecho ejercicio, tal vez caminar unos días a la semana sea un buen comienzo.

TU CAMINO *KAIZEN* HACIA UN PLANETA MÁS SALUDABLE

El camino *kaizen* nos anima a reconocer que también podemos dar pequeños pasos hacia un planeta más saludable, como comprar espárragos cultivados localmente en un mercado de productores en nuestra ciudad, en lugar de los espárragos del supermercado que han volado desde Chile. Al comprar, elige productos que tengan el menor embalaje posible o con los embalajes más reciclables. Una vez que empiezas a dar pequeños pasos, se convierten en partes integrales de tu estilo de vida, y no pensarás dos veces en ellos. Cuando experimentes unos cuantos triunfos, dar pasos más grandes se vuelve más fácil. También se convertirán en parte de tu estilo de vida. Finalmente, esto es lo que siempre cambia el mundo.

Con *kaizen*, puedes elevar tus estándares de salud y forma física, empieza y completa las tareas principales, sigue la dieta con éxito, triplica tu nivel de energía y construye tu personaje para lograr una vida plena. Aunque tus esfuerzos individuales son pequeños pasos, suman. Incluso pequeños pasos tomados regularmente hacia tu objetivo te mueven en la dirección correcta.

TU HUELLA VERDE
Siguiendo la Ley # 22

Pasos sencillos a través del *kaizen* pueden tener un gran impacto en la salud. A pesar de las desalentadoras —y tal vez un poco descorazonadoras— estadísticas sobre enfermedades crónicas, incluida la obesidad y la diabetes, en Estados Unidos y en todo el mundo, las investigaciones han demostrado que dar pequeños pasos para lograr un peso saludable y mantener un estilo de vida activo puede marcar una diferencia espectacular en el curso de tu vida. Según el USDA, las dietas más saludables, como la dieta íntegramente vegetal, podrían ahorrar más de 60 mil millones anuales en costes sanitarios, pérdida de productividad y muertes prematuras. Este número es impresionante cuando piensas que el cambio podría ser tan pequeño icomo elegir una ensalada abundante en lugar de un bistec para la cena!

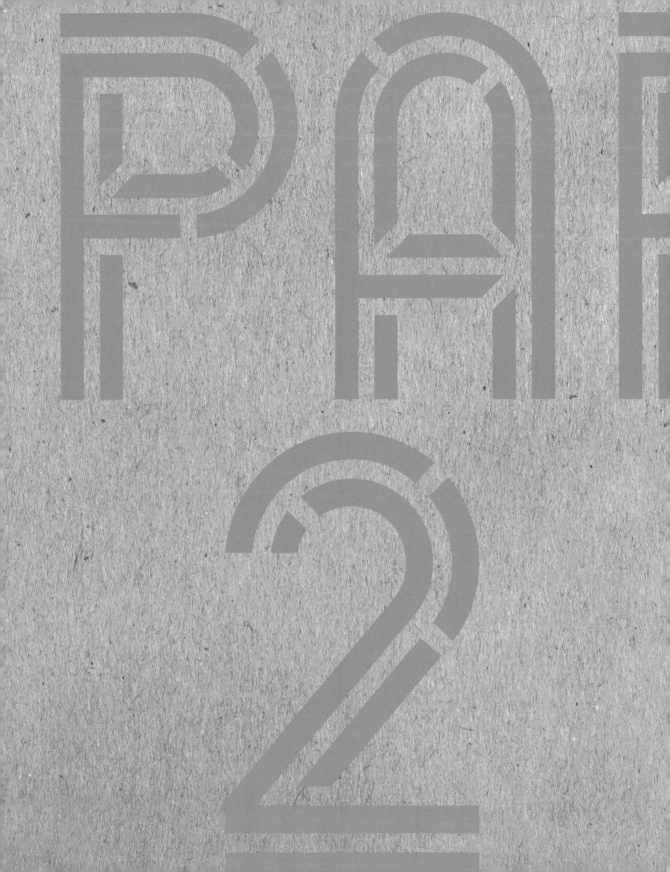

RTE

//////

VIVIR

LAS LEYES
DE LA HUELLA
VERDE

LOS TRES
NIVELES DE
TRANSICIÓN

AHORA ES EL MOMENTO DE PONER ESTAS LEYES EN PRÁCTICA

en tu vida. Vas a hacer eso de forma fácil, gradual y divertida con tres niveles de transición. He aquí un resumen de cómo funcionan. Entiendo que todo el mundo está llegando a *La huella verde* desde un punto de partida diferente. El de dónde empieces dependerá dónde te encuentres ahora mismo. Muchos de vosotros nunca habéis considerado seguir una dieta íntegramente vegetal —hasta ahora—. Estás preparado para comer más vegetales, hacer el cambio, comer menos de todo lo demás (Ley # 1) y empezar hoy (Ley # 14). Pero ¿exactamente por *dónde* empiezas?

LO que es único de la dieta *Greenprint* es que te ayuda a estructurar tu cambio a una dieta íntegramente vegetal a través de los siguientes niveles de transición, todos ellos impregnados de las veintidós leyes *Greenprint*:

NIVEL 1: EL CAMBIO GRADUAL // La idea es comenzar a comer una comida al día íntegramente vegetal durante once días. Puede ser el desayuno, la comida del mediodía o la cena. Tu objetivo es sencillo: una comida diaria de origen vegetal.

NIVEL 2: EL AUMENTO // En este nivel te pones un poco más serio. Comes dos comidas diarias íntegramente vegetales durante once días, al mismo tiempo que dejas de comer productos de origen animal, que añorarás cada vez menos.

NIVEL 3: EL COMPLETO // Este nivel implica ir 100 % a base de alimentos de origen vegetal de por vida. Renunciar a todos los ingredientes derivados de animales e incorporar muchas verduras, frutas, cereales integrales, frijoles, legumbres, frutos secos y semillas en tus comidas. En las páginas 188-195, he establecido cuarenta y cuatro días de comidas íntegramente vegetales como ejemplo.

Cuando llegues, y vivas, al Nivel 3, va a ser increíble. Permíteme compartir la historia de Barbara Jean, que participó en nuestro estudio del Holy Name. Asignada inicialmente al grupo vegetariano, Barbara Jean es un excelente ejemplo de lo que le sucede al cuerpo cuando vas al 100 %, como sugiere el Nivel 3.

«Perdí un poco de peso en el grupo vegetariano y me sentí más enérgica», explicó. «Pero después de dos meses, me dieron permiso para cambiar al grupo vegano [íntegramente vegetal]».

Ahí es cuando se empezaron a notar cambios extraordinarios.

«Mi nivel de energía subió por las nubes», dijo. «Mientras hacía ejercicio, me sentía como si estuviera tomando estimulantes, pero, por supuesto, no era el caso. Era la dieta a base de plantas que estimulaba mi resistencia».

En estos términos, el cambio de Barbara Jean al veganismo tuvo un impacto. Antes de cambiar al grupo vegano, sus signos vitales eran:

> **Peso: 59 kilos**
>
> **Colesterol total: 181**
> (esto era correcto; los niveles óptimos están por debajo de 200)
>
> **Colesterol LDL: 92**
> (esto era correcto; los niveles óptimos están por debajo de 100)
>
> **Hemoglobina A1C: 5,6**
> (normalmente, oscila entre 4 y 5,6, estaba un poco al límite)

Después de veintidós días, Barbara Jean fue capaz de mejorar aún más sus lecturas:

> **Peso: 57 kilos**
>
> **Colesterol total: 173**
>
> **Colesterol LDL: 87**
>
> **Hemoglobina A1C: 5,4**

Ahora que el estudio ha terminado y Barbara ha visto el efecto rápido en su salud, no tiene ningún deseo de comer carne. De hecho, ha elaborado una larga lista de comidas veganas favoritas, muchas de las cuales sustituyen maravillosamente los productos de origen animal: frijoles de todo tipo, carne molida vegana, queso Chao, hamburguesas vegetales, albóndigas sin carne, espaguetis de calabaza, zoodles (pasta sin carbohidratos), crema agria vegana, humus en lugar de mayonesa y muchas más.

«Me he encontrado con un montón de recetas veganas nutricionalmente beneficiosas y sabrosas que voy a seguir cocinando».

LAS 22 LEYES GREENPRINT

LEY #1: Come más vegetales y menos de todo lo demás

LEY #2: Nadie planea fracasar: la gente falla al planear

LEY #3: Come más, pesa menos

LEY #4: El agua es el combustible de la vida

LEY #5: Protege el corazón

LEY #6: Cuida la mente

LEY #7: Ayuna para tener salud y ser más longevo

LEY #8: Piensa en el planeta antes de comer

LEY #9: Quiere a los alimentos que te quieren

LEY #10: El movimiento engendra movimiento

LEY #11: Los desechos deben eliminarse

LEY #12: El mundo no nos necesita para sobrevivir. Nosotros necesitamos el mundo para sobrevivir

LEY #13: El cambio comienza contigo

LEY #14: El mejor punto de partida es hoy mismo

LEY #15: La perfección puede ser enemiga del progreso

LEY #16: Escucha tu cuerpo

LEY #17: Céntrate en lo que puedes comer, no en lo que no puedes

LEY #18: Las plantas tienen todo el poder que necesitamos

LEY #19: Una conducta con recompensa se repetirá

LEY #20: No puedes dar lo que no tienes

LEY #21: Come con plena conciencia

LEY #22: Practica kaizen

El mensaje para llevarte a casa es que es más fácil llegar y permanecer en el Nivel 1, una vez que empiezas a vivirlo.

HACER LA TRANSICIÓN

De forma escalonada, pasando del Nivel 1 al Nivel 3, reduces gradualmente todos los productos de origen animal o eliminas un grupo de alimentos de origen animal cada vez. Pero, si quieres meterte de lleno, ¡no dudes en pasar directamente al Nivel 3!

Estoy aquí para encontrarme contigo donde estés. La información y los programas que no te toman en cuenta no pueden funcionar durante mucho tiempo, porque tú eres lo que hace que un programa funcione. Tú eres la energía detrás de la máquina. Tú eres el poder que ilumina el camino a tu transformación. Ésa es la belleza de vivir las leyes *Greenprint* y de seguir la dieta *Greenprint*: tú estás al mando.

Dondequiera que estés ahora mismo, deja que estos niveles faciliten tu transición y transformación y te ayuden a encontrar una sensación de paz y equilibrio.

PREPARÁNDOSE

La transición a un estilo de vida íntegramente vegetal puede parecer desalentadora y aterradora. Lo entiendo. Crecí en Miami, donde las comidas normales para nuestras familias cubanas incluyen cerdo, pollo o carne de vaca. Ni siquiera puedo recordar una sola comida durante mi infancia y adolescencia que no incluyera uno de esos alimentos de origen animal. Por lo tanto sí, lo sé, puede ser innegablemente abrumador, pero sólo si intentas hacerlo todo de una vez.

¿Recuerdas la Ley # 22, «Practica *kaizen*»? Si te centras en hacer un cambio cada vez, la progresión a un estilo de vida basado en plantas la sentirás bastante natural. Desde luego, admiro a los nuevos seguidores de la dieta íntegramente vegetal que la adoptan, al 100 %, de la noche a la mañana, pero ciertamente no sucede así para la mayoría de nosotros, ni siquiera para mí.

Al principio de mi camino, me di cuenta de que una dieta basada en plantas se refería realmente sobre lo que iba a *sumar*, no sobre lo que iba a dejar. Cuanto más me centraba en todos los nuevos alimentos que estaba probando, menos sentía que me estuviera perdiendo algo. Mi dieta solía ser tan limitada y aburrida, carente de productos coloridos e inspiración. Fui gratamente sorprendido por la gran variedad de alimentos que podía comer en una dieta íntegramente vegetal. Fue entonces cuando creé la Ley # 17: «Céntrate en lo que puedes comer, no en lo que no puedes». Las dietas veganas íntegramente vegetales son muy abundantes –piensa en todas las frutas, verduras, hortalizas, frijoles, cereales, semillas, frutos secos y especias que tienes al alcance de la mano.

Abre los ojos a todas los alimentos increíbles que aún no has probado. Son alimentos que querrás, y que ellos te querrán de vuelta (Ley # 9).

La clave está en que es importante ir a tu propio ritmo y decidir qué enfoque funciona mejor para ti.

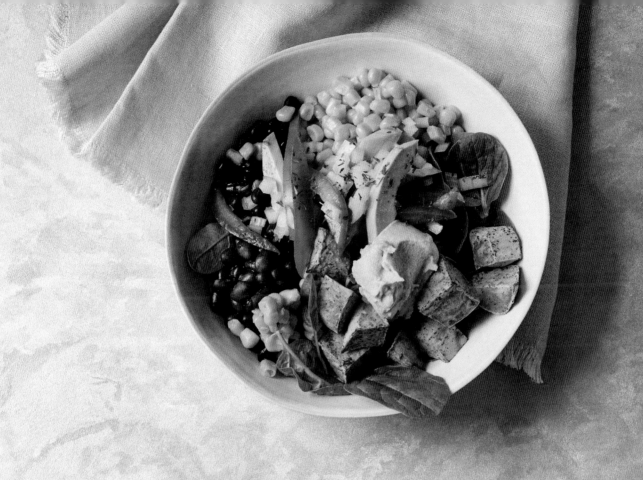

Antes de empezar, asegúrate de tener una «instantánea» inicial de tu salud midiendo tus parámetros, que incluyen:

// Peso

// Presión sanguínea

// Nivel de colesterol

// Azúcar en la sangre (en ayunas)

// Nivel de energía y resistencia

// Fuerza

// Libido

// Calidad del sueño

El seguimiento de estos parámetros ayuda a cuantificar el efecto de *La huella verde* en tu vida y te ayudará a evaluar los cambios y las experiencias que observas mientras sigues el programa. Anota tus cifras iniciales en un diario y revísalas periódicamente, a medida que avances por los tres niveles. Hacerlo es una parte vital de la Ley # 16, «Escucha tu cuerpo».

NIVEL 1
EL CAMBIO GRADUAL

**EN EL NIVEL 1, TOMA UNA COMIDA ÍNTEGRAMENTE VEGETAL DIARIAMENTE DU-
RANTE ONCE DÍAS.** Puede ser el desayuno, la comida del mediodía o la cena —o
puedes combinarlas, por ejemplo, comiendo un día tu comida íntegramente vegetal
en el desayuno, en la comida del mediodía al día siguiente y en la cena al siguiente,
y así sucesivamente.

Cualquiera que sea la comida que elijas, asegúrate de que sea la más fácil para
prepararla con alimentos de origen vegetal. Puede que ya estés disfrutando de un
smoothie verde o de cereales con leche no láctea para el desayuno —sigue con
eso—. Tal vez ya te llevas un táper con ensalada al trabajo —en lugar de cubrirla
con atún o pollo, agrega unos garbanzos y listo—. En cuanto a la cena, intenta hacer
uno de tus platos favoritos con proteínas de origen vegetal en lugar de carne. Un
buen ejemplo es el chili: sustituye con frijoles negros molidos la carne y ni siquiera
notarás la diferencia.

Planificar tus comidas diarias de origen vegetal es clave. Eso asegura que te
gustará el plato que vas a comer y que tengas ganas de comerlo. La comida puede

ser saludable y de origen vegetal, pero también tiene que ser apetitosa. Asimismo, tienes que disfrutarla.

Mientras estés en el Nivel 1, comienza a eliminar uno o dos grupos de alimentos de origen animal. Éstos podrían ser:

Carnes rojas (ternera, cordero, cerdo y otras carnes rojas)

Pollo y aves de corral

Pescados y mariscos

Queso

Huevos

Miel

Mantequilla, nata y otros productos lácteos

Durante estos once días, aprende todo lo que puedas sobre la vida basada en plantas –sus beneficios, cómo se nutre tu cuerpo con este estilo de alimentación y las prácticas y costos que supone la producción de los productos animales–. Hay muchas razones para avanzar hacia una dieta íntegramente vegetal, pero concéntrate en buscar tus razones personales. Revisa las leyes, porque ofrecen valiosas perspectivas y apoyo, y te ayudarán a sentirte más seguro en tu transición.

Mantén tus objetivos en pequeños pasos *kaizen* en mente: una comida diaria íntegramente vegetal durante once días y la eliminación de uno o dos grupos de alimentos de origen animal. Eso es todo. ¿Qué podría ser más fácil?

TU ESTRATEGIA DIARIA EN EL NIVEL 1:

OPCIONES DE COMIDAS FÁCILES Y RECETAS RECOMENDADAS PARA EL NIVEL 1

DESAYUNO

Tostadas integrales sin gluten con mantequilla de nuez, acompañadas de un bol de fruta fresca cortada

Cereales calientes con leche de nuez, cubiertos con un plátano en rodajas

1 taza de yogur vegano mezclado con bayas frescas y cubierto con almendras crudas picadas y semillas de girasol

Smoothie sencillo: 1 taza de leche de nuez, 1 cucharada de proteína vegana en polvo, un puñado de espinacas y 1 bol de bayas congeladas sin azúcar

1 taza de musli con leche de nuez y una pieza de fruta fresca

Zumo de verduras y hortalizas mezcladas: col kale, un puñado de espinacas baby, 1 pera (pelada y cortada), 1 tallo de apio (cortado), ½ pepino (pelado y cortado) y el agua que sea necesaria para mezclar

Puré de aguacate en una tostada de cereales integrales sin gluten, cubierta con semillas de girasol crudas

NIVEL 1 - DESAYUNO
RECETAS PARA PROBAR

Smoothie verde de plátano y crema de almendra (página 198)

Smoothie de pastel de calabaza (página 199)

Smoothie de tarta de manzana (página 200)

Avena en remojo durante la noche con nueces y plátano (página 201)

COMIDA DEL MEDIODÍA

Humus y verduras frescas cortadas

Bufet de ensaladas con productos como garbanzos y tres tipos de frijoles por encima de la lechuga

Sopa de lentejas vegana (enlatada)

Hamburguesa de verduras con ensalada verde aderezada

Puré de aguacate y germinados en un pan de pita integral con 1 taza de sopa vegana de frijoles (enlatada)

Sándwich de humus de pan de cereales integrales sin gluten con zanahorias ralladas y pepinos cortados en rodajas finas

Ensalada de jardín (con muchas verduras para ensalada) cubierta con el aderezo y combinada con quinoa

NIVEL 1 - COMIDA DEL MEDIODÍA
RECETAS PARA PROBAR

Ensalada de alubias blancas y guisantes (página 202)

Ensalada de brócoli crudo (página 203)

Ensalada vegetariana cruda o ensalada arcoíris cruda (páginas 204-205)

Sopa minestrone vegana (página 206)

CENA

Surtido de verduras asiáticas salteadas sobre quinoa

Frijoles y arroz

Chile vegano (enlatado)

Fajitas veganas: pimientos salteados, cebollas y berenjenas servidas en tortitas integrales y cubiertas con salsa y jalapeños

Puré de boniatos, frijoles negros y ensalada de col kale como guarnición

Pizza de coliflor vegana (comprada en la tienda) y ensalada verde como guarnición

Pasta cubierta con salsa marinara preparada, calabacines al vapor y cebollas salteadas

NIVEL 1 - CENA
RECETAS PARA PROBAR

Salteado de berenjenas con salsa Maggie picante (página 207)

Cuenco de lechuga, aguacate y brócoli (página 208)

Burritos de frijoles negros y col kale (página 211)

NIVEL 2
EL AUMENTO

¡VAMOS A IR UN POCO MÁS LEJOS! Durante los próximos once días, comprométete a comer dos comidas diarias íntegramente vegetales. Una vez más, éstas podrían ser el desayuno y la comida del mediodía o el desayuno y la cena, o la comida del mediodía y la cena −cualquier combinación que funcione para ti−. Planifica en qué comidas comerás sólo alimentos de origen vegetal.

En el Nivel 1, eliminaste uno o dos grupos de alimentos de origen animal. En el Nivel 2, continúa reduciendo lentamente el consumo de productos animales, al mismo tiempo que incrementas el número de alimentos de origen vegetal en tu dieta. ¿Hay productos animales a los que no quieres renunciar en tu dieta? Elimínalos durante los siguientes once días.

Ten en cuenta la motivación para cambiar. Cuando sabes exactamente *por qué* seguir una dieta 100% vegetal, no te alejarás del estilo de vida. Por eso es muy importante conocer tanto los beneficios de un estilo de vida íntegramente vegetal como los efectos que puede tener comer productos de origen animal en tu salud y en el medio ambiente. Una vez que tu mente y tu corazón lo incorporan, no hay marcha atrás. Las veintidós leyes te ayudarán.

TU ESTRATEGIA DIARIA EN EL NIVEL 2:

OPCIONES DE COMIDAS FÁCILES Y RECETAS RECOMENDADAS PARA EL NIVEL 2

Revisa las sugerencias de comidas detalladas para el desayuno, la comida del mediodía y la cena. Duplica las del Nivel 1: elige dos comidas diarias que sean íntegramente vegetales y disfrútalas durante los próximos once días.

El Nivel 2 es el momento adecuado para empezar a cocinar más a base de plantas. Empieza con las recetas de este libro. Te proporcionarán inspiración e ideas de comidas sorprendentes, iy descubrirás lo increíblemente sabrosas y creativas que pueden ser las comidas íntegramente vegetales! Ésta fue la clave de mi éxito, y también una de las primeras cosas que les digo a los demás que hagan. Identifica por lo menos tres recetas del Nivel 1 y del Nivel 2 que disfrutarás y podrás prepararte regularmente durante los próximos once días.

Asimismo, experimenta convirtiendo algunas de tus recetas favoritas en recetas íntegramente vegetales. Disfruta de burritos de frijoles utilizando el refrito de frijoles en lugar de carne, hamburguesas vegetarianas en lugar de hamburguesas de carne y verduras asadas, en lugar de pollo, en sándwiches. Muchas sopas, estofados y guisos pueden convertirse en platos veganos con unos cambios sencillos.

NIVEL 2 - DESAYUNO RECETAS PARA PROBAR

Cuenco de *smoothie* con mantequilla de cacahuete (página 212)

Musli casero (página 213)

Parfait de mantequilla de cacahuete, avena y semillas de chía (página 215)

Tazón de delicias de arándanos (página 216)

Tostadas de aguacate con semillas de girasol y germinados (página 218)

NIVEL 2 - COMIDA DEL MEDIODÍA RECETAS PARA PROBAR

Ensalada de pasta con palmitos y guisantes dulces (página 217)

Ensalada de coles de Bruselas afeitadas (página 220)

Tostadas de boniato con humus y germinados de brócoli (página 221)

Ensalada de frijoles de inspiración mexicana (página 223)

Sopa de guisantes partidos (página 224)

Sándwich con lechuga y atún vegano de garbanzos (página 232)

Hamburguesas de aguacate y garbanzos (página 235)

NIVEL 2 - CENA
RECETAS PARA PROBAR

Hamburguesas de aguacate y garbanzos
(página 235)

Ñoquis de espinacas y champiñones con
carne de nueces (página 227)

Boniatos rellenos (página 228)

Tacos de lechuga con «chorizo» de setas
(página 231)

Cuando hayas completado los niveles 1 y 2, tendrás un montón de comidas de origen vegetal en tu haber. En el camino, has comenzado a adoptar nuevos hábitos y has reprogramado tu cuerpo y tu mente. Cuando estaba estudiando psicología en la universidad, descubrí que muchos psicólogos creen que se tardan alrededor de veintiún días en crear o romper un hábito. Cuanto más a menudo te comprometes en una conducta específica, más vías construye tu cerebro para apoyar esa conducta. Los científicos llaman a eso «neuroplasticidad»: la capacidad del cerebro para alterar sus conexiones y respuestas a la nueva información y acciones que recibe.

Estás en el camino correcto para cambiar tu estilo de vida para siempre y convertirte en la mejor versión de ti mismo. Ahora tienes que ir más lejos: cuarenta y cuatro días comiendo al 100 % alimentos de origen vegetal. De eso trata el Nivel 3, ¡y estás preparado para ello!

RECOMENDACIONES EN LAS TRANSICIONES

Al hacer la transición a una dieta 100 % vegetal, uno de los primeros cambios —y de los más fáciles— que hacen las personas es dejar de tomar productos lácteos y huevos. Como me dijo uno de mis clientes que hizo el cambio: «No más alergias nasales, no más infecciones de sinusitis y mi acné ha desaparecido por completo. Si hubiera conocido estos beneficios colaterales, ¡hace años que me hubiera pasado a la dieta íntegramente vegetal!».

HAY TANTOS SUSTITUTOS SALUDABLES VEGANOS, QUE NO VAS A ECHAR DE MENOS, EN ABSOLUTO NI LA LECHE NI LOS HUEVOS.

SUSTITUIR LOS HUEVOS

Cómo eliges sustituir los huevos depende de en qué se han utilizado (y para qué se utilizarán). El puré de plátano maduro o la compota de manzana pueden utilizarse fácilmente en las recetas en lugar de los huevos; ¼ de taza de yogur no lácteo es otro buen sustituto. Sin embargo, si el huevo es necesario para «atar» ingredientes, deberás mejorar tu juego:

HUEVOS DE LINO: Para cada huevo de la receta, mezcla 1 cucharada de semillas de lino molidas con 3 cucharadas de agua tibia. Deja reposar unos pocos minutos antes de usarlos en la receta.

HUEVOS DE CHÍA: Para cada huevo de la receta, mezcla 1 cucharada de semillas de chía con 2 cucharadas y media de agua tibia. Deja reposar unos minutos, hasta que la mezcla se vuelve un poco «gomosa», antes de usarlos en la receta. (También puedes moler las semillas de chía primero para reducir su apariencia en tus postres caseros).

Estos sustitutos de huevo son ideales en las recetas para hacer galletas e incluso pudin. Sin embargo, si el huevo en su receta original se utiliza para la levadura (lo que significa que ayuda a que el producto final «suba», como en el caso de las magdalenas o los panes rápidos), entonces necesitas algo un poco más ligero:

2 cucharaditas de bicarbonato de sodio
+ 2 cucharadas de agua tibia

1 cucharadita de polvo de hornear
+ 1 cucharadita de vinagre de manzana

Huevos de lino como se describió anteriormente.

SUSTITUIR LA MANTEQUILLA Y EL ACEITE

Hay más mantequillas veganas que nunca. De la mantequilla de coco y cremas batidas hasta mi favorito actual, la mantequilla vegana de Miyoko; no te pierdas el olor a mantequilla derretida en tu tostada caliente de desayuno.

Para alternativas caseras óptimas, incluso si un ingrediente ya es vegano (como el aceite vegetal), ¡todavía puedes hacer la receta más saludable! Aquí tienes algunos sustitutos comunes de la mantequilla (o margarina) y del aceite:

SUSTITUTOS DE LA MANTEQUILLA: La misma cantidad de mantequilla no láctea, aceite de coco, aceite de oliva, manteca vegana, puré de aguacate; $^3/_4$ de taza de ciruelas pasas mezcladas con $^1/_4$ de taza de agua por 1 taza (2 barras) de mantequilla.

SUSTITUTOS DE ACEITE, UNO A UNO: Puré de plátano, 2 a 3 cucharaditas de semillas de chía, o aceite de coco derretido mezclado con 1 taza de agua.

Ten en cuenta el sabor de lo que estás utilizando como sustituto. Por ejemplo, el puré de aguacate podría funcionar bien para un pan oscuro, salado, pero no tanto en un pastel de color claro.

EDULCORANTES

Si una receta requiere miel, azúcar, azúcar moreno u otro edulcorante, puedes elegir para aumentar su valor nutritivo un edulcorante algo más saludable, menos denso en calorías y con un índice glucémico más bajo. Las sustituciones comunes incluyen:

$^1/_2$ cucharadita de extracto puro de vainilla por 2 cucharadas de azúcar

Compota de manzana para el azúcar (las mismas cantidades)

Néctar de agave o sirope de arce para la miel (mismas cantidades)

Azúcar de coco para el azúcar (mismas cantidades)

También podrías añadir canela y reducir la cantidad total de azúcar o edulcorante en una receta, porque en un principio las recetas son a menudo mucho más dulces de lo necesario.

LECHE Y NATA

Siempre me sorprendo cuando veo el enorme estante de leche no láctea en mi supermercado. Utiliza leches no lácteas, como la leche de almendra, la leche de arroz, la leche de coco, la leche de anacardos o la leche de semillas de cáñamo, por citar sólo algunas, en lugar de la leche de vaca en tus *smoothies*, con los cereales y para otras necesidades básicas. Es bastante fácil, simplemente sustituye la leche de vaca por leche no láctea, pero ¿qué pasa con otras formas de leche o con recetas más complejas? Éstos son algunos sustitutos que puedes emplear:

SUERO DE MANTEQUILLA: Bate 1 taza de leche no láctea y 2 cucharaditas de vinagre de manzana o zumo de limón fresco y deja reposar durante 10 minutos. O mezcla, a partes iguales, crema agria vegana y agua.

LECHE EVAPORADA: Enfría una lata de leche entera de coco durante la noche. Saca la crema blanca espesa y úsala en lugar de la leche evaporada.

CREMA BATIDA: Enfría una lata de leche de coco entera durante la noche. Vierte la crema blanca espesa en un tazón y bátela hasta dejarla a punto de nieve.

QUESO: Haz queso de anacardos o cómpralo en tiendas especializadas en productos veganos. Puede ser el sustituto del queso lácteo en la mayoría de recetas.

YOGUR: Prueba el yogur vegano si eres un amante del yogur.

NIVEL 3
EL COMPLETO

DURANTE LOS PRÓXIMOS CUARENTA Y CUATRO DÍAS, come tres comidas y tentempiés íntegramente vegetales cada día–en otras palabras, seguirás una dieta al 100 % vegetal. Te daré ejemplos de menús para ayudarte durante tu transición.

Ahora es el momento de eliminar los alimentos de origen animal que quedaban en tu dieta. Céntrate en añadir más fuentes de proteínas de origen vegetal en su lugar. Presta atención a las listas de ingredientes y evita los alimentos que contienen gelatina, cuajo y otros productos de origen animal, como lácteos y huevos.

Como parte de tu nueva aventura, visita restaurantes veganos. Consulta la sección Recursos (página 297) en la que encontrarás algunas recomendaciones. Prueba restaurantes étnicos, que tienden a tener muchas opciones de origen vegetal. Aquí tienes algunos ejemplos: chino (salteado de verduras, berenjena con ajo o tofu frito); tailandés (platos tai vegetarianos, curry de coco); japonés (sushi vegetariano, edamame, sopa de miso, ten cuidado porque algunos alimentos asiáticos contienen salsa de pescado); etíope (lentejas, berzas, guisantes amarillos partidos); indios (chana masala, aloo gobi, lentejas, samosas veganas); mediterránea (humus, hojas de parra rellenas, berenjenas ghanoush); mexicana (burritos o tacos de frijoles, asegúrate de que no se cocinen en manteca de cerdo).

TU ESTRATEGIA DIARIA EN EL NIVEL 3:

OPCIONES DE COMIDAS FÁCILES Y RECETAS RECOMENDADAS PARA EL NIVEL 3

Mientras continúas tu camino hacia la alimentación íntegramente vegetal, tengo algunas herramientas de planificación de comidas para ayudarte a trazar tu éxito. Las personas que se incorporan a la alimentación íntegramente vegetal quieren saber qué cantidad tienen que comer para lograr un cuerpo más delgado y saludable, y cómo cocinar platos que consigan ese objetivo.

LAS RACIONES DE *GREENPRINT*

En primer lugar, ¿qué cantidad de cada grupo de alimentos vegetales deberías comer diariamente? En general, el desglose diario es más o menos así:

Cereales: hasta 1 taza y media, cocinados

Frijoles y legumbres: hasta 2 tazas, cocinados

Vegetales con almidón (como las patatas o los boniatos): de media a 1 taza

Verduras de hoja verde y otros vegetales: cantidades ilimitadas; trata de comer de 1 a 2 cuencos de verduras de hoja verde

Frutos secos, mantequilla de nueces, semillas y mantequilla de semillas: de 1 a 2 cucharadas

Fruta: de 1 a 3 raciones (1 pieza de fruta fresca, 1 bol de bayas o fruta fresca cortada)

Grasas y aceites saludables: 1 cucharada de aceite, de ¼ a ½ de aguacate o 10 aceitunas

EL PLATO *GREENPRINT*

Pon todo esto junto visualizando tu plato *Greenprint* en las comidas. Debe verse algo como esto:

La mitad de tu plato (50 %) debe estar lleno de vegetales. Piensa: brócoli, coliflor, espárragos, judías verdes, tomates, así como verduras de hoja verde, como espinacas y col kale. Las ensaladas están incluidas aquí.

Un cuarto de tu plato (25 %) debe ser proteínas vegetales: frijoles y legumbres, o una combinación de éstos con frutos secos y semillas.

El 15 % de tu plato puede ser cereales cocidos o verduras con almidón.

El resto del plato está dedicado a grasas saludables.

Tu plato puede no verse así en todas las comidas, pero es una buena guía para preparar una comida saludable íntegramente vegetal.

LA DESPENSA *GREENPRINT*

Sé un comprador 100 % vegetal. Ve a la tienda y compra ¡todos los alimentos de origen vegetal que puedas conseguir! Aquí tienes con qué puedes abastecerte:

PRODUCTO

VEGETALES
(frescos y congelados)

Verduras de hoja verde (col kale, espinaca, rúcula, lechugas y demás)

Otras verduras (brócoli, coliflor, coles de Bruselas, germinados, cebollas, tomates, apio, pimientos, calabaza de verano, judías verdes, zanahorias, etc.)

VEGETALES CON ALMIDÓN
(frescos y congelados)

Remolacha

Maíz

Chirivías

Guisantes

Patatas

Calabaza

Boniatos

Calabaza de invierno

FRUTA

Aguacates

Plátanos y otras frutas tropicales

Bayas

Cítricos

Melones

Frutas con hueso (melocotón, ciruelas, nectarinas)

CEREALES

Los saludables cereales integrales representan una base ideal o una guarnición y proporcionan proteínas e carbohidratos. Para el desayuno, la comida del mediodía o la cena, ten los siguientes artículos a mano:

Amaranto

Arroz integral

Trigo sarraceno

Mijo

Avena

Quinoa

HARINAS

Harina de almendras

Harina de garbanzos

Mezcla de harina sin gluten

FRIJOLES Y LEGUMBRES

Los frijoles y las legumbres secos o enlatados proporcionan una base ideal para la mayoría de las comidas: chile, masala, sopas, curris, salsas y otros grandes platos. Busca latas sin revestimiento BPA u opta por frascos de vidrio. (BPA es una toxina que interrumpe la función hormonal del cuerpo).

Frijoles negros

Frijoles Cannellini

Garbanzos

Frijoles rojos

Lentejas

Alubias blancas

Frijoles pintos

Guisantes partidos

TEN CUIDADO
CON ALGUNOS ALIMENTOS
VEGETALES

No todos los alimentos integrales de origen vegetal son iguales, por eso es importante saber cómo sustituir alimentos con un perfil nutricional menos completo por opciones más completas de nutrientes. Hacerlo te ayudará a obtener más nutrientes, a sentirte más lleno y a reducir los antojos. Aquí tienes algunos intercambios de plantas saludables que puedes probar:

PATATAS BLANCAS

En lugar de patatas blancas (que, con moderación, son saludables), come más boniatos –obtendrás más fibra (tres veces más), así como muchísima vitamina A. Disfruta de los boniatos al horno o añade boniatos cortados en dados a tus sopas favoritas o platos de quinoa.

PICATOSTES

¿Adictos al crujiente que los picatostes añaden a tus ensaladas? Intenta cambiar los picatostes tradicionales, ricos en colesterol, por frutos secos frescos o asados (prueba con almendras, anacardos o nueces).

ARROZ BLANCO

¿Detecto un tema común? Los alimentos blancos, en general, tienen menos valor nutricional que las alternativas más coloridas. Intenta reemplazar el arroz blanco por la quinoa –una proteína integral con mayor contenido de fibra y menos carbohidratos–. (La quinoa es una gran alternativa a la harina de trigo estándar, también basada en la pasta). Y si estás buscando una opción baja en carbohidratos, prueba el arroz de coliflor, que está disponible en la sección de alimentos congelados de tu supermercado.

CEREALES

La mayoría de los cereales están repletos de azúcar y carbohidratos vacíos. Un tazón caliente de avena, con unos frutos secos y frutas esparcidas en la parte superior, te proporciona un desayuno más saludable con un completo perfil nutricional.

ZUMO DE NARANJA

Nada mejor que un zumo fresco, pero al descartar la piel, también estás descartando muchos nutrientes. En cambio, tomar un *smoothie* de frutas te aportará satisfacción a largo plazo y proporcionará a tu cuerpo el combustible que necesita para pasar el día. Puedes maximizar los beneficios de los *smoothies* incluyendo complementos saludables como semillas de chía, crema de almendras o un puñado de verduras. Mezclar una cucharada de proteína vegana en polvo en tu *smoothie* te brindará un impulso añadido para empezar el día con energía.

CARNE VEGETAL

Antes de que se conviertan en «carne», los productos a base de soja se someten a un procesamiento intensivo y a menudo utilizan productos OGM. Puedes preparar fácilmente deliciosas alternativas de carne con alto contenido de proteínas usando arroz salvaje, frutos secos, frijoles, lentejas, quinoa y boniatos.

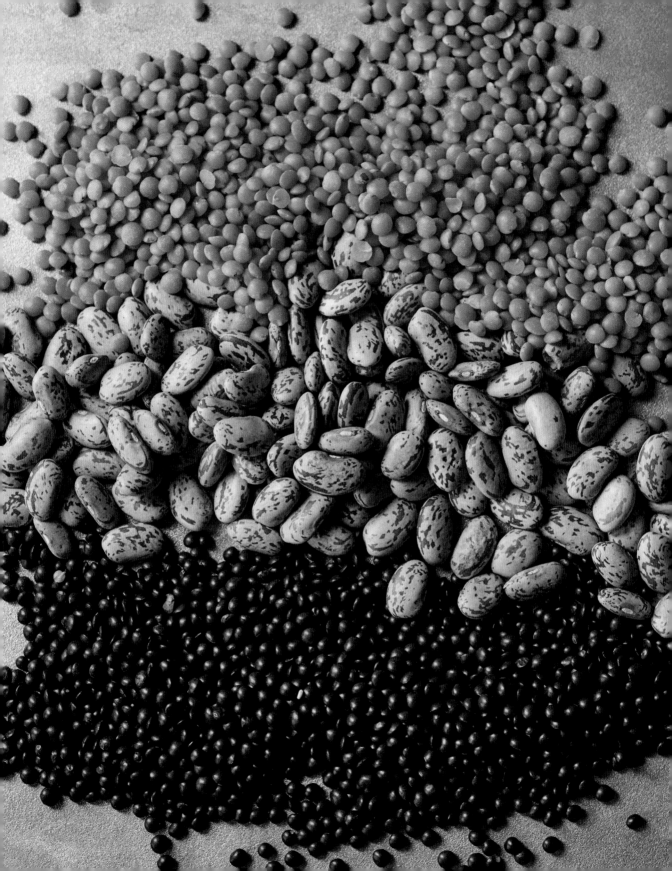

FRUTOS SECOS Y SEMILLAS

Incluir semillas y frutos secos en tus comidas añade proteínas y oligoelementos, entre otros nutrientes. Los frutos secos y las semillas no permanecen frescos para siempre; dependiendo del fruto seco o de la semilla, se conservan en cualquier lugar entre seis meses y dos años. Es una buena idea comprobar regularmente en tu despensa las fechas de caducidad, para que no se vuelvan obsoletos o rancios. O ponerlos en la nevera una vez has abierto un envase nuevo.

Algunas sugerencias incluyen:

Almendras

Anacardos

Semillas de chía

Semillas de lino

Semillas de cáñamo

Mantequilla de nuez

Cacahuetes (técnicamente, una legumbre)

Nueces pecanas

Piñones

Semillas de calabaza

Semillas de sésamo

Semillas de girasol

Surtido de frutos secos veganos

Nueces

LECHE DE FRUTOS SECOS

Leche de almendras

Mezcla de leche de almendras y de coco

Leche de anacardos

Leche de coco

FRUTA DESHIDRATADA Y VEGETALES

Manzanas (deshidratadas)

Albaricoques (deshidratados)

Arándanos

Grosellas

Dátiles

Higos

Ciruelas

Pasas

Shiitakes y otras setas

Tomates secados al sol

HIERBAS Y ESPECIAS

Además de añadir sabor a la comida, las especias y las hierbas contienen micronutrientes esenciales. Aunque las hierbas frescas son las mejores, ten un *stock* de hierbas secas a mano y utilízalas para aumentar el sabor de casi cualquier comida, te ayudarán a disfrutar de tus platos veganos. Para platos dulces, prueba la canela, el jengibre, la vainilla, o incluso una pizca de pimienta de cayena. Otras sugerencias incluyen el tomillo, el orégano, la albahaca, el pimentón y el comino.

Albahaca, seca

Granos de pimienta negra, para moler

Pimienta de cayena

Chile en polvo

Canela molida

Cilantro, molido y semillas enteras

Comino, molido y semillas enteras

Curry en polvo

Copos de dulce

Ajo en polvo

Nuez moscada, semillas enteras frescas para rallar

Cebolla en polvo

Orégano, seco

Pimentón, normal

Pimentón, ahumado

Perejil, seco

Especias de pastel de calabaza

Sal marina

Tomillo, seco

Cúrcuma, molida

Extracto de vainilla, puro

GRASAS SALUDABLES

Aguacates

Aceite de coco

Aceite de semillas de uva

Aceite de oliva

Aceitunas

Aceite de sésamo

Aderezos veganos para ensalada

VINAGRES

Vinagre balsámico

Vinagre de manzana

Vinagre blanco destilado

Vinagre de vino tinto

Vinagre de arroz

CONDIMENTOS/ DIVERSOS

Néctar de agave

Compota de manzana, sin azúcar

Levadura en polvo, sin gluten

Bicarbonato de sodio

Salsa de barbacoa

Aminos de coco

Aminos de coco en una base de salsa teriyaki

Wraps de coco

Maicena

Salsa picante o sriracha

Humo líquido

Sirope de arce, puro

Mayonesa, vegana

Mostaza, Dijon

Mostaza, molida gruesa

Levadura nutricional

Tahini

Pasta de tomate

Proteína de vainilla en polvo vegana

Caldo de verduras

Muchos de estos elementos puede que ya estén en tu despensa, por lo que es sólo una cuestión de completar lo que tienes con algunos ingredientes adicionales. Mientras estás revisando tu despensa, asegúrate de eliminar cualquier artículo que no necesitarás cuando cambies a una dieta íntegramente vegetal. Cuidado con los alimentos que están muy procesados y los que contienen productos de origen animal. Cuando tengas tu despensa en orden, tendrás todo listo para una larga y saludable vida basada en plantas.

CUENCOS VEGANOS

¿Te está costando mucho preparar comidas saludables?
¿Estás atascado con una simple, nutritiva cena? Entonces,
los cuencos veganos podrían ser lo que te ha faltado hasta
ahora. Son fáciles de preparar y deliciosos para comer; todo
lo que tienes que hacer es elegir algunos ingredientes y
ponerlos juntos. Así es cómo se preparan:

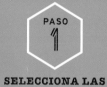

PASO 1

SELECCIONA LAS VERDURAS

Pueden ser frescas, al vapor, a la plancha o asadas, pero querrás muchas verduras para tus cuencos veganos. Intenta que haya una variedad de colores en cada cuenco, ¡y no olvides tus verduras de hoja verde! Cualquier verdura servirá, incluso si se trata de las sobras de la noche anterior o de verduras congeladas.

PASO 2

SELECCIONA LOS CARBOHIDRATOS

Oriéntate hacia los carbohidratos complejos y aléjate de los carbohidratos simples (como el arroz blanco, la pasta blanca, las patatas blancas, etc.). Algunas buenas opciones incluyen la quinoa, el arroz salvaje y los boniatos. También es un buen momento para probar otros cereales, como el mijo o el sorgo. Mantén tu ración de cereales en aproximadamente $1/2$ taza.

PASO 3

AÑADE PROTEÍNAS

Las verduras y los carbohidratos complejos ya contienen algunas proteínas, pero puedes aumentar el contenido proteico añadiendo frijoles, legumbres, frutos secos y/o semillas. Opciones deliciosas incluyen lentejas, garbanzos, almendras laminadas, semillas de cáñamo y semillas de calabaza. Quédate con raciones de aproximadamente $1/2$ taza de frijoles y legumbres y $1/4$ de taza de frutos secos y semillas.

PASO 4

APUESTA POR LAS GRASAS SALUDABLES

Las grasas son una parte importante de cualquier dieta y ayudan a completar tu cuenco vegano. Algunas ideas incluyen el aceite de oliva, el tahini y el aguacate. Si previamente has añadido grasas (como los corazones de cáñamo, los frutos secos o las semillas), ¡ten cuidado con la cantidad de grasa adicional que añades a tu cuenco!

PASO 5

¡SABOR!

Añade algo de sabor a tu cuenco con hierbas, especias o aderezos. Varias posibilidades, entre otras: zumo de limón fresco, cilantro fresco picado, una pizca de curry en polvo, o un aderezo.

LOS 44 DÍAS COMPLETOS DE LA DIETA *GREENPRINT*

El siguiente plan es una guía sencilla y adaptable para hacer la transición completa a la alimentación 100 % vegetal. Abarca 44 días de comidas. Para tener éxito:

// Trata de seguir al pie de la letra el plan de comidas, tanto como sea posible. Está bien sustituir los alimentos siempre y cuando sean 100 % alimentos vegetales integrales. Evita los alimentos veganos procesados.

// Planifica y prepara tus comidas de acuerdo con las pautas de ración y plato descritas en la página 179.

// No tomes bebidas alcohólicas, por tres razones:

1 Estarás bebiendo calorías vacías.

2 El alcohol conduce a la deshidratación, que te provoca estar más hambriento y reduce tu fuerza de voluntad, lo que conduce a malas elecciones de alimentos.

3 Empezarás a caer en viejos hábitos y desearás alimentos que has eliminado de tu dieta. Más adelante, después de haber experimentado los beneficios de la dieta íntegramente vegetal, no dudes en disfrutar de vez en cuando de una cerveza, una copa de vino o de licor como parte de tu nuevo estilo de vida saludable.

// Asegúrate de mantenerte bien hidratado bebiendo mucha agua durante todo el día. Otras bebidas permitidas son el té, las infusiones, el café y el agua de coco sin endulzar.

// Sigue mis recomendaciones sobre el ayuno intermitente pasando de 14 a 16 horas sin comida durante la noche.

// Come hasta que te sientas saciado en un 80 % en cada comida; no te excedas o, de lo contrario, atiborrarás tu estómago.

¡EMPECEMOS!

DESAYUNOS - CADA DÍA

// Un *smoothie* a base de vegetales (*véase* páginas 198-200)

// Un cereal integral, como la quinoa, la harina de avena o el musli, con leche de nuez y una pieza de fruta fresca

// Una tostada de cereales integrales sin gluten con puré de aguacate y una pieza de fruta fresca

// Un tazón de desayuno con alimentos vegetales

// Cualquier desayuno vegetal favorito

---

1. Típico sándwich de Estados Unidos con beicon, lechuga y tomate. *(N. de la T.)*

DÍA 1

COMIDA DEL MEDIODÍA //
Calabacín en espirales mezclado con quinoa y un aderezo de ensalada a tu elección

TENTEMPIÉ DE LA TARDE //
Fruta fresca con una cucharada de mantequilla de nuez

CENA // *Prepara tu propio burrito:* rollitos integrales, frijoles negros o pintos, alguna salsa y una cantidad pequeña de, al menos, dos vegetales, como cebolla picada, pimientos picados, jalapeños en rodajas y/o lechuga rallada

DÍA 2

COMIDA DEL MEDIODÍA //
Rúcula con almendras laminadas, uvas y brócoli troceado, rociado con vinagreta

TENTEMPIÉ DE LA TARDE //
Un puñado de garbanzos tostados

CENA // Frijoles negros, col kale y quinoa, cubierto con salsa y rodajas de aguacate

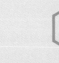

DÍA 3

COMIDA DEL MEDIODÍA //
Hamburguesa de frijoles negros en un panecillo de cereales integrales sin gluten con espinacas frescas y tomates secados al sol

TENTEMPIÉ DE LA TARDE //
Una barrita vegana de frutos secos y fruta

CENA // Quinoa cocinada con chili vegano

DÍA 4

COMIDA DEL MEDIODÍA //
Sobras de la hamburguesa de frijoles negros del día 3

TENTEMPIÉ DE LA TARDE //
Tazón de edamame

CENA // *Salteado de garbanzos:* garbanzos, pimientos, cebollas picadas y col rallada, cocinado con aminos de coco y servido con arroz o quinoa

DÍA 5

COMIDA DEL MEDIODÍA //
Garbanzos sobrantes del salteado del día 4

TENTEMPIÉ DE LA TARDE //
Pita tostada sin gluten con salsa y guacamole

CENA // Rollos de sushi vegetariano, sopa de miso y edamame

DÍA 6

COMIDA DEL MEDIODÍA //
Boniato al horno cubierto con frijoles pintos, pimientos, espinacas y salsa de piña

TENTEMPIÉ DE LA TARDE //
¼ de cuenco de humus con verduras y hortalizas frescas para untar (zanahorias, apio, hojas de lechuga romana, pimientos, etc.)

CENA // Frijoles negros con chili y ensalada verde, rociado con aderezo para ensaladas

DÍA 7

COMIDA DEL MEDIODÍA //
¼ de cuenco con humus de frijoles negros con apio, zanahorias y pepinos para untar, un puñado de almendras y 1 bol de uvas

TENTEMPIÉ DE LA TARDE //
Una pieza de fruta fresca

CENA // Sobras de los frijoles negros con chili del día 6 con ensalada verde aderezada

DÍA 8

COMIDA DEL MEDIODÍA //
Frijoles y arroz

TENTEMPIÉ DE LA TARDE //
¼ de cuenco de humus de frijoles negros con verduras y hortalizas frescas para untar (zanahorias, apio, hojas de lechuga romana, pimientos, etc.)

CENA // *Pasta de garbanzos con pesto:* Salteado de calabacín, berenjena, cebolla y champiñones, mezclados con pasta de garbanzos y salsa de pesto

DÍA 9

COMIDA DEL MEDIODÍA //
Garbanzos sobrantes de la pasta con pesto desde el día 8

TENTEMPIÉ DE LA TARDE //
¼ de cuenco de humus de frijoles negros con verduras y hortalizas frescas para untar (zanahorias, apio, hojas de lechuga romana, pimientos, etc.)

CENA // Boniato al horno con 1 cucharada de aceite de coco fundido, ½ cuenco de frijoles negros y tanta verdura al vapor como quieras (o una ensalada verde)

DÍA 10

COMIDA DEL MEDIODÍA //
Ensalada grande: por lo menos 3 tazones de verduras con ensalada de vegetales, como cebollas y tomates, 3 cucharadas semillas de calabaza o cáñamo y aderezo a tu elección

TENTEMPIÉ DE LA TARDE //
30 gramos de almendras y 3 cucharadas de pasas

CENA // Quinoa con brócoli y coliflor cocidos, cubierta con salsa sriracha

DÍA 11

COMIDA DEL MEDIODÍA //
Ensalada grande: al menos 3 tazones de verduras (las que te guste), ½ cuenco de frijoles o lentejas, 2 cucharadas de almendras laminadas, vegetales y aderezo a tu elección

TENTEMPIÉ DE LA TARDE //
Manzana con 2 cucharadas de crema de almendras

CENA // Pizza de coliflor vegana (comprada en la tienda) con ensalada verde aderezada

DÍA 12

COMIDA DEL MEDIODÍA //
Sándwich: puré de aguacate en una pita sin gluten o tortita rellena de germinados, espinacas, rodajas de tomates cherry u otros vegetales

TENTEMPIÉ DE LA TARDE //
1 taza de leche de almendras mezclada con 1 cucharada de proteína vegana de vainilla en polvo y unos cubitos de hielo

CENA // *Fajitas veganas:* pimientos salteados, cebollas y berenjenas servidas sobre tortitas integrales y cubiertas con salsa y jalapeños

DÍA 13

COMIDA DEL MEDIODÍA //
Sobras de las fajitas veganas del día 12

TENTEMPIÉ DE LA TARDE //
¼ de taza de frutos secos veganos o 2 cucharadas de almendras o anacardos crudos y 2 cucharadas de fruta seca

CENA // 1 taza de quinoa, arroz integral o mijo cocidos, servido con ½ taza de aguacate picado, 1 taza de vegetales al vapor y el aderezo de tu elección

PARTE 2

NIVEL 3

EL COMPLETO

DÍA 14

COMIDA DEL MEDIODÍA //
Hojas de lechuga grandes o de repollo rellenas de frijoles, vegetales picados y salsa o guacamole

TENTEMPIÉ DE LA TARDE //
Un puñado de garbanzos tostados

CENA // Calabacín en espirales y calabaza amarilla, rematada con tomates en dados, 1 lata (425 gramos) de frijoles negros (escurridos y lavados) y unas rodajas de aguacate

DÍA 15

COMIDA DEL MEDIODÍA //
Wraps de la lechuga sobrante

TENTEMPIÉ DE LA TARDE //
1 pieza de fruta fresca

CENA // Sobras del calabacín en espirales y calabaza amarilla del día 14

DÍA 16

COMIDA DEL MEDIODÍA //
Sándwich: puré de aguacate en una pita o tortita sin gluten, relleno de germinados, espinacas, rodajas de tomates cherry u otros vegetales

TENTEMPIÉ DE LA TARDE //
¼ de cuenco de humus con verduras y hortalizas frescas para untar (zanahorias, apio, hojas de lechuga romana, pimiento, etc.)

CENA // *Frijoles, verduras y cereales:* mezcla de verduras salteadas con frijoles cocidos y cereales, cubiertos con salsa picante

DÍA 17

COMIDA DEL MEDIODÍA //
Frijoles y arroz

TENTEMPIÉ DE LA TARDE //
¼ de cuenco de surtido de frutos secos

CENA // Frijoles sobrantes, verduras y cereales del día 16

DÍA 18

COMIDA DEL MEDIODÍA //
Frijoles sobrantes y arroz del día 17

TENTEMPIÉ DE LA TARDE //
3 cucharadas de mantequilla de cacahuete con palitos de apio

CENA // *Fajitas veganas:* pimientos salteados, cebollas y berenjenas servidas en tortitas integrales y cubiertas con salsa y jalapeños

DÍA 19

COMIDA DEL MEDIODÍA //
Hojas de lechuga grandes o de repollo rellenas de frijoles, vegetales picados y salsa o guacamole

TENTEMPIÉ DE LA TARDE //
1 pieza de fruta fresca

CENA // Sopa de lentejas (enlatada) con verduras al vapor y tomate fresco en rodajas

ÍNTEGRAMENTE VEGETALES
TÁPERS

Podrías estar preguntándote qué tipo de comidas a base de plantas puedes poner en el táper que te llevas al trabajo para la comida de mediodía. No te preocupes, tengo algunas ideas.

SÁNDWICHES Y PANECILLOS

Sé creativo con los ingredientes de relleno, así como con lo que usas por fuera (pan vegano sin gluten, tortitas, galletas, hojas de lechuga, repollo, etc.). Éstas son algunas combinaciones a tener en cuenta:

Aguacate y tomate

Mantequilla de semillas de girasol y plátano

Humus y pepino

Quesadilla de espinacas y queso vegano

Wrap vegetariano

Tacos de frutos secos

Hamburguesa vegetariana

CUENCOS DE ARROZ Y ENSALADAS

Cuencos de arroz, cuencos de fideos y ensaladas, excelentes comidas para llevar. Además, puedes desarrollar tu inventiva con ingredientes y salsas, o simplemente utilizar lo que tengas a mano, como:

Quinoa, mijo

Arroz rojo, arroz salvaje, arroz integral

Lechuga cortada, col kale, repollo, zanahorias

Calabacín, pepino, fideos de zanahoria (invierte en un buen espiralizador, ¡te ahorrarás horas!)

Buenos ingredientes para cubrir: frutos secos triturados, semillas, picatostes, fruta deshidratada, etc.

Pasta (macarrones, fusilli, orzo, conchas)

Aunque no tengas problemas para ser creativo cuando se trata de preparar comidas estupendas, puede que te cueste encontrar el tiempo para prepararlas de cero cada día. Echa un vistazo a estos consejos para ahorrar tiempo:

HORNADAS ABUNDANTES

¿Hacer *muffins*? Haz una docena o dos extra y consérvalas en el congelador. Lo mismo para los panes rápidos y otros productos caseros.

GUERREROS DE FIN DE SEMANA

Prepara doble cantidad de lo que vayas a cocinar el fin de semana para que te sirva también para las comidas de la semana. Los guisos y las sopas son comidas calientes perfectas que se pueden hacer con anticipación.

¡SOBRAS!

Si hay una cena o dos que te encantan, ¿por qué no lo comes también en la comida del día siguiente? La pasta es un buen ejemplo.

DÍA 20

COMIDA DEL MEDIODÍA //
Rúcula con almendras laminadas, uvas y brócoli troceado, rociado con vinagreta

TENTEMPIÉ DE LA TARDE //
Fruta fresca con una cucharada de mantequilla de nuez

CENA // Frijoles negros con arroz integral, servido con una ensalada fresca rociada con el aderezo de tu elección o verduras al vapor

DÍA 21

COMIDA DEL MEDIODÍA //
Sobras de los frijoles negros con arroz integral del día 20

TENTEMPIÉ DE LA TARDE //
Un puñado de garbanzos tostados

CENA // *Prepara tu propio burrito:* rollitos integrales, frijoles negros o pintos, alguna salsa y una cantidad pequeña de, al menos, dos vegetales, como cebolla picada, pimientos picados, jalapeños en rodajas y/o lechuga rallada

DÍA 22

COMIDA DEL MEDIODÍA //
Hamburguesa de frijoles negros en pan de cereales integrales sin gluten con espinacas frescas y tomates secados al sol

TENTEMPIÉ DE LA TARDE //
1 pieza de fruta fresca

CENA // Sobras del burrito del día 21

DÍA 23

COMIDA DEL MEDIODÍA //
Sobras de la hamburguesa de frijoles negros del día 22

TENTEMPIÉ DE LA TARDE //
Un puñado de garbanzos tostados

CENA // Salteado de verduras asiático con guarnición de quinoa

DÍA 24

COMIDA DEL MEDIODÍA //
Sobras del salteado de verduras asiático

TENTEMPIÉ DE LA TARDE //
1 taza de leche de almendras mezclada con 1 cucharada de proteína vegana de vainilla en polvo

CENA // Champiñones portobello a la brasa rociados con vinagre balsámico, servidos con frijoles rojos y una ensalada verde aderezada

DÍA 25

COMIDA DEL MEDIODÍA //
Alcachofas hervidas con aderezo para ensaladas para untar y quinoa como guarnición

TENTEMPIÉ DE LA TARDE //
¼ de cuenco de surtidos de frutos secos

CENA // Hojas de parra veganas rellenas (compradas en la tienda) rematadas con humus, servido con una pequeña ensalada griega (lechuga, pepinos en rodajas, cebollas, aceitunas kalamata y aderezo griego)

PARTE 2

NIVEL 3

EL COMPLETO

DÍA 26

COMIDA DEL MEDIODÍA //
Sobras de las alcachofas hervidas del día 25 con aderezo para ensalada y quinoa como guarnición

TENTEMPIÉ DE LA TARDE //
2 cucharadas de mantequilla de cacahuete o almendras para untar con palitos de apio y rematado con pasas

CENA // Sobras de las hojas de parra veganas rellenas con humus del día 25

DÍA 27

COMIDA DEL MEDIODÍA //
Sándwich: puré de aguacate en una pita o tortita sin gluten, relleno de germinados, espinacas, rodajas de tomates cherry u otros vegetales

TENTEMPIÉ DE LA TARDE //
1 pieza de fruta fresca

CENA // *Ensalada:* verduras y hortalizas crudas, 1 bol de boniato en dados, ½ aguacate (en dados), ½ taza de lentejas cocidas, y el aderezo a tu gusto

DÍA 28

COMIDA DEL MEDIODÍA //
Ensalada grande: al menos 3 raciones de verduras (las que te gusten), ½ taza de frijoles o lentejas, 2 cucharadas de almendras laminadas, verduras y el aderezo a tu elección

TENTEMPIÉ DE LA TARDE //
Un puñado de guisantes wasabi

CENA // *Espaguetis de calabaza con cannellini:* cannellini, frijoles, champiñones, verduras y ajo salteado en aceite de oliva y mezclado con espaguetis de calabaza

DÍA 29

COMIDA DEL MEDIODÍA //
Sobras de los espaguetis de calabaza con cannellini del día 28

TENTEMPIÉ DE LA TARDE //
Yogur vegano y musli

CENA // Remolachas asadas, salteado de verduras y arroz integral cubierto con almendras en láminas

DÍA 30

COMIDA DEL MEDIODÍA //
Sobras de las remolachas asadas, salteado de verduras y arroz integral del día 29

TENTEMPIÉ DE LA TARDE //
Barrita vegana de frutos secos y frutas

CENA // Frijoles negros, arroz integral y salteado de chiles poblanos, sazonados con salsa picante

DÍA 31

COMIDA DEL MEDIODÍA //
Sobras de los frijoles negros, arroz integral y chiles poblanos del día 30

TENTEMPIÉ DE LA TARDE //
Fruta fresca con una cucharada de mantequilla de nuez

CENA // Salteado de frijoles negros, col y quinoa cubierto con salsa y rodajas de aguacate

DÍA 32

COMIDA DEL MEDIODÍA // Hojas grandes de lechuga o repollo rellenas de frijoles, verduras troceadas y salsa o guacamole

TENTEMPIÉ DE LA TARDE // 1 pieza de fruta fresca

CENA // Sopa de lentejas (enlatada) con guarnición de verduras al vapor y quinoa

DÍA 33

COMIDA DEL MEDIODÍA // Humus de frijoles negros con verduras y hortalizas para untar (zanahorias, apio, hojas de lechuga romana, pimientos, etc.)

TENTEMPIÉ DE LA TARDE // 1 taza de leche de almendras mezclada con 1 cucharada de proteína vegana de vainilla en polvo

CENA // *Pasta de garbanzos con pesto:* salteado de calabacín, berenjena, cebolla, y champiñones, mezclados con pasta de garbanzos y salsa de pesto

DÍA 34

COMIDA DEL MEDIODÍA // Sopa de tomate con guarnición de ensalada verde mezclada con quinoa

TENTEMPIÉ DE LA TARDE // ¼ de taza de humus de frijoles negros con verduras y hortalizas frescas para untar (zanahorias, apio, hojas de lechuga romana, pimiento, etc.)

CENA // *Fajitas veganas:* pimientos salteados, cebollas y berenjenas en tortitas integrales cubiertas con salsa y jalapeños

DÍA 35

COMIDA DEL MEDIODÍA // Sobras de las fajitas veganas del día 34

TENTEMPIÉ DE LA TARDE // 2 cucharadas de mantequilla de cacahuete o de almendras untadas en palitos de apio y rematadas con pasas

CENA // Salteado asiático de verduras con guarnición de quinoa

DÍA 36

COMIDA DEL MEDIODÍA // Sobras del salteado de verduras del día 35

TENTEMPIÉ DE LA TARDE // Una pieza de fruta fresca

CENA // Chile vegano (enlatado)

DÍA 37

COMIDA DEL MEDIODÍA // Puré de boniatos, frijoles negros y ensalada de col kale

TENTEMPIÉ DE LA TARDE // ¼ de cuenco de frutos secos

CENA // Pizza de coliflor vegana (comprada en la tienda) con ensalada verde

DÍA 38

COMIDA DEL MEDIODÍA // *Ensalada grande:* al menos 3 cuencos de verduras (las que quieras) con ½ taza de frijoles o lentejas, 2 cucharadas de almendras laminadas, verduras y aderezo a tu elección

TENTEMPIÉ DE LA TARDE // ¼ de cuenco de frutos secos

CENA // Pasta rematada con salsa marinara preparada, calabacín al vapor y cebollas salteadas

DÍA 39

COMIDA DEL MEDIODÍA //
Sobras de la pasta del día 38

TENTEMPIÉ DE LA TARDE //
Yogur vegano y musli

CENA // Frijoles y arroz con una ensalada verde aderezada

DÍA 40

COMIDA DEL MEDIODÍA //
Tres ensaladas de frijoles: cantidades iguales de frijoles rojos, judías verdes y alubias blancas rociadas con vinagreta, servida con arroz integral o quinoa

TENTEMPIÉ DE LA TARDE //
Un puñado de guisantes wasabi

CENA // Hojas de parra vegana rellenas (compradas en la tienda) rematadas con humus, servido con una pequeña ensalada griega (lechuga, pepinos en rodajas, cebollas, aceitunas kalamata y aderezo griego)

DÍA 41

COMIDA DEL MEDIODÍA //
Sobras de las hojas de parra rellenas con humus del día 40

TENTEMPIÉ DE LA TARDE //
Un puñado de guisantes wasabi

CENA // Hamburguesa de frijoles negros con pan integral sin gluten, espinacas frescas y tomates secados al sol

DÍA 42

COMIDA DEL MEDIODÍA //
Sobras de la ensalada de frijoles del día 40

TENTEMPIÉ DE LA TARDE //
1 taza de leche de almendras mezclada con 1 cucharada de proteína vegana de vainilla en polvo

CENA // Calabacín en espirales y calabaza amarilla rematada con tomates picados, 1 lata (425 gramos) de frijoles negros (escurridos y lavados) y unas rodajas de aguacate

DÍA 43

COMIDA DEL MEDIODÍA //
Ensalada grande: al menos 3 cuencos de verduras y hortalizas (las que quieras), 3 cucharadas de calabaza o semillas de cáñamo y aderezo a tu elección

TENTEMPIÉ DE LA TARDE //
Una manzana con 2 cucharadas de crema de almendras

CENA // Sobras del plato de calabacín en espirales del día 42

DÍA 44

COMIDA DEL MEDIODÍA //
Sopa de tomate o verduras veganas (enlatada) con una ensalada verde rociada con aderezo para ensaladas

TENTEMPIÉ DE LA TARDE //
Barrita vegana de nueces y frutas

CENA // *Frijoles, verdes y granos:* guisantes de ojos negros, repollo y cebada, cubiertos de salsa picante

LAS

RECETAS

GREENPRINT

PARA AYUDARTE EN TU DÍA A DÍA A BASE DE PLANTAS,

he creado las siguientes deliciosas recetas veganas de alimentos integrales. Están ordenadas en recetas de nivel 1, de nivel 2 y de nivel 3 para facilitar la utilización. Las recetas de nivel 1 son las más sencillas de preparar y requieren un tiempo mínimo de preparación. Las recetas de los niveles 2 y 3 son un poco más difíciles, pero no mucho.

Te animo a probar tantas como puedas para experimentar los increíbles sabores de los platos íntegramente vegetales. De la mayoría de las recetas salen múltiples raciones para que siempre tengas sobras a mano al día siguiente. He incluido, como un extra, varias recetas de mis postres favoritos a base de plantas. Si te gustan los dulces, te van a encantar. Date el gusto, si te apetece, un par de veces a la semana. ¡Disfruta!

SMOOTHIE VERDE DE PLÁTANO Y CREMA DE ALMENDRAS

RACIONES
1

Los *smoothies* de desayuno son algunas de mis formas favoritas para preparar comidas rápidas y ricas en nutrientes sin mucho lío. Este *smoothie* contiene todo lo que necesitas para empezar estupendamente el día, además de un rico sabor que te dejará con ganas de un segundo *smoothie*.

// En una licuadora, combina la leche no láctea, el plátano, la crema de almendras y las espinacas y licúa hasta que quede uniforme.

// Sirve el *smoothie* en un frasco cubierto con arándanos.

1 taza de leche de avena casera (página 239) o leche de almendra comprada en la tienda

1 plátano congelado

2 cucharadas de crema de almendras crujientes

2 cuencos de espinacas frescas

¼ de taza de arándanos congelados, para poner por encima

RECOMENDACIÓN

Para una opción sin frutos secos, utiliza leche de avena y sustituye la mantequilla de almendras por mantequilla de semillas de girasol.

SMOOTHIE DE PASTEL DE CALABAZA

RACIONES
2

¡Humm! Ahora puedes disfrutar del delicioso sabor del pastel de calabaza todo el año. Esta receta está rellena y llena de bondad, desde las especias hasta la saludable calabaza, además de la deliciosa proteína vegana de la vainilla en polvo para dar en el clavo.

// En una licuadora, mezcla todos los ingredientes y licúa hasta que esté uniforme.

// Divide el *smoothie* entre dos frascos y sírvelo.

De 1 a 1 taza y media de leche no láctea (de almendra, anacardo, cáñamo, etc.)

1 plátano congelado

2 cucharadas de crema de almendras

1 cucharada de proteína vegana de vainilla en polvo

1 cucharada de sirope de arce puro, o 1 o 2 dátiles sin hueso

⅔ de taza de puré de calabaza pura, enlatada

2 cucharaditas de especias de pastel de calabaza

Una pizca de sal marina

Cubitos de hielo (aproximadamente, 1 taza)

SMOOTHIE DE TARTA DE MANZANA

RACIONES
1

Aquí está el manjar favorito de Estados Unidos, improvisado en un *smoothie* decadente. Utilizando sólo unos cuantos ingredientes sabrosos, es muy fácil de mezclar para el desayuno o para un tentempié.

// En una licuadora, combina plátanos, anacardos, nueces, compota de manzana, dátiles, proteína en polvo, leche no láctea, canela y nuez moscada al gusto y mezcla hasta que quede uniforme.

// Sirve el *smoothie* en un frasco, cubierto con rodajas de manzana, nueces y una pizca de canela.

2 plátanos congelados

Un puñado de anacardos y unos pocos más para servir

Un puñado de pecanas y unas pocas más para servir

⅛ taza de compota de manzana sin azúcar

2 dátiles sin hueso (opcional)

1 cucharada de proteína vegana de vainilla en polvo

1 taza de leche no láctea (de almendra, anacardos, cáñamo, etc.)

½ cucharadita de canela en polvo, y un poco más para adornar

Nuez moscada recién rallada

Rodajas de manzana, para servir

AVENA EN REMOJO DURANTE LA NOCHE CON NUECES Y PLÁTANO

RACIONES
2

A mi familia le encanta esta avena nocturna con nueces y plátano, es abundante, deliciosa y muy fácil de preparar. Además, dado que se puede elaborar la noche anterior, hace que empezar el día con una nota saludable sea mucho más fácil. Puedes hacer fácilmente esta receta en grandes cantidades para disfrutar durante toda la semana.

// En un tazón pequeño, mezcla la avena, las semillas de chía y la leche de almendras.

// Pon la mezcla en la nevera durante la noche, o al menos durante unas horas.

// Cuando esté lista para servir, remueve la avena y la viertes en un frasco. Añade el plátano y las nueces.

// Si lo deseas, échale sirope de arce por encima para darle un toque extra de dulzor natural.

1 taza de copos de avena

4 cucharaditas de semillas de chía

1 taza y media de leche de almendras endulzada con vainilla u otra leche no láctea

1 plátano grande y maduro, rebanado

¼ de taza de nueces crudas picadas

1 cucharada de sirope de arce puro (opcional)

ENSALADA DE ALUBIAS BLANCAS Y GUISANTES AROMATIZADA CON HIERBAS

RACIONES
2

Esta ensalada es tan deliciosa como fácil de hacer. Prepárala de forma sencilla y ligera con una rebanada de pan tostado multigrano o sírvela en hojas de lechuga romana. Para que sea una comida más abundante, disfrútala con un acompañamiento de quinoa o arroz integral cocidos. Prepárala a tu gusto.

// Pon los guisantes congelados en un colador y déjalos debajo del grifo de agua fría para descongelarlos. Escurre bien los guisantes, luego ponlos en un cuenco grande y añades los frijoles, el pimiento y la cebolleta.

// PARA HACER EL ADEREZO. En un tazón mediano, bate juntos todos los ingredientes del aderezo y 2 cucharadas de agua. (Alternativamente, combina los ingredientes en un robot de cocina y procesa hasta que quede uniforme). Prueba y rectifica el condimento, si es necesario.

// Vierte el aderezo sobre la mezcla de guisantes y remueve para combinar.

// Cubre la ensalada con el aguacate en rodajas. Sazona con unos granos de pimienta negra y sirve con tus hierbas frescas favoritas espolvoreadas por encima.

1 taza de guisantes congelados

1 lata (425 gramos) de crema de frijoles o frijoles cannellini, escurridos y lavados

½ pimiento rojo, picado

1 cebolleta, cortada finamente

ADEREZO

¼ taza de menta fresca picada

½ taza de hojas de perejil frescas picadas

1 cucharada de eneldo fresco picado

1 cucharadita de ajo picado

Zumo de 1 limón

¼ de cucharadita de sal marina

1 cucharada de aceite de oliva extra virgen

PARA SERVIR

1 aguacate, en rodajas

Pimienta negra recién molida

Hierbas frescas (como albahaca, tomillo y/o estragón)

ENSALADA DE BRÓCOLI CRUDO

RACIONES
2

El brócoli es un vegetal desintoxicante y una gran fuente de vitaminas C y K, folato, potasio y fibra. El brócoli también ayuda a construir el colágeno (que reafirma la piel) y está lleno de antioxidantes.

// En un cuenco grande, mezcla el brócoli, los tomates, el pimiento, las semillas de calabaza y la cebolla roja para combinar.

// PARA HACER EL ADEREZO. En un tazón pequeño, mezcla la mostaza, el vinagre, el sirope de arce, el zumo de limón y 1 cucharada de agua hasta que quede uniforme.

// Vierte el aderezo sobre las verduras y remueve para cubrirlo uniformemente, o rocía sobre la parte superior para un recubrimiento más ligero. El aderezo sobrante se puede conservar en un recipiente hermético en la nevera durante 5 días.

6 tazas de cogollos de brócoli troceados

2 tazas de tomates cherry, en rodajas

1 pimiento amarillo, cortado

1 taza de semillas de calabaza con cáscara, ligeramente tostadas hasta que apenas se doren en el horno a 180°

½ taza de cebolla roja picada muy fina

ADEREZO

⅓ de taza de mostaza molida gruesa

¼ de taza de vinagre de manzana

2 cucharaditas de sirope de arce puro

1 cucharada de zumo de limón fresco

PREPARACIÓN: 10 MINUTOS / COCCIÓN: 0 MINUTOS / TOTAL: 10 MINUTOS

RACIONES
1

ENSALADA VEGETARIANA CRUDA

En casa, nos encantan los vegetales crudos, y especialmente me encanta cómo nos sentimos después de haberlos disfrutado en una comida. Aquí tienes la receta favorita de la familia, que estás obligado a disfrutar tanto como nosotros. Está repleta de nutrientes saludables, por no hablar de su sabor.

// **PARA PREPARAR EL ADEREZO.** En un tazón pequeño, mezcla todos los ingredientes del aderezo y 1 cucharada de agua.

// **PARA PREPARAR LA ENSALADA.** En un cuenco grande, combina el pepino, la zanahoria y el brócoli.

// Vierte el aderezo sobre las verduras y remuévelo.

// Pon por encima aceitunas, tomates y piñones. Sírvelo.

RECOMENDACIÓN

No dudes en añadir cualquier otro vegetal que tengas a mano. Esta receta es una estupenda manera de utilizar productos frescos que están languideciendo en la nevera.

ADEREZO

⅓ de taza de mostaza molida gruesa

¼ de taza de vinagre de manzana

1 cucharadita de sirope de arce puro

¼ de cucharadita de pimienta negra recién molida

1 cucharada de zumo de limón fresco

ENSALADA

1 pepino grande, cortado en espirales

1 zanahoria grande, cortada en espirales

1 tallo grande de brócoli, con la capa exterior dura pelada, en espirales

¼ de taza de aceitunas kalamata sin hueso

1 taza de tomates cherry, partidos por la mitad

¼ de taza de piñones

ENSALADA ARCOÍRIS CRUDA

RACIONES
2

Esta hermosa y colorida ensalada está hecha de vegetales crudos repletos de vitaminas, minerales, fibra y antioxidantes. Es perfecta para los cuencos de la comida del mediodía o para ponerla en tápers para llevar.

// En un cuenco grande, combina todos los ingredientes de la ensalada.

// En un cuenco pequeño, mezcla todos los ingredientes del aderezo.

// Vierte el aderezo sobre la ensalada y remueve para mezclar bien.

ENSALADA

1 cabeza de brócoli, finamente picada

1 pimiento naranja, finamente picado

1 pimiento rojo, finamente picado

1 pimiento verde, finamente picado

4 rábanos pequeños, finamente picados

1 pepino sin semillas (inglés), finamente picado

¼ de taza de semillas de girasol crudas

¼ de taza de semillas de calabaza crudas

ADEREZO

¼ de taza de zumo de limón fresco

1 cucharada de zumo de naranja fresco

2 cucharadas de aceite de oliva extra virgen

1 cucharada de mostaza de Dijon

½ cucharadita de ajo picado

½ cucharadita de sal marina

¼ de cucharadita de pimienta negra recién molida

PARTE
2

———

NIVEL 1
RECETAS

SOPA MINESTRONE VEGANA

RACIONES
4

Sopa minestrone, ¿necesito decir más? Sopas que calientan el alma. La base de este plato favorito italiano son los tomates, que están llenos de antioxidantes, vitaminas C y K, potasio y ácido fólico. Los frijoles añaden la proteína. Disfruta de esta sopa abundante sola, con una ensalada como acompañamiento o con una rebanada de tu tostada preferida.

// En una olla grande, mezcla el caldo y los tomates triturados y lleva a ebullición.

// Añade el tomate cortado, la patata, la calabaza, la zanahoria, los frijoles y la pasta. Agrega el comino, el cilantro, el pimentón, la albahaca, el orégano, la sal, la pimienta y la cebolla en polvo, y remueve para mezclar. Reduce la temperatura a fuego lento y remueve de vez en cuando, durante unos 25 minutos.

// Prueba y rectifica los condimentos. Si es necesario, añade agua hasta alcanzar la consistencia deseada.

// Añade las espinacas y cocina durante 5 minutos más.

// Viértela en cuencos, decora con hierbas frescas, si lo deseas, y sirve.

4 tazas de caldo de verduras

1 taza y media de tomates triturados orgánicos, escurridos

1 tomate pequeño, sin corazón y cortado

1 patata pequeña Yukon Gold, en cuadraditos

1 calabaza amarilla, en cuadraditos

1 zanahoria grande, a rodajas

1 lata (425 gramos) de frijoles cannellini, escurridos y lavados

1 taza de pasta sin gluten, cualquier variedad

2 cucharaditas de comino molido

2 cucharaditas de cilantro en polvo

1 cucharadita de paprika

½ cucharadita de albahaca seca

½ cucharadita de orégano seco

½ cucharadita de sal marina

½ cucharadita de pimienta negra recién molida

¼ de cucharadita de cebolla en polvo

1 bol de espinacas u hojas de col kale, cortadas

Hierbas frescas, para decorar (opcional)

SALTEADO DE BERENJENA CON SALSA MAGGIE PICANTE

RACIONES
4

Después de preparar este plato, nunca echarás de menos el pollo, la ternera o los mariscos en un salteado. La berenjena es un vegetal versátil porque se adapta, en lo que al gusto se refiere, a cualquier cocina en la que se utilice. En esta receta actúa como un atractivo y le brinda un sabor «carnoso» a un clásico salteado asiático.

// PARA PREPARAR LA SALSA. En un tazón pequeño, mezcla todos los ingredientes de la salsa y ¼ de taza de agua hasta que quede uniforme. Reserva.

// PARA PREPARAR EL SALTEADO. En una sartén grande, calienta el aceite de oliva a fuego medio-alto. Añade la berenjena y cocina, removiendo durante 3 minutos. Agrega 1 taza de agua y tapa la sartén. Cocina durante 5 minutos, o hasta que la berenjena se haya ablandado.

// Destapa la sartén y añade el ajo, la cebolla, las espinacas y el pimiento. Tapa y cocina hasta que todas las verduras estén blandas, aproximadamente unos 7 minutos.

// Destapa la sartén, agrega la salsa y cocina hasta que ésta se haya espesado.

// Sirve el salteado sobre coliflor arronada, quinoa o arroz integral, adornado con anacardos.

SALSA

½ **taza de aminos de coco**

2 **cucharadas de néctar de agave**

2 **cucharadas de salsa picante o sriracha**

1 **cucharada de maicena**

SALTEADO

¼ **de taza de aceite de oliva**

1 **berenjena mediana, pelada y en cuadraditos**

6 **dientes de ajo, picados**

1 **cebolla mediana, cortada**

2 **puñados de espinacas frescas, troceadas**

1 **pimiento rojo, cortado**

Coliflor arronada, quinoa o arroz integral, para servir

⅓ **taza de anacardos crudos picados, para poner por encima**

CUENCO DE LECHUGA, AGUACATE Y BRÓCOLI

RACIONES
2

He aquí una manera rápida y fácil de agregar más verduras a tu dieta. El brócoli es una excelente fuente de vitaminas A, B, C, E y K, ácido fólico, fibra, potasio y compuestos fenólicos que protegen contra el cáncer, la diabetes y las enfermedades cardíacas. El aguacate y los tomates cherry le dan un valor nutricional añadido.

// Coloca una vaporera en una cacerola mediana y añade agua hasta que llegue justo debajo de la parte inferior de la vaporera. Lleva el agua a ebullición primero a fuego lento y después a fuego medio. Pon el brócoli en la vaporera, tápala y cocina durante 5 minutos, o hasta que esté tierno.

// Pasa el brócoli a un cuenco grande. Añade los tomates, el aguacate, el zumo de lima y la pimienta, y mezcla para combinar.

// Vierte la mezcla de brócoli en las hojas de lechuga, pon por encima levadura nutricional y sírvelo.

1 cabeza de brócoli, troceada

1 taza de tomates cherry, en rodajas

½ aguacate Hass, cortado en cuadraditos pequeños

Zumo de ½ lima

Una pizca de pimienta negra recién molida

1 cabeza de lechuga mantequilla, las hojas separadas

2 cucharadas de levadura nutricional

RECOMENDACIÓN

Para que esté más crujiente, añade por encima germinados frescos y/o semillas.

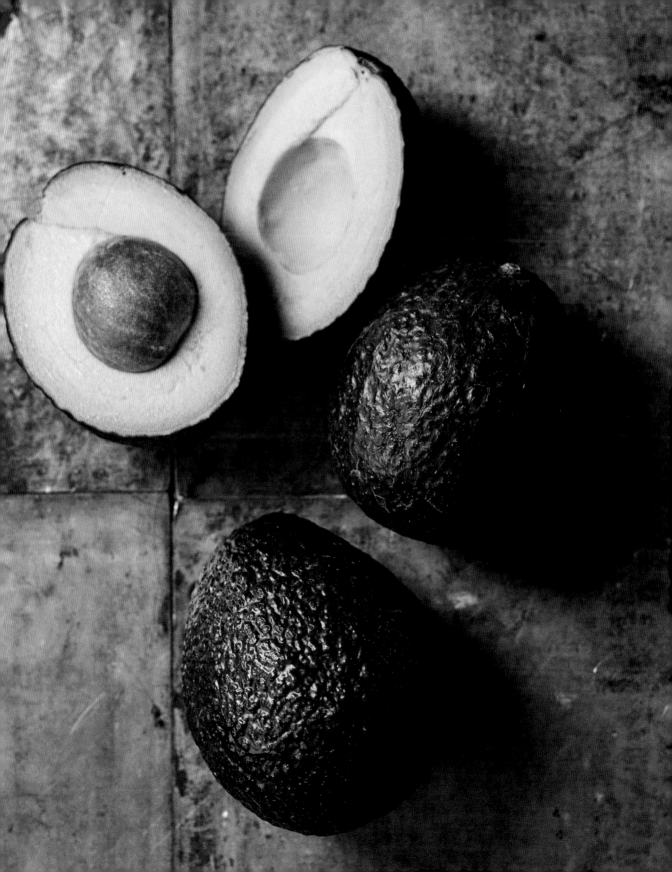

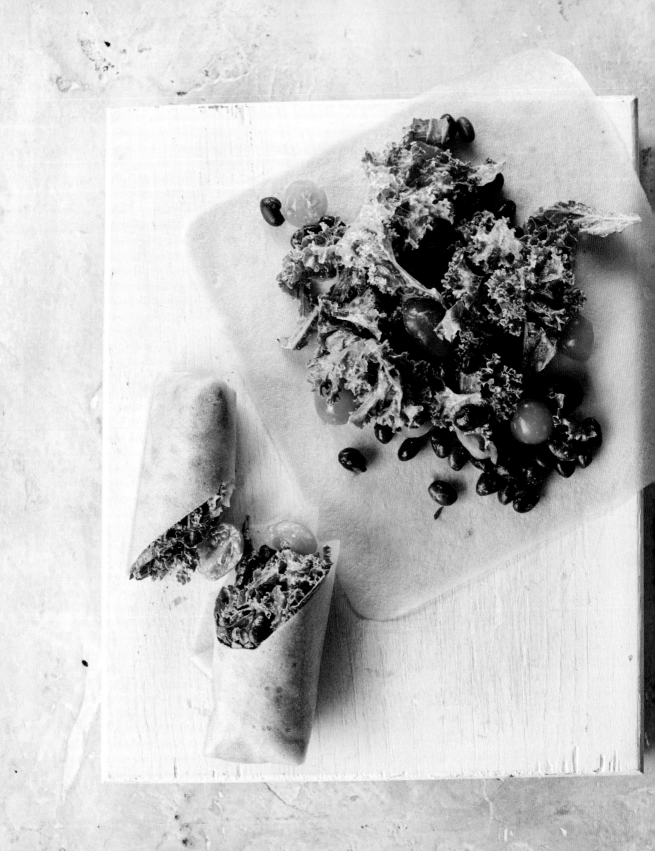

BURRITOS DE FRIJOLES NEGROS Y COL KALE

RACIONES
2

Los frijoles negros y la col kale son lo suficientemente nutritivos en sí mismos, pero cuando se juntan forman una comida perfecta repleta de vitaminas, minerales, proteínas y fibra. He aquí una manera de hacerla en un burrito de sencilla preparación.

// **PARA ELABORAR EL ADEREZO.** Pon los anacardos en un tazón pequeño y añade agua tibia o caliente, filtrada, hasta que los cubra. Resérvalos en remojo toda la noche.

// Escurre y enjuaga los anacardos y ponlos en un robot de cocina. Añade la levadura nutricional, el zumo de lima y 1 taza y media de agua, y procesa hasta que el aderezo quede uniforme.

// En un cuenco mediano, combina la col kale y ¼ de taza de aderezo. Con las manos limpias, masajea la col kale con el aderezo para suavizar las hojas.

// Pon los frijoles negros en una cacerola pequeña a fuego moderado hasta que se calienten.

// Divide la col kale, los frijoles y los tomates entre los burritos de coco, rocía más aderezo sobre la parte superior y dóblalo para cerrar el relleno. Servir inmediatamente.

ADEREZO

⅓ **taza de anacardos crudos**

2 cucharadas de levadura nutricional

2 cucharadas frescas de zumo de lima

3 tazas de tallos y hojas de col kale troceadas

2 tazas de frijoles negros cocinados o enlatados, escurridos y lavados, si son enlatados

1 taza de tomates cherry, en rodajas

2 burritos de coco (son saludables, sin gluten, bajos en carbohidratos y una alternativa vegana a las tortitas, disponibles en tiendas de alimentos integrales o a través de distribuidores como Amazon)

RECOMENDACIÓN

Si estás presionado por el tiempo, omite el remojo durante la noche y en su lugar remoja los anacardos en agua filtrada caliente durante unos minutos. Escurre y enjuaga según las instrucciones.

PARTE
2

———

NIVEL 1
RECETAS

———

211

CUENCO DE *SMOOTHIE* CON MANTEQUILLA DE CACAHUETE

RACIONES
1

Los cuencos de *smoothie* son una forma divertida de comenzar el día, ¡especialmente cuando son tan deliciosos y nutritivos como éste!

// En una licuadora, combina el plátano congelado, la leche de almendras y la mantequilla de cacahuete, y mezcla hasta que quede uniforme.

// Vierte el *smoothie* en un cuenco y cúbrelo con el plátano en rodajas y los cacahuetes. Adorna con frutos del bosque frescos para poner un poco más de color y aumentar los antioxidantes.

1 plátano y medio maduros: 1 congelado, ½ a rodajas

¼ taza de leche de almendras u otra leche no láctea

2 cucharadas de mantequilla de cacahuete

2 cucharadas de cacahuetes crudos

Frutos del bosque frescos

MUSLI CASERO

RACIONES
5

Este musli sin frutos secos es perfecto para llevar, un desayuno o tentempié rico en proteínas. Además, está hecho sólo con cuatro ingredientes simples.

3 tazas de copos de avena

½ taza de semillas de girasol crudas

½ taza de semillas de calabaza crudas

⅓ de taza de sirope de arce puro

// Precalienta el horno a 160°.

// En un tazón grande, combina todos los ingredientes y mezcla hasta que los copos de avena y las semillas se recubren uniformemente con el sirope.

// Extiende la mezcla uniformemente sobre una gran bandeja para hornear y hornea de 20 a 25 minutos, hasta que se dore.

// Déjala enfriar. A continuación consérvala en un recipiente hermético a temperatura ambiente hasta, máximo, 2 semanas.

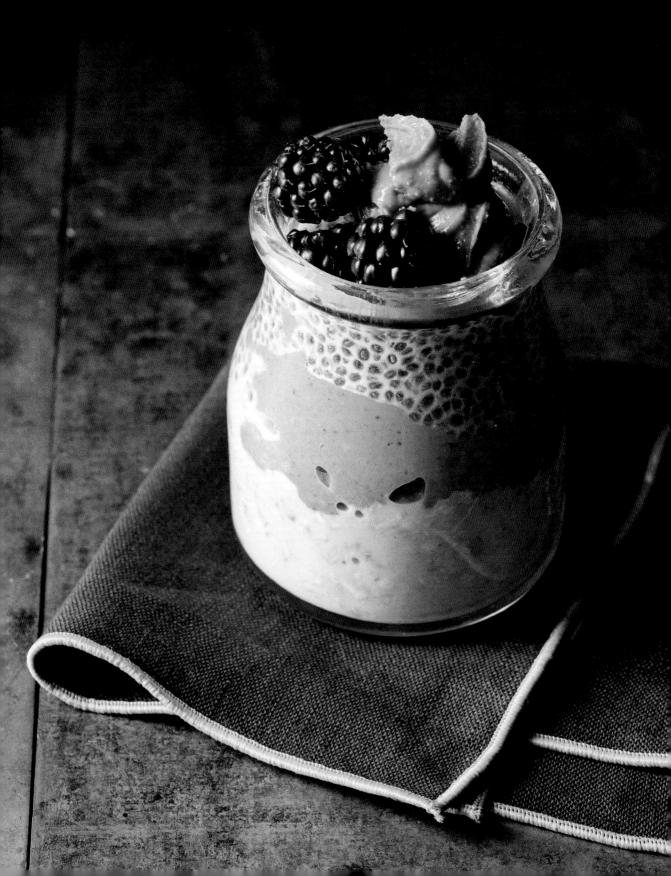

PARFAIT DE MANTEQUILLA DE CACAHUETE, AVENA Y SEMILLAS DE CHÍA

RACIONES
2

Este *parfait* es un desayuno nutritivo y fácil de preparar. La deliciosa combinación de avena, chía, moras y mantequilla de cacahuete ¡es una forma genial de alimentar tu día!

// En un tarro u otro recipiente de vidrio con tapa, mezcla las semillas de chía, 1 taza de leche de almendras y el sirope de arce.

// En un frasco separado u otro recipiente de vidrio con tapa, mezcla la avena y el resto de la taza de leche de almendras.

// Tapa ambos frascos y ponlos en la nevera durante la noche.

// Cuando esté listo para disfrutar, remueve las mezclas de avena y chía para asegurarte de que cada mezcla está bien combinada y para deshacer cualquier grumo.

// En un frasco para servir, pon la mitad de la mezcla de avena, 1 cucharada de mantequilla de cacahuete y la mitad del pudin de chía. Vierte por encima 1 cucharada más de mantequilla de cacahuete y 2 cucharadas de moras. Repite las capas en un segundo frasco usando los ingredientes restantes y sírvelo.

3 cucharadas de semillas de chía

2 tazas de leche de almendras de vainilla sin azúcar

1 cucharadita de sirope de arce puro

½ taza de copos de avena

4 cucharadas de mantequilla de cacahuete

4 cucharadas de moras

PREPARACIÓN: **5 MINUTOS** / COCCIÓN: **0 MINUTOS** / TOTAL: **5 MINUTOS**

TAZÓN DE DELICIAS DE ARÁNDANOS

RACIONES
1

Los tazones de *smoothies* son una forma rápida y fácil de disfrutar de un desayuno nutritivo y delicioso que proporciona la energía que necesitas para comenzar el día. ¡Éste está repleto de poder antioxidante!

// En una licuadora, combina el plátano congelado, ¹/₂ taza de arándanos, semillas de chía y leche de almendras y licúa hasta que quede uniforme.

// Sirve el *smoothie* en un bol, cubierto con el resto de la ¹/₂ taza de arándanos, las moras y el plátano en rodajas.

1 plátano y medio maduros: 1 congelado y medio en rodajas

1 taza de arándanos congelados

1 cucharada de semillas de chía molidas

¹⁄₂ taza de leche de almendras u otra leche no láctea

¹⁄₂ taza de moras frescas

RECOMENDACIÓN

Siéntete libre de ser creativo y decora con diferentes frutas y semillas.

ENSALADA DE PASTA CON PALMITOS Y GUISANTES DULCES

RACIONES
2

Esta ensalada de pasta es deliciosa y fácil de hacer. La combinación nutritiva de los palmitos, los guisantes dulces, el tomate, el perejil, el aguacate, las alcaparras y la levadura nutricional está repleta de vitaminas y minerales.

// Pon a hervir una olla grande con agua. Añade la pasta y cocina de acuerdo con las instrucciones del paquete. Escurre y pásala a un cuenco grande.

// Añade el aceite de oliva, el zumo de lima, el perejil, los tomates, el aguacate, los palmitos, los guisantes, las alcaparras y la levadura nutricional y remueve para mezclar.

// Sazona con sal y pimienta, y sírvelo.

1 taza de pasta sin cocinar, cualquier variedad

2 cucharadas de aceite de oliva

Zumo de 1 lima

Hojas de ½ manojo de perejil, picado

8 tomates cherry, en cuartos

½ aguacate Hass, en rodajas

4 palmitos enlatados, escurridos y cortados

1 taza de guisantes dulces enlatados, escurridos y lavados

2 cucharaditas de alcaparras

2 cucharadas de levadura nutricional

Sal de mar y pimienta negra recién molida

PARTE
2

___

NIVEL 2
RECETAS

___

TOSTADAS DE AGUACATE CON SEMILLAS DE GIRASOL Y GERMINADOS

RACIONES
1

Ésta es una de las recetas favoritas de la familia, ideal para todo momento. La preparo la mayoría de los días de la semana para mis hijos. Los aguacates son increíblemente nutritivos y contienen una gran variedad de vitaminas y minerales, incluso tienen más potasio que los plátanos. También tienen mucha fibra y grasas monoinsaturadas saludables para el corazón. No obstante, el aguacate no es la única superestrella de esta receta. Las semillas de girasol y los germinados la convierten en una comida perfecta, a cualquier hora del día.

2 rebanadas de pan vegano sin gluten

½ aguacate Hass

Zumo de ½ lima

1 cucharada de semillas de girasol crudas

½ taza de brotes de brócoli

Una pizca de pimentón ahumado

// Tuesta el pan.

// En un tazón pequeño, machaca el aguacate con el zumo de lima utilizando un tenedor.

// Extiende el puré de aguacate sobre la tostada. Por encima, pon semillas de girasol, germinados, pimentón y sírvelo.

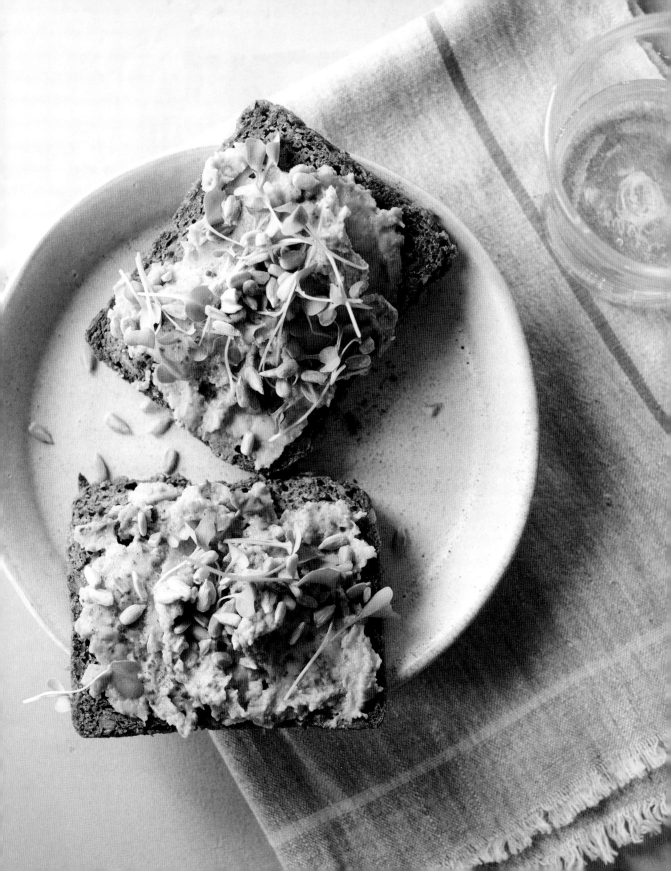

ENSALADA DE COLES DE BRUSELAS AFEITADAS

RACIONES
4

Las coles de Bruselas son bajas en calorías pero tienen muchas vitaminas, minerales y fibra. Esta sencilla ensalada, fácil de preparar, ayuda a reducir la inflamación al mismo tiempo que protege contra ciertos tipos de cáncer. Además, es crujiente y deliciosa.

// En una cacerola mediana coloca una vaporera y añade agua hasta que llegue a la parte inferior de la vaporera. Empieza con fuego moderado y pasa a fuego medio. Pon los guisantes en la vaporera, tapa y cocina durante unos minutos, hasta que estén tiernos.

// Mientras tanto, en un cuenco grande, mezcla las coles de Bruselas, las zanahorias y el repollo. Añade los guisantes y las almendras y remueve para combinar.

// **PARA PREPARAR EL ADEREZO.** En un tazón pequeño, mezcla todos los ingredientes para aderezar y bate hasta que quede uniforme.

// Vierte el aderezo sobre las verduras y mezcla bien. Sirve inmediatamente.

1 taza de guisantes congelados

6 tazas de coles de Bruselas afeitadas

2 tazas de zanahorias ralladas

2 tazas de repollo rallado

½ taza de almendras crudas

ADEREZO
¼ de taza de aminos de coco

2 cucharadas de mantequilla de cacahuete

2 cucharadas frescas de zumo de lima

1 cucharadita de jengibre rallado fresco

1 cucharada de sirope de arce puro

RECOMENDACIÓN

Si estás planeando guardar una parte de la ensalada para sobras, reserva esa parte antes de agregar el aderezo y guarda la ensalada y el aderezo por separado, hasta que la vayas a utilizar.

TOSTADA DE BONIATO CON HUMUS Y GERMINADOS DE BRÓCOLI

RACIONES
2

Cortar y asar (o tostar) el boniato lo convierte en un delicioso sustituto del pan. El humus añade el refuerzo proteico.

// Precalienta el horno a 170º.

// Coloca las rodajas de boniato en una sola capa en una bandeja para hornear. Hornea hasta que las rodajas estén tiernas, aproximadamente unos 20 minutos. (También se puede cocinar en una tostadora, pero es posible que tengas que poner la tostadora al máximo nivel durante tres o cuatro ciclos).

// Cubre cada rodaja de boniato con un poco de humus y germinados, y sírvelo. Guarda las rodajas de boniato sobrantes, sin ingredientes, en un recipiente hermético en la nevera; se conservan durante una semana. Las vuelves a calentar en el horno o en la tostadora y las dispones como se ha indicado.

1 boniato, cortado en rodajas de unos 6 mm de espesor

1 taza de humus, comprado en la tienda o casero (página 284)

1 recipiente (225 gramos) de germinados de brócoli

PARTE
2

NIVEL 2
RECETAS

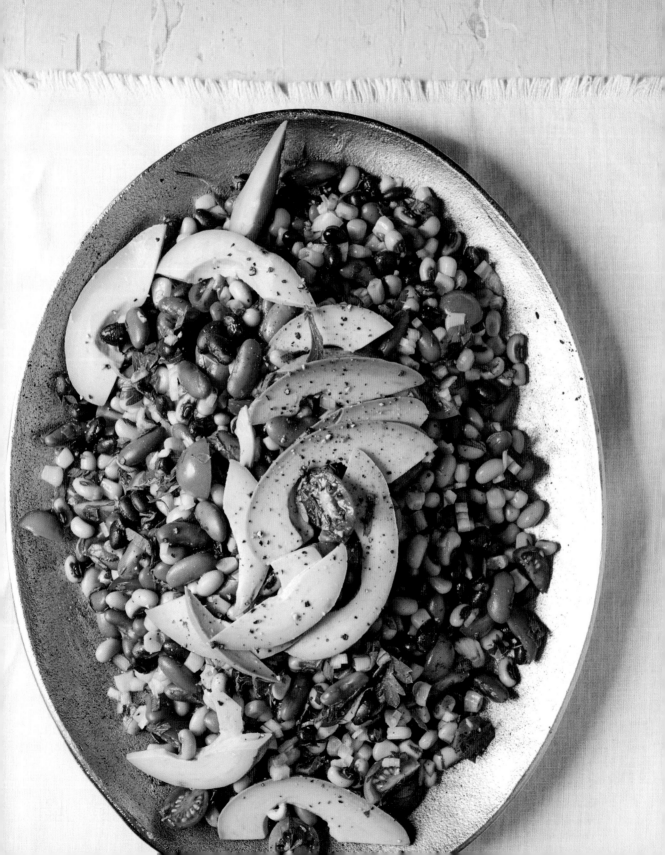

ENSALADA DE FRIJOLES DE INSPIRACIÓN MEXICANA

RACIONES
2

Esta deliciosa ensalada se prepara con una nutritiva combinación de vegetales superestrellas, todos mezclados en un aderezo cítrico y cubierto con rodajas de aguacate. Si tus hijos van a disfrutar de esta ensalada y son sensibles a las comidas picantes, puedes omitir el chile en polvo. Si no, para una experiencia mexicana más auténtica, no dudes en añadir jalapeños picados, para infundir sabor y usa cilantro en lugar de perejil.

// En un ensaladera grande, combina los guisantes de ojos negros, los frijoles pintos, los frijoles negros y el maíz. Añade los tomates, la cebolla, el perejil, el zumo de limón, el aceite de oliva (si lo usas), el vinagre, la sal, la pimienta y el chile en polvo (si lo usas). Mezcla todo para combinar. Prueba y rectifica el aliño si es necesario.

// Cubre con las rodajas de aguacate, sazona con sal y pimienta, y sírvelo.

1 lata (425 gramos) de guisantes de ojos negros, escurridos y lavados

1 lata (425 gramos) de frijoles pintos, escurridos y lavados

1 lata (425 gramos) de frijoles negros, escurridos y lavados

1 lata (425 gramos) de maíz, escurrido y lavado

1 bol de tomates cherry, en cuartos

½ cebolla roja, picada

Las hojas de ½ manojo de perejil o cilantro picado (alrededor de ¾ de taza)

Zumo de 2 limones

1 cucharada de aceite de oliva (opcional)

1 cucharada de vinagre de vino tinto

½ cucharadita de sal marina, más si es necesario

¼ de cucharadita de pimienta negra recién molida, más si es necesario

¼ de cucharadita de chile en polvo, o al gusto (opcional)

1 aguacate, en rodajas

SOPA DE GUISANTES PARTIDOS (O SECOS)

RACIONES
4

Cuando era niño, una de mis comidas favoritas era la sopa de guisantes partidos. No he cambiado mucho desde entonces. Los guisantes partidos son una increíble fuente de proteínas, fibra, hierro, calcio, magnesio y manganeso. Son conocidos por reducir el riesgo de cáncer, regular los niveles de azúcar de la sangre, reducir el colesterol y mejorar la salud del corazón. Me encantaban antes de saber nada sobre sus beneficios, y ahora me los como a todas horas.

// En una olla grande, combina los guisantes partidos, el pimentón, el comino, el ajo, las patatas, la zanahoria, la cebolla, el zumo de limón y la pimienta. Añade 8 tazas de agua y lleva a ebullición. Baja el fuego y cocina a fuego lento de 30 a 40 minutos, hasta que los guisantes estén tiernos.

// Sirve en tazones y adorna con perejil.

2 tazas de guisantes partidos, puestos en remojo en agua filtrada toda la noche

1 cucharada de pimentón ahumado

2 cucharadas de comino en polvo

1 cucharadita de ajo picado

4 patatas pequeñas, cortadas en cuadraditos

1 zanahoria grande, cortada en cuadraditos

½ cebolla pequeña, cortada en cuadraditos

Zumo de 1 limón

¼ de cucharadita de pimienta negra recién molida

Perejil fresco picado, para decorar

RECOMENDACIÓN

Este plato se puede disfrutar con quinoa o arroz integral para una comida más sustanciosa.

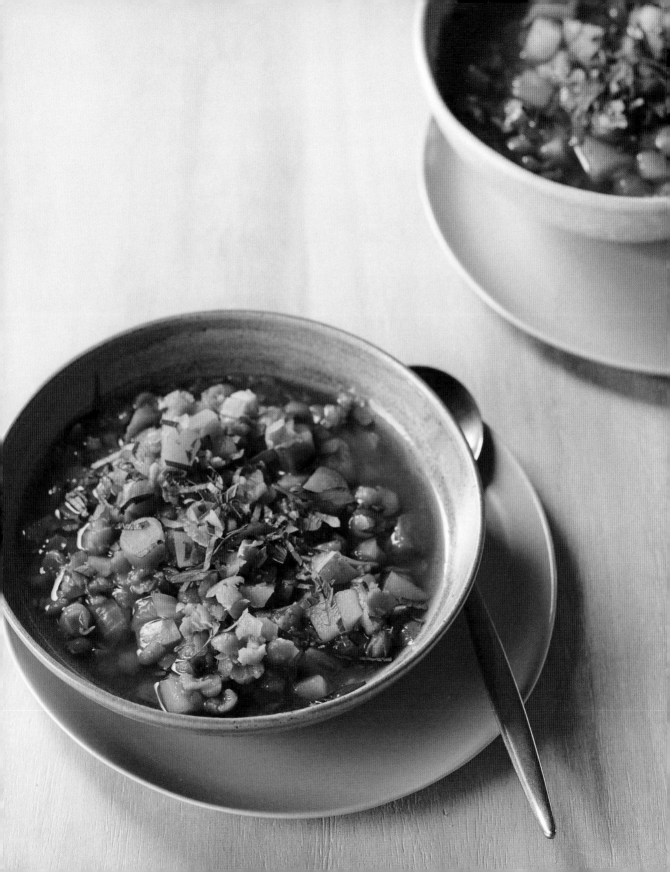

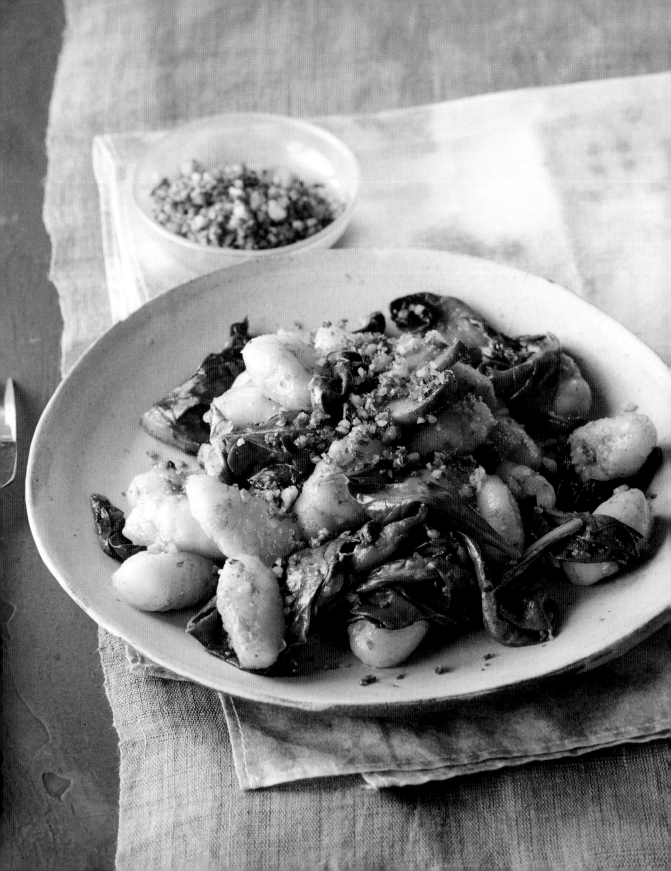

ÑOQUIS DE ESPINACAS Y CHAMPIÑONES CON *CARNE* DE NUECES

RACIONES
2

Los ñoquis es una pasta a base de patata que es muy saludable gracias a su potasio cardiosaludable. Por lo tanto, eso la convierte en una base estupenda para una deliciosa comida a base de plantas. ¡Éste ha sido siempre mi plato favorito de ñoquis! Te sorprenderá lo sencillo que es de preparar y te enamorarás de inmediato de sus ricos sabores y texturas.

// Pon a hervir una olla grande con agua.

// **PARA PREPARAR LA *CARNE* DE NUECES.** En un robot de cocina, combina las nueces, el vinagre, los aminos de coco, el comino, el cilantro y el pimentón. Condimenta con ajo en polvo y pimienta. Ve apretando el botón de pulsar varias veces hasta que las nueces se fragmenten y se desmenucen, teniendo cuidado de no procesar en exceso la mezcla y convertirla en una pasta. Reserva.

// Agrega los ñoquis al agua hirviendo y cocina hasta que floten en la parte superior. Escurre y reserva.

// En una sartén mediana, calienta el aceite de oliva a fuego medio-alto. Añade los champiñones y cocina, removiendo, durante unos minutos, hasta que se doren. Baja el fuego un poco, añade los ñoquis y la mayor parte de la *carne* de nueces (reservando un poco para decorar) y cocina, removiendo suavemente unos minutos más.

// Echa las espinacas y remueve hasta rehogarlas.

// Sirve los ñoquis con la *carne* de nueces que habías reservado.

CARNE DE NUECES

¼ de bol de nueces crudas

1 cucharadita de vinagre balsámico

½ cucharadita de aminos de coco

1 cucharadita de comino molido

1 cucharadita de cilantro molido

Una pizca de pimentón ahumado

Ajo en polvo

Pimienta negra recién molida

1 bol y medio de ñoquis comprados en la tienda (elige una marca que los haga sin huevo)

2 cucharadas de aceite de oliva

1 bol de champiñones blancos frescos, cortados

1 bol de espinacas frescas

PARTE
2

—

NIVEL 2
RECETAS

BONIATOS RELLENOS

RACIONES
2

Cada bocado de esta comida está lleno de sabor: la combinación perfecta de dulce y salado del boniato con frijoles negros salteados y col kale y la cremosidad del aderezo de anacardos.

// Coloca los anacardos en un bol pequeño, agrega agua templada o caliente filtrada hasta que los cubra y déjalos en remojo de 2 a 3 horas.

// Precalienta el horno a 200°. Cubre la bandeja para hornear con papel pergamino.

// Una vez preparada, coloca los boniatos en la bandeja y pínchalos varias veces con un tenedor. Ásalos de 45 minutos a 1 hora, hasta que estén blandos (el tiempo de cocción variará en función del tamaño del boniato). (Otra posibilidad para reducir el tiempo de cocción es cortar los boniatos por la mitad, a lo largo. Colócalos cortados hacia abajo en la bandeja para hornear y los dejas de 30 a 35 minutos).

// En una sartén grande, calienta el aceite de oliva a fuego medio. Añade los frijoles negros, la col kale y una pizca de sal y cocina, removiendo de vez en cuando, hasta que la col kale se haya reblandecido y los frijoles se hayan calentado. Mantén caliente.

// Escurre los anacardos y ponlos en un robot de cocina o una licuadora de alta velocidad. Añade la levadura nutricional, el zumo de limón, ¼ de cucharadita de sal y 3 cucharadas de agua y mezcla hasta que esté uniforme.

// Con cuidado, corta cada boniato asado a lo largo. Usando un tenedor, machaca un poco de pulpa.

// Cubre los boniatos de forma uniforme con la mezcla de frijoles negros y aguacate. Rocía con el aderezo de anacardos y sazona con pimienta. Decora con cebollino y sírvelo.

3 cucharadas de anacardos crudos

2 boniatos medianos

1 cucharada de aceite de oliva

1 lata (425 gramos) de frijoles negros, escurridos y lavados

1 bol de tallos picados de las hojas de la col kale

¼ de cucharadita de sal marina, más si es necesario

1 cucharada de levadura nutritiva

Zumo de ½ limón

½ aguacate, en rodajas

Pimienta negra recién molida

Cebolletas frescas picadas, para adornar

RECOMENDACIÓN

Aconsejo preparar aderezo de más para guardar en un recipiente hermético en la nevera y disfrutar de la salsa en otras recetas durante la semana. Además, cuando utilizas una licuadora de alta velocidad, es más fácil mezclar los ingredientes en grandes cantidades.

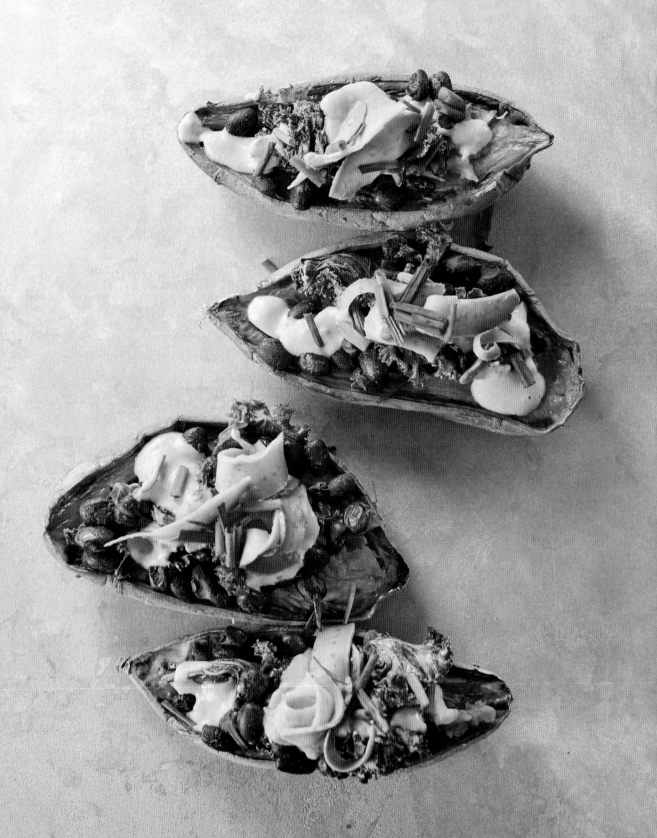

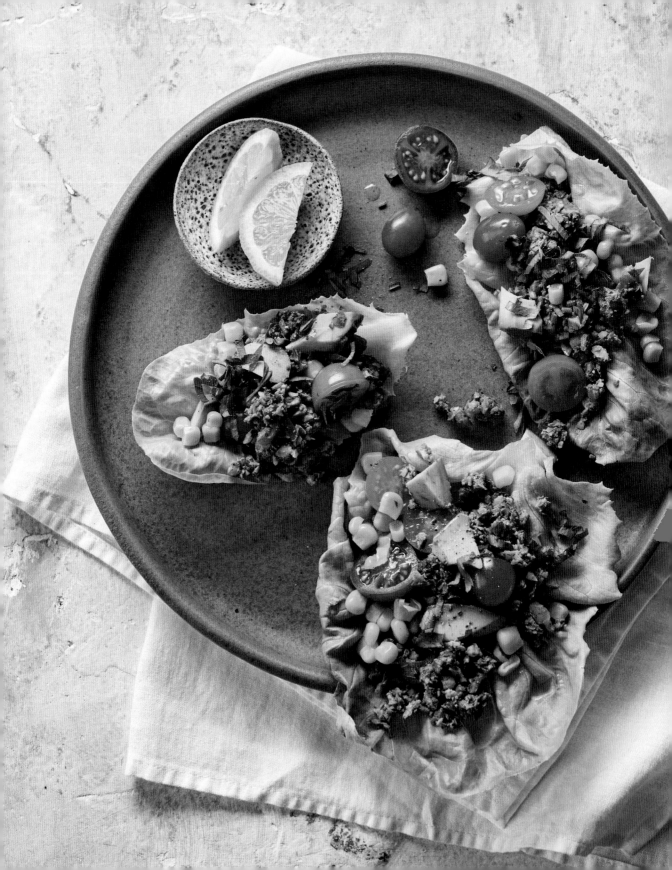

TACOS DE LECHUGA CON «CHORIZO» DE SETAS

RACIONES
4

Estos tacos de lechuga es una de las comidas favoritas en nuestra casa, y estoy seguro de que también lo será en la tuya. Ten presente que, cuando prepares esta receta, puedes que quieras hacer una cantidad extra de «chorizo» a base de setas y meterla en la nevera para incorporarlo a otras recetas, tal como hacemos nosotros. Aporta un gran sabor y añade valor nutritivo a cualquier comida.

// PARA HACER EL «CHORIZO» DE SETAS. Introduce todos los ingredientes del «chorizo» a base de setas en un procesador de alimentos, ve apretando el botón de pulsar hasta que adquiera una consistencia gruesa, con trocitos, parando de vez en cuando para recoger los ingredientes que queden adheridos a las paredes del bol.

// Mientras tanto, pon a calentar una sartén grande a fuego medio y cuando esté caliente añade la salsa, removiéndola constantemente para que no se queme; la cueces unos cinco minutos, hasta que se dore y esté bien cocida. Entonces, la retiras del fuego.

// Con una cuchara, vas llenando los cuencos que forman las hojas de lechuga con la salsa y, sobre ella, pones un poco de maíz, de tomate y de aguacate y las adornas con perejil. Sirve acompañándola con rodajas de limón, para exprimir su jugo por encima.

«CHORIZO» DE SETAS

1 taza de setas (cualquier variedad) cortadas a láminas

¾ de taza de nueces crudas

6 tomates secos en aceite

½ cucharadita de ajo picado

1 cucharadita de comino en polvo

½ cucharadita de pimentón dulce

¼ de cucharadita de pimienta negra recién molida

Una pizca de pimienta de cayena

½ cucharadita de sal marina

1 lechuga mantecosa entera: las hojas, cocidas al vapor por separado

⅛ taza de granos de maíz de lata, escurridos y lavados

¼ de taza de tomatitos cherry, cortados en cuartos

½ aguacate, en rodajas,

Perejil fresco picado, para decorar

Rodajas de limón, para acompañar

PARTE
2

—

NIVEL 2
RECETAS

—

SÁNDWICH CON LECHUGA Y ATÚN VEGANO DE GARBANZOS

RACIONES
2

Presentación de otro favorito de la familia: sándwich de atún vegano hecho con garbanzos. Lo preparamos un par de veces a la semana y lo disfrutamos en un sándwich, con rodajas de zanahorias y palitos de apio, para untar en galletas sin gluten, o poniendo una cucharada generosa encima de una hoja de lechuga verde.

// En un tazón mediano, machaca los garbanzos con un tenedor o con la parte inferior de una taza hasta que se deshagan en una consistencia cremosa pero todavía ligeramente espesa. Añade la zanahoria, la cebolla, el perejil, la mayonesa, la mostaza, el ajo en polvo, el zumo de limón; la sal y la pimienta al gusto. Remuévelo bien para mezclar. Prueba y rectifica el condimento si lo consideras necesario.

// Divide la lechuga, el tomate y el atún vegano en 2 rebanadas de pan, luego cubre cada una con una segunda rebanada de pan y sírvelo.

RECOMENDACIÓN

Prepara una cantidad generosa de atún vegano para tenerlo a mano durante toda la semana. Puedes guardarla en un recipiente hermético en la nevera hasta 5 días.

1 lata (425 gramos) de garbanzos, escurridos y lavados, descartando las pieles sueltas

2 cucharadas de zanahoria rallada

2 cucharadas de cebolla roja picada

2 cucharadas de perejil fresco picado, o 1 cucharada de perejil seco

2 cucharadas de mayonesa vegana

1 cucharadita de mostaza Dijon

Una pizca de ajo en polvo

Zumo de ½ limón

⅛ de cucharadita de sal marina, o al gusto

Pimienta negra recién molida

Lechuga u otras verduras

½ tomate, en rodajas

4 rebanadas de pan vegano sin gluten

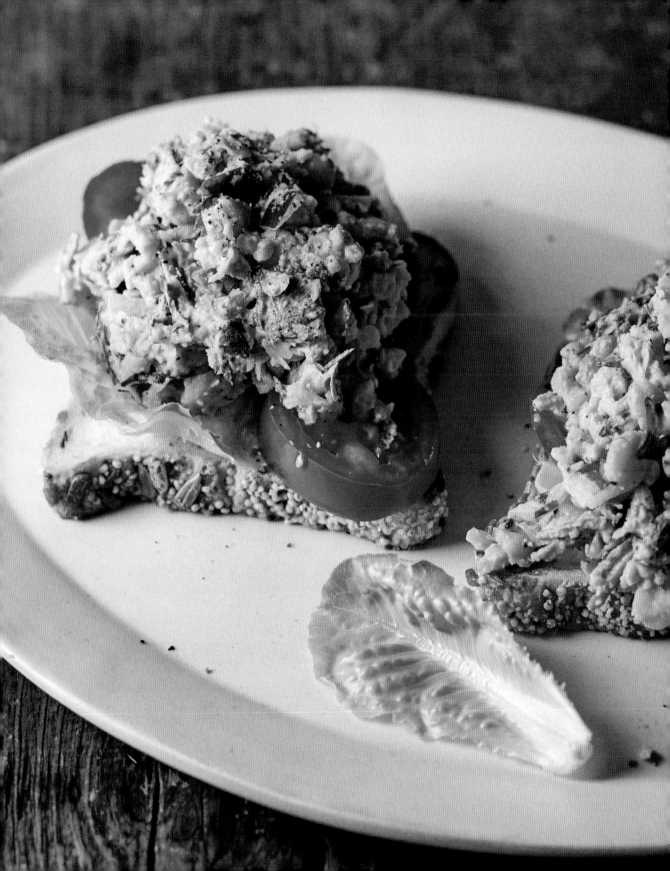

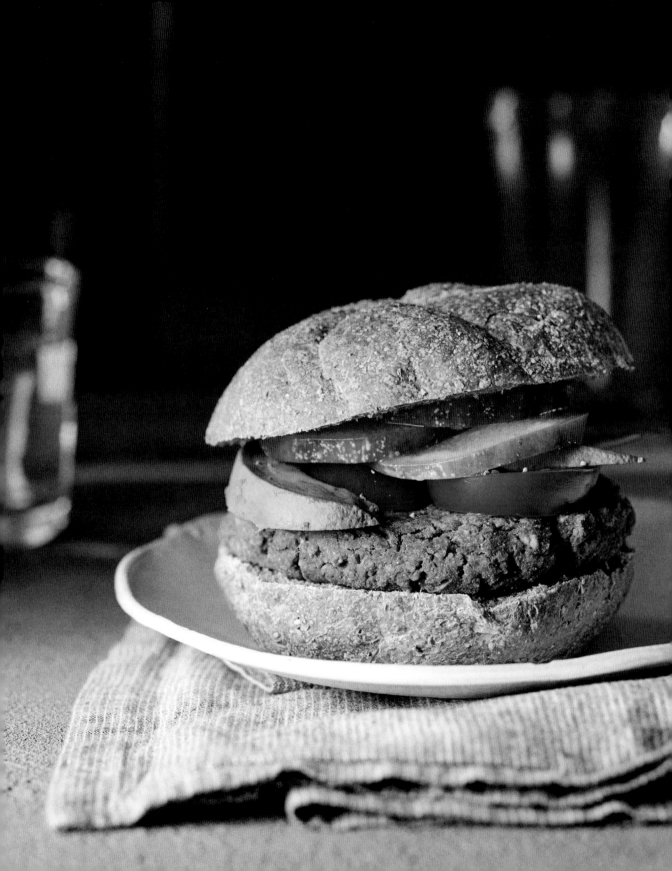

HAMBURGUESAS DE AGUACATE Y GARBANZOS

RACIONES
4

Las hamburguesas vegetarianas son deliciosas y nutritivas. Esta sencilla hamburguesa de garbanzos, mezclada con boniato, está llena de sabor y es perfecta para comer al mediodía o cenar.

// Precalienta el horno a 200°. Cubre la bandeja para hornear con papel pergamino.

// Coloca el boniato en la bandeja para hornear y pínchalo varias veces con un tenedor. Ásalo de 45 minutos a 1 hora, o hasta que esté blando. Retira para que se enfríe lo suficiente para manejarlo, luego pela el boniato y pon la pulpa en un cuenco grande.

// Añade los garbanzos, la harina de garbanzos, el comino, el pimentón, la sal y el chile en polvo al cuenco y tritura hasta que todos los ingredientes estén bien incorporados. Cubre y refrigera durante 30 minutos, o hasta que la mezcla se endurezca.

// **PARA PREPARAR LAS HAMBURGUESAS.** Precalienta el horno a 200°.

// Con las manos, amasa la mezcla de boniato hasta formar 4 hamburguesas y colócalas en una bandeja para hornear. Hornea de 30 a 40 minutos, dándoles una vez la vuelta, hasta que estén doradas y crujientes.

// Coloca las hamburguesas en los panecillos integrales y por encima pon el aguacate, el tomate y los pepinillos. Guarda las hamburguesas sobrantes en un recipiente hermético en la nevera durante unos días o en el congelador durante un mes.

HAMBURGUESAS

1 boniato grande

1 taza y media de garbanzos en lata, escurridos, lavados y triturados

¼ de taza de harina de garbanzos

2 cucharaditas de comino molido

2 cucharaditas de pimentón ahumado

½ cucharadita de sal marina

½ cucharadita de chile en polvo

4 panecillos integrales para hamburguesas

1 aguacate, en rodajas

1 tomate pequeño, en rodajas

Pepinillos, en rodajas

BOL DE QUINOA CON PLÁTANO Y FRUTOS SECOS

RACIONES
3

Me encanta tener quinoa cocida en la nevera para preparar sencillos cuencos para comer. Aquí la uso para un desayuno delicioso y abundante que seguramente calentará tu corazón. La quinoa es una excelente fuente de proteína completa. Cuando se combina con plátano, arándanos y frutos secos, se convierte en el desayuno perfecto para toda la familia.

// En una olla pequeña, mezcla la quinoa y la leche de almendras y cocina a fuego medio hasta que la quinoa haya absorbido el líquido.

// Vierte la quinoa en un tazón pequeño y añade el plátano, los frutos secos y los arándanos.

// Si lo deseas, echa un poco de crema de almendras en la parte superior ¡y a disfrutar!

2 tazas de quinoa cocida (la receta, en la página siguiente)

1 taza de leche de almendras con sabor vainilla sin azúcar u otra leche no láctea

1 plátano, en rodajas

⅓ de taza de frutos secos crudos picados

½ taza de arándanos

1 cucharada de crema de almendras (opcional)

RECOMENDACIÓN

Éste es un plato muy versátil y se puede disfrutar con gran variedad de frutas (frescas o deshidratadas) y mantequilla de nuez.

La quinoa se disfruta desde hace miles de años, pero recientemente se ha convertido en uno de los superalimentos más populares. Es uno de esos alimentos que, por sí solo, puede ser una comida completa. Contiene todos los aminoácidos esenciales y, por lo tanto, es una excelente fuente de proteínas. La quinoa es rica en fibra, vitaminas, minerales y antioxidantes y no contiene, naturalmente, gluten. Es un elemento básico en nuestra casa y en nuestra nevera siempre encontrarás un recipiente con quinoa cocida lista para disfrutar en ensaladas, cuencos rápidos y tentempiés saludables.

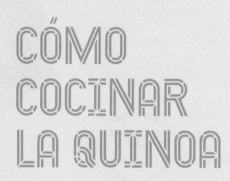

CÓMO COCINAR LA QUINOA

// Lava la quinoa en un colador de malla fina y escurre bien.

// En una cacerola mediana, mezcla la quinoa y 2 tazas de agua y pon a hervir el agua. Baja el fuego a medio-bajo, tapa y cocina a fuego lento de 12 a 15 minutos, hasta que el agua se haya absorbido.

// Déjala reposar, tapada, durante 5 minutos. Destapa y ahueca la quinoa con un tenedor.

// Sirve o deja enfriar y ponla en un recipiente hermético en la nevera. Se conserva hasta 1 semana.

1 taza de quinoa sin cocinar

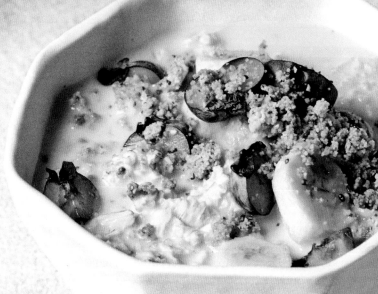

PREPARACIÓN: **5 MINUTOS** (más remojo nocturno)
COCCIÓN: **10 MINUTOS** / TOTAL: **15 MINUTOS**

TAZÓN DE COPOS DE AVENA CON MUSLI DE ALMENDRAS

¡Comienza el día con este fácil y delicioso desayuno!
Simplemente, pon los copos de avena a remojar durante la noche
con musli de almendras recién horneadas, plátano en rodajas
y arándanos.

// En un frasco u otro recipiente de vidrio con tapa, remueve los
copos de avena y la leche de almendras. Cubre y pon en la nevera
durante toda la noche.

// Cuando esté listo para disfrutar, precalienta el horno a 170°.
Cubre la bandeja para hornear con papel pergamino.

// En un tazón mediano, combina la harina de almendras,
las semillas de chía y el sirope de arce y remueve hasta que se
desmigaje. Pon el musli de almendras en la bandeja para hornear
y hornea de 8 a 10 minutos, hasta que esté ligeramente dorado.

// Divide los copos de avena remojados entre dos tazones. Cubre
con el musli de almendras, el plátano y los arándanos, ¡y a disfrutar!

1 taza de copos de avena

1 taza y media de leche de
almendras con sabor vainilla,
sin azúcar

½ taza, más 2 cucharadas,
de harina de almendras

2 cucharaditas de semillas
de chía en polvo

1 cucharada de sirope de arce
puro

1 plátano, en rodajas

½ taza de arándanos

LECHE DE AVENA CASERA

4 TAZONES

Me encanta preparar en casa mis propias opciones a las bebidas lácteas. Son fáciles de hacer y menos costosas que las variedades comerciales. Además, hacer leche de cereales y leche de frutos secos en casa te permite tener el control de los ingredientes que incluyen. Esta receta de leche de avena no contiene frutos secos y está lista en 5 minutos o incluso menos. Además, es suave y deliciosa, la perfecta leche no láctea.

1 taza de avena cortada a máquina sin cocinar

6 dátiles sin hueso, o más, para el sabor

½ cucharadita de extracto de vainilla pura

// En una licuadora de alta velocidad, mezcla la avena, los dátiles, la vainilla y 4 tazas de agua filtrada y licúa a alta velocidad hasta que esté uniforme.

// Cuela la leche de avena con una bolsa de leche de nuez para colar o un tamiz de malla fina forrado con gasa de quesería en un gran tarro o frasco de cristal.

// Conserva la leche de avena en la nevera, cubierta, de 4 a 5 días. Que se agriete es normal —agítala bien para volver a mezclarla antes de utilizarla—. Disfrútala en *smoothies* o para remojar la avena toda la noche con musli.

PORRIDGE DE ARROZ INTEGRAL CON FRUTA SECA

RACIONES
2

Un desayuno abundante y templado siempre es gratificante. Esta receta es una manera rápida y fácil de hacer uno, especialmente si tienes sobras de arroz integral en la nevera.

// En una cacerola pequeña, mezcla el arroz integral, la leche de almendras, las semillas de chía, las semillas de lino y los arándanos secos. Cocina a fuego medio hasta que se espese, unos 10 minutos.

// Divide el *porridge* entre dos tazones y cubre la parte superior con los arándanos, las frambuesas y los anacardos. Sirve caliente.

2 tazas de arroz integral cocinado

1¼ tazas de leche de almendras con sabor de vainilla sin azúcar

1 cucharadita y media de semillas de chía en polvo

1 cucharadita y media de semillas de lino en polvo

2 cucharadas de arándanos deshidratados

½ taza de arándanos

½ taza de frambuesas

¼ de taza de anacardos crudos

RECOMENDACIÓN

Recalentar las sobras con un chorrito de leche de almendras o agua.

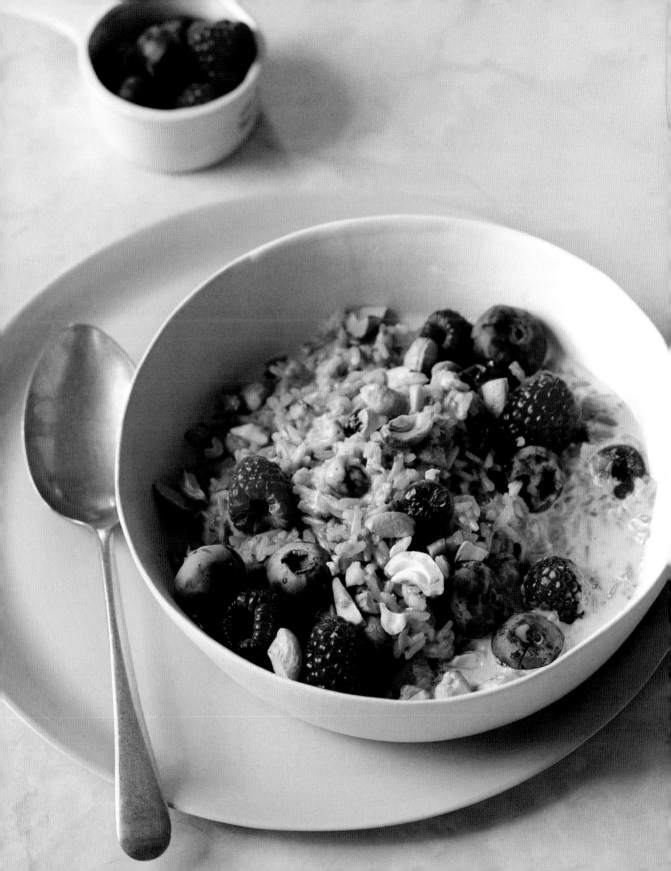

La leche de almendras es deliciosa y está llena de nutrientes saludables, pero al igual que muchos alimentos saludables, puede perder parte de su poder nutricional cuando se produce para el consumo masivo. La leche de almendras se puede utilizar en casi cualquier receta que requiera leche normal: productos horneados, sopas, salsas, helados o postres, ¡y es absolutamente deliciosa por sí sola! Si te gusta la leche de almendras y quieres sacar el máximo provecho nutritivo, intenta hacer tu propia leche de almendras. Es muy sencillo.

// Coloca las almendras en un tazón mediano, añade agua filtrada hasta cubrirlas y reserva a temperatura ambiente para remojar de 8 a 12 horas, o durante la noche.

// Escurre y lava las almendras, luego sécalas bien y ponlas en una licuadora de alta velocidad o un procesador de alimentos. Agrega el sirope de arce, la vainilla y 3 tazas de agua y mezcla hasta que quede razonablemente homogéneo.

// Cuela la leche de almendras con una bolsa de leche de nuez para colar o un tamiz de malla fina forrado con gasa de quesería en un gran tarro o frasco. (Conserva la pulpa de las almendras para reutilizar en otras recetas. *Véase* más adelante).

// Guarda la leche de almendras en la nevera, cubierta, de 2 a 3 días.

PULPA DE ALMENDRAS

La pulpa de almendras sobrante (también conocida como harina de almendra) puede utilizarse en *smoothies*, se puede incorporar a productos horneados o mezclada con yogur o harina de avena. Si no vas a usar la pulpa de almendras inmediatamente, sécala o congélala para su uso posterior. Para secar la pulpa y convertirla en harina de almendras, utiliza un deshidratador o extiéndela sobre una bandeja para hornear y hornea a 90°, precalentado el horno, hasta que esté completamente seca (esto podría tardar unas horas). La puedes guardar en la nevera durante una semana. Para congelar la pulpa de almendra, ponla en un envase para congelados durante, máximo, 1 mes.

HAZ TU PROPIA
LECHE DE ALMENDRAS

//////

¡ES FÁCIL!

1 taza de almendras crudas

1 cucharada de sirope de arce puro

1 cucharadita de extracto de vainilla pura

RECOMENDACIONES PARA LA PREPARACIÓN

Opta, siempre que sea posible, por ingredientes orgánicos.

Utiliza agua filtrada para remojar y mezclar las almendras.

Si planeas hacer leche de almendras a menudo, piensa en comprar una malla reutilizable de leche de nuez para colar la pulpa.

ENSALADA DE COL KALE PARA DESAYUNAR

RACIONES
2

¿Col kale para desayunar? ¡Claro que sí! No hay mejor manera para romper tu ayuno por la mañana que con un súper verde. La col kale es una excelente fuente de fibra, proteínas y vitaminas A, B, C y K. Esta ensalada, fácil de preparar, es una forma segura de añadir un impulso energizante a tu mañana.

// PARA HACER EL ADEREZO. En un tazón pequeño, bate todos los ingredientes del aderezo hasta que estén bien mezclados.

// PARA HACER LA ENSALADA. Coloca la col kale en un cuenco grande y vierte por encima el aderezo. Con las manos limpias, masajea el aderezo en la col kale para ablandar las hojas.

// Cubre la col kale con cítricos, semillas de granada y semillas de calabaza.

RECOMENDACIÓN

Experimenta con diferentes frutas y semillas y con muchas otras opciones de aderezos saludables.

ADEREZO

1 cucharada de mostaza de Dijon

Una pizca de pimienta negra recién molida

2 cucharadas de vinagre balsámico

1 cucharada de zumo de lima fresca

1 cucharadita y media de sirope de arce puro

ENSALADA

1 manojo de tallos de col kale, picados

1 pomelo grande, pelado y separado en gajos

1 naranja grande, pelada y separada en gajos

½ taza de semillas de granada

⅓ de taza de semillas de calabaza crudas

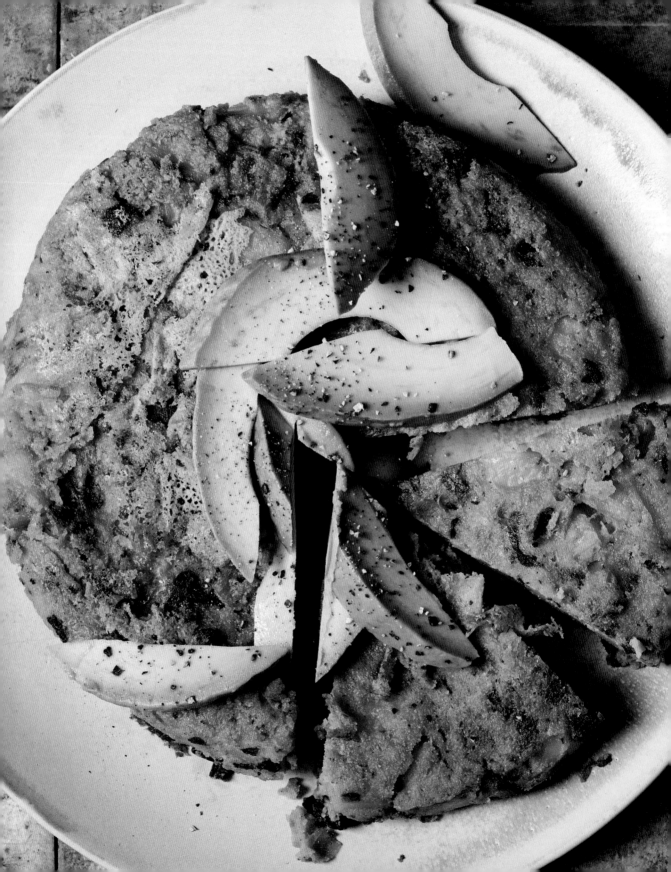

TORTILLA DE ESPINACAS

RACIONES

2

Las tortillas españolas de patata y cebolla son bastante comunes en los hogares cubanos, y yo crecí con ellas. Esta tortilla de espinacas es mi versión saludable de la tortilla tradicional, menos colesterol y reducción del riesgo de padecer enfermedades que, generalmente, provienen del consumo de huevos. No es sólo un plato ideal para el desayuno, sino que también se puede disfrutar en la comida del mediodía o la cena.

// En una sartén de 20 centímetros, calienta 1 cucharada de aceite de oliva a fuego medio. Agrega la cebolla y la patata y cocina unos pocos minutos, hasta que la cebolla esté blanda.

// Añade las espinacas y ¼ de taza de agua y remueve. Baja el fuego a medio-bajo, cubre y cocina de 10 a 15 minutos, hasta que las patatas estén blandas.

// Mientras tanto, en un cuenco mediano, mezcla la harina de garbanzos y ½ taza de agua. Sazona con sal y pimienta.

// Añade la mezcla de patata a la mezcla de harina de garbanzos y remueve para combinar.

// Limpia la sartén. Calienta la cucharada de aceite de oliva restante a fuego medio. Pon en la sartén las patatas y la harina de garbanzos, tápala y cocina durante unos 5 minutos o hasta que se dore la parte inferior.

// Destapa la sartén y coloca un plato más grande que el diámetro de la sartén por encima. Sosteniendo el plato y la sartén juntos, dales la vuelta para que la tortilla caiga en el plato. Desliza la tortilla de nuevo en la sartén y cocina el segundo lado durante 5 minutos. Pon la tortilla en un plato para servir.

// Adorna por encima con el aguacate, sazona con pimienta y sírvelo.

2 cucharadas de aceite de oliva

½ cebolla pequeña, picada

2 patatas pequeñas Yukon Gold, en cuadraditos

½ taza de espinacas picadas

½ taza de harina de garbanzos

¼ de cucharadita de sal marina, o al gusto

Pimienta negra recién molida

1 aguacate Hass, en rodajas, para decorar

PARTE
2

NIVEL 3
RECETAS

TOSTADAS DE BONIATO CON ARÁNDANOS Y CREMA DE ALMENDRAS

RACIONES
2

Éste es un desayuno apetecible y muy rico en nutrientes. Los boniatos contienen vitaminas B6, C y D y están repletos de potasio, magnesio y carotenoides (que refuerzan la inmunidad a las enfermedades y previenen el cáncer). Este potente alimento aumenta todavía más su nivel nutricional cuando se completa con arándanos y crema de almendras.

1 boniato, cortado en rebanadas de unos 20 milímetros de espesor

¼ de taza de crema de almendras

½ taza de arándanos

// Precalienta el horno a 170º.

// Coloca las rebanadas de boniato en una bandeja para hornear. Hornea hasta que las rebanadas estén tiernas, aproximadamente unos 20 minutos. (También puedes cocinarlas en una tostadora, pero es posible que tengas que tostarlas al nivel máximo durante tres o cuatro veces).

// Sirve calientes, cubiertas con crema de almendras y arándanos. Guarda todas las rebanadas de boniato sobrantes, sin los ingredientes que agregas posteriormente, en un recipiente hermético en la nevera, como máximo, 1 semana. Recalienta en la tostadora o en el horno y adorna la parte superior como se indica.

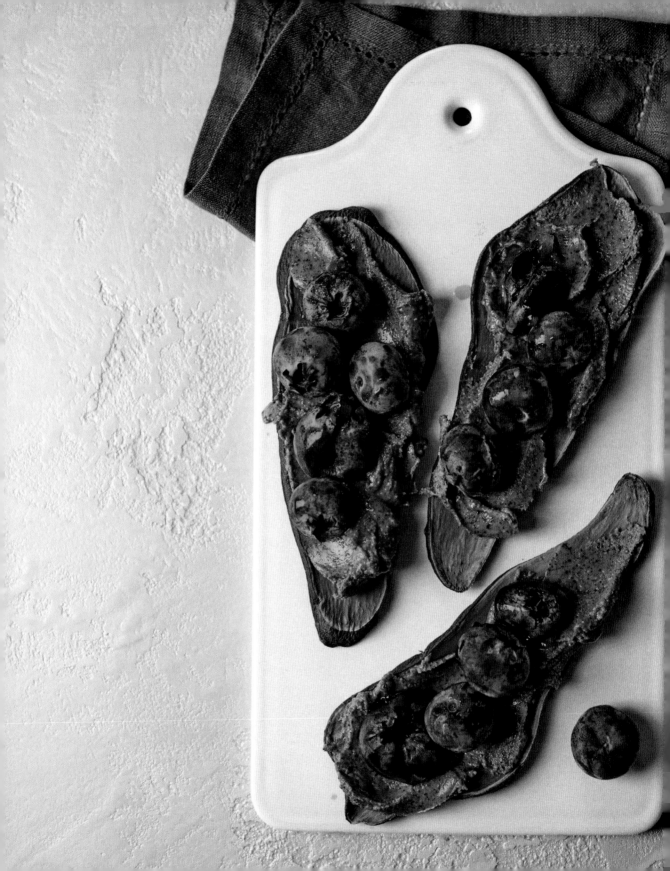

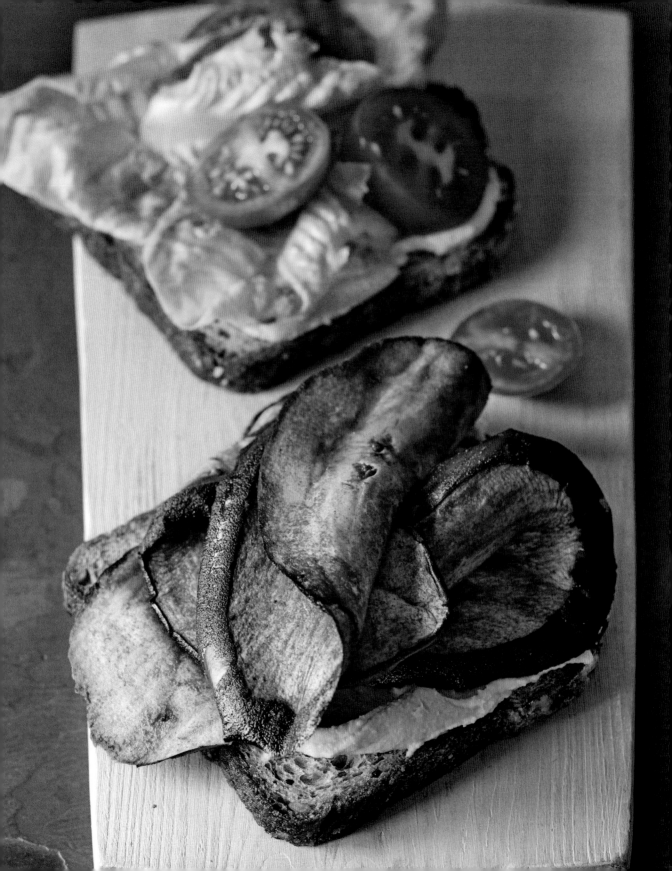

PREPARACIÓN: **10 MINUTOS** / COCCIÓN: **30 MINUTOS** / TOTAL: **40 MINUTOS**

(Si preparas la berenjena por adelantado, puedes restarle 25 minutos).

SÁNDWICH DE DESAYUNO BLT

RACIONES
1

Los sándwiches de desayuno son rápidos de preparar y fáciles de comer, y éste no es una excepción. La crujiente y carnosa berenjena, el jugoso tomate y el pan hacen un maridaje perfecto de sabores y texturas.

// PARA PREPARAR LA BERENJENA «BEICON». Precalienta el horno a 100º.

// En un tazón mediano, bate los aminos de coco, el sirope de arce, el pimentón, el humo líquido, la pimienta de cayena, el zumo de lima y la pimienta negra.

// Coloca las rodajas de berenjena en una sola capa en la bandeja del horno. Con un pincel o una cuchara coloca la mezcla de aminos de coco sobre ambos lados de cada rodaja. Hornea de 25 a 30 minutos, hasta que estén ligeramente crujientes (se volverán más crujientes a medida que se enfríen). Retíralas del horno y déjalas enfriar.

// PARA MONTAR EL SÁNDWICH. Esparce el humus a cada lado de la rebanada de pan tostado. Por encima pon unas rodajas de berenjena «beicon», tomate y lechuga y la otra parte del pan tostado por encima. Guarda las rebanadas de berenjena sobrantes en un recipiente hermético en el refrigerador un máximo de 5 días.

BERENJENA «BEICON»

2 cucharadas de aminos de coco

1 cucharada de sirope de arce puro

1 cucharadita de pimentón ahumado

1 cucharadita de humo líquido

¼ de cucharadita de pimienta de cayena

2 cucharadas frescas de zumo de lima

1 cucharadita de pimienta recién molida

1 berenjena mediana, cortada a lo largo, en rodajas

SÁNDWICH

1 cucharada de humus, comprado en la tienda o hecho en casa (página 284)

2 rebanadas de pan vegano sin gluten, tostado

1 tomate en rodajas

2 hojas de lechuga mantecosa

RECOMENDACIÓN

He usado humus en lugar de la tradicional mayonesa, pero no dudes en experimentar con mayonesa vegana o incluso con crema de queso no láctea.

PARTE
2

—

NIVEL 3
RECETAS

—

CUENCO DE ENSALADA CON FRIJOLES NEGROS Y BONIATO

RACIONES
2

Los cuencos son siempre una gran idea, y es muy fácil poner los ingredientes juntos. Éste se prepara con boniato asado, frijoles negros, maíz, espinacas, un tomate y una ensalada de aguacate, y una buena cucharada de humus. Este cuenco se puede disfrutar tal cual o cubierto con tu aderezo favorito.

// Precalienta el horno a 200º. Cubre la bandeja para hornear con papel pergamino.

// Extiende el boniato sobre la bandeja del horno.

// Espolvorea con el pimentón y ásalo durante unos 30 minutos, dándole la vuelta una vez, o hasta que esté tierno y dorado.

// Mientras tanto, en un cuenco mediano, combina el aguacate, el tomate, la cebolla, el zumo de lima y el perejil. Sazona con sal al gusto.

// Reparte el boniato, la ensalada de tomate y el aguacate, las espinacas, el maíz y los frijoles negros entre dos cuencos. Pon humus por encima y sírvelo.

2 boniatos pequeños, cortados en cubos de 2 centímetros

¼ de cucharadita de pimentón

Medio aguacate Hass, en rodajas

1 tomate grande, en rodajas

⅓ de cebolla, cortada en dados

Zumo de ½ lima

Una pizca de hojitas de perejil seco

Sal marina

2 tazas de espinacas

1 taza de maíz enlatado, escurrido y lavado

1 taza de frijoles negros enlatados, escurridos y lavados

¼ de taza de humus, comprado en la tienda o hecho en casa (página 284)

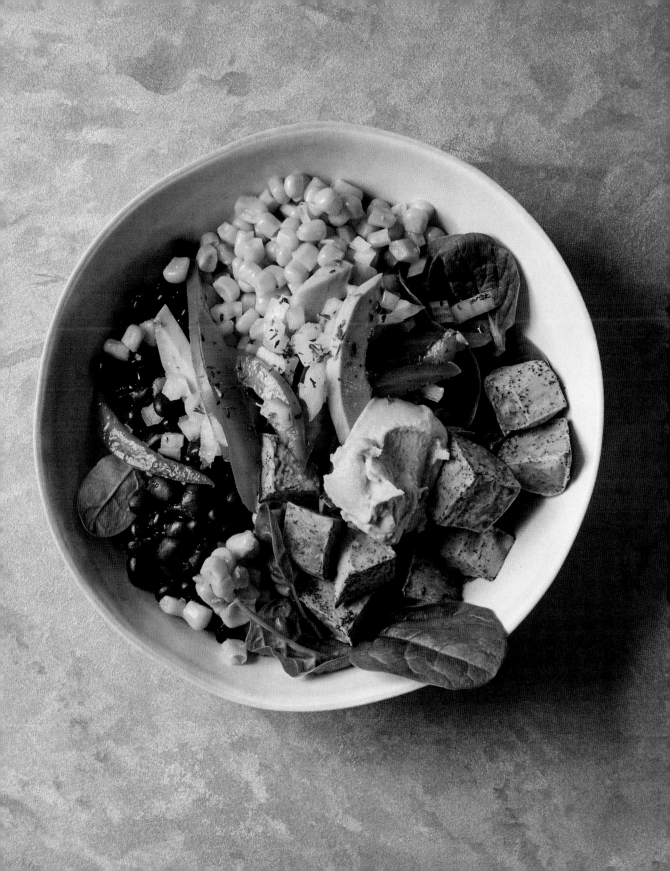

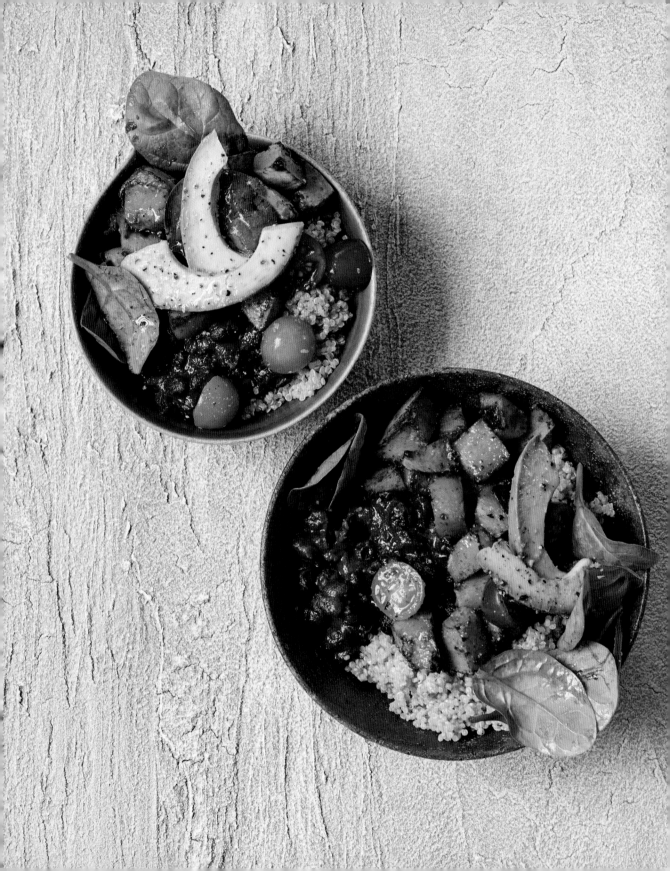

CUENCO DE QUINOA CON CALABAZA Y FRIJOLES NEGROS

RACIONES
2

Este delicioso y nutritivo cuenco se hace con calabaza, quinoa, frijoles negros, aguacate, tomate y espinacas: todos ellos alimentos vegetales saludables para el corazón.

// Precalienta el horno a 200º. Cubre la bandeja para hornear con papel pergamino.

// Extiende la calabaza sobre la bandeja para hornear y espolvorea con el pimentón y una pizca de sal. Hornéala de 30 a 35 minutos, dándole una vez la vuelta hacia la mitad del tiempo, hasta que esté tierna y dorada.

// Mientras tanto, lava la quinoa en un tamiz de malla fina y escurre bien. Pon la quinoa en una cacerola pequeña y añade 1 taza de agua y una pizca de sal. Lleva a ebullición, a continuación baja el fuego a medio-bajo, cubre con la tapa ligeramente entreabierta y cocina, a fuego lento, de 12 a 15 minutos, hasta que el agua se haya absorbido. Retírala del fuego, cubre completamente y déjala reposar durante 5 minutos. Ahueca la quinoa con un tenedor.

// En una cacerola pequeña separada, mezcla los frijoles negros (con el líquido de la lata), la pasta de tomate y una pizca de sal. Cocina a fuego lento durante unos 10 minutos.

// **PARA HACER EL ADEREZO.** En un tazón pequeño, mezcla el zumo de lima, el vinagre, el aceite de oliva y el ajo en polvo y condimenta con sal y pimienta.

// **PARA MONTAR LOS CUENCOS.** Divide la calabaza, la quinoa, los frijoles negros, las espinacas, los tomates y el aguacate entre dos cuencos. Adereza y sírvelo.

2 tazas de calabaza pelada en dados

¼ cucharadita de pimentón

Sal marina

½ taza de quinoa sin cocinar

1 taza de frijoles negros enlatados (no escurrir)

1 cucharada de pasta de tomate

ADEREZO
Zumo de 1 lima

1 cucharada y media de vinagre de vino tinto

1 cucharada de aceite de oliva extra virgen

Una pizca de ajo en polvo

Sal marina y pimienta negra recién molida

CUENCOS
2 tazas de espinacas

1 taza de tomates cherry, partidos por la mitad

½ aguacate, en rodajas

PARTE
2

—

NIVEL 3
RECETAS

—

253

CUENCO DE SUSHI TERIYAKI

RACIONES
2

Todos estos ingredientes son deliciosos por sí solos. ¡Pero juntos, forman un cuenco excepcional! Rico en vitaminas, minerales, fibra y sabor, este plato se convertirá rápidamente en uno de los principales de tu familia.

// Precalienta el horno a 200°. Cubre la bandeja para hornear con papel pergamino.

// Extiende los boniatos sobre la bandeja para hornear y los asas durante unos 30 minutos, dándoles una vez la vuelta hacia la mitad del tiempo, hasta que estén tiernos y dorados.

// Mientras tanto, en una cacerola pequeña, combina el arroz, una pizca de sal y 1 taza de agua, y lleva a ebullición. Reduce el fuego, tapa y cocina a fuego lento durante unos 30 minutos, hasta que el agua se haya absorbido. Retira del fuego y deja reposar, tapado, de 5 a 10 minutos. Rehoga el arroz con un tenedor y reserva.

// **PARA PREPARAR EL ADEREZO TERIYAKI.** En un tazón pequeño, bate la salsa teriyaki, la mayonesa y los aminos de coco.

// **PARA MONTAR LOS CUENCOS.** Divide el boniato, el arroz, las zanahorias, los rábanos, el aguacate y la col kale entre dos cuencos. Pon, por encima, las cebolletas, el jengibre encurtido, el alga dulce en copos y las semillas de sésamo. Rocía con el aderezo y sírvelo.

2 boniatos, pelados y cortados en cuadrados de 25 milímetros (aproximadamente 2 tazas)

½ taza de germinados crudos y arroz integral de grano corto

Sal marina

ADEREZO TERIYAKI

2 cucharadas y media de aminos de coco en salsa teriyaki

1 cucharada de mayonesa de soja vegana

2 cucharaditas de aminos de coco

CUENCOS

2 zanahorias, ralladas o en rodajas finas

2 rábanos, cortados en rodajas

1 aguacate Hass, en rodajas

2 tazas de tallo de hojas de col kale picado u otras verduras

2 cebolletas, en rodajas

Jengibre encurtido

Alga dulce en copos

Semillas de sésamo

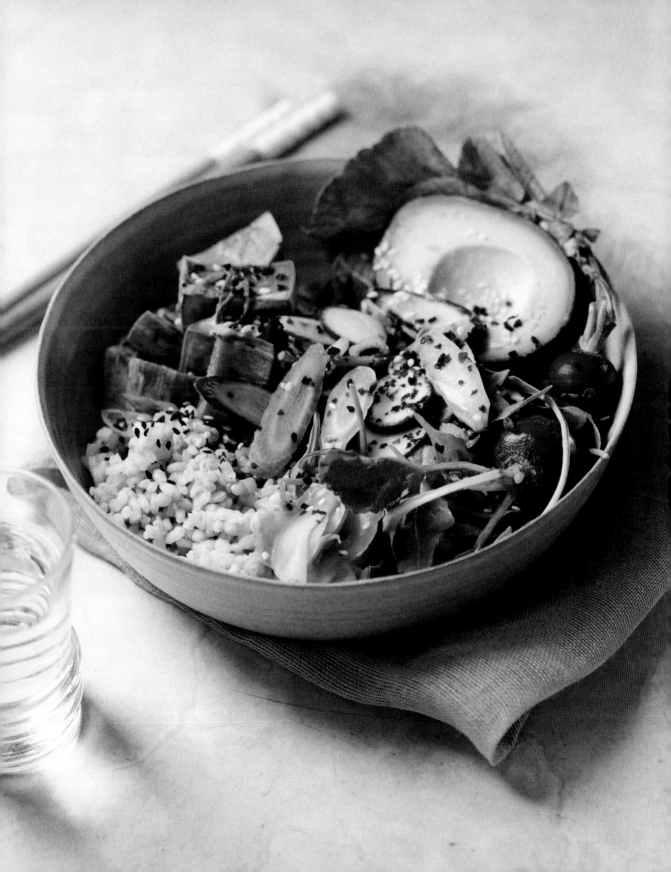

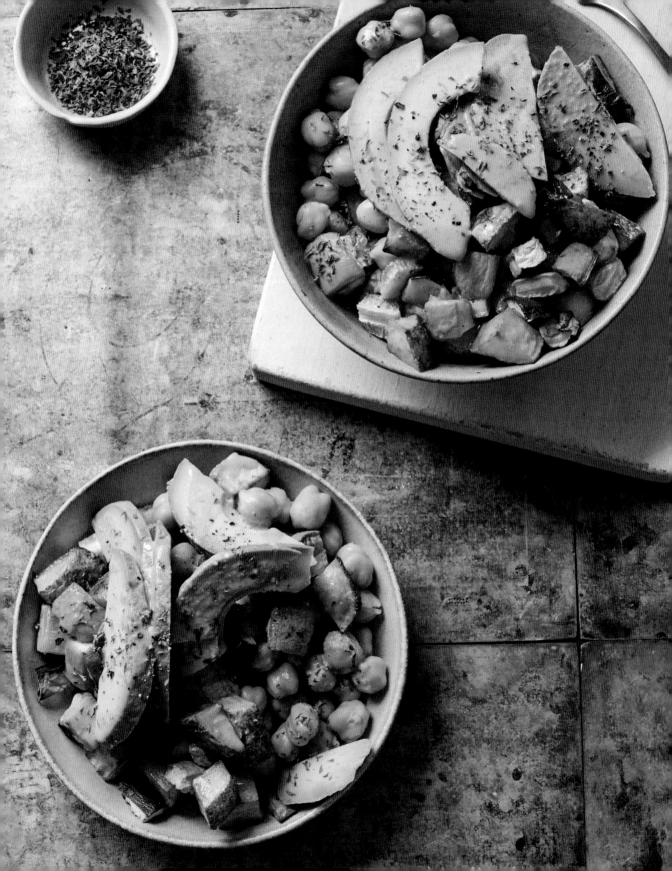

CUENCO DE PATATAS, CALABAZA Y CALABACÍN

RACIONES
2

En este cuenco, tenemos una enorme potencia alimentaria. Los garbanzos son una gran fuente de proteínas, fibra, magnesio, potasio, folato y fibra. La calabaza y el calabacín están repletos de vitaminas y minerales que combaten la inflamación. Ponlos juntos con las deliciosas patatas Yukon Gold y tendrás un relleno, un plato de rico sabor que es ideal para la comida del mediodía o la cena.

// Precalienta el horno a 200º. Cubre la bandeja para hornear con papel pergamino.

// En un tazón mediano, mezcla las patatas, el aceite de canola, los aminos de coco, el comino y una pizca de sal. Extiende las patatas sobre la bandeja para hornear y ásalas durante 15 minutos.

// Retira la bandeja del horno, da la vuelta a las patatas y ponlas a un lado para dejar espacio suficiente para la calabaza y el calabacín. Coloca la calabaza y el calabacín en la bandeja para hornear, sazona con una pizca de sal marina y pon de nuevo la bandeja en el horno de 15 a 20 minutos, hasta que las patatas estén tiernas.

// **MIENTRAS TANTO, PARA HACER EL ADEREZO.** En un tazón pequeño, mezcla el tahini, el zumo de limón, el vinagre, los aminos de coco, el ajo en polvo y la pimienta. Condimenta con sal.

// **PARA MONTAR LOS CUENCOS.** Divide las patatas, la calabaza, el calabacín, los garbanzos y el aguacate entre dos cuencos. Pon perejil por encima y condimenta con pimienta. Rocía con el aderezo y sírvelo.

2 patatas medianas Yukon Gold (alrededor de 300 gramos), en dados

1 cucharada de aceite de canola

1 cucharada de aminos de coco

Una pizca de comino molido

Sal marina

1 calabaza amarilla, en dados

1 calabacín, en dados

ADEREZO TAHINI
1 cucharada de tahini

Zumo de 1 limón

1 cucharada de vinagre balsámico

1 cucharadita de aminos de coco

¼ de cucharadita de ajo en polvo

Una pizca de pimienta negra recién molida

Sal marina

CUENCOS
1 lata (425 gramos) de garbanzos, escurridos y lavados

1 aguacate Hass, en rodajas

Perejil

Pimienta negra recién molida

PARTE
2
—
NIVEL 3
RECETAS

CUENCO DE QUINOA ARCOÍRIS

RACIONES
2

Este colorido y nutritivo cuenco de quinoa está repleto de proteínas, vitaminas y fibra. No hay mejor manera de comer los vegetales. La quinoa, la col kale, los garbanzos, el maíz, el tomate y el aguacate maridan perfectamente para lograr una comida que es completa, equilibrada y sabrosa.

// Lava la quinoa en un colador de malla fina y escurre bien. Pon la quinoa en una cacerola pequeña y añade 1 taza y tres cuartos de agua y una pizca de sal. Lleva a ebullición, a continuación baja el fuego a medio bajo, tapa y cocina a fuego lento de 12 a 15 minutos, hasta que el agua se haya absorbido. Retira del fuego y deja reposar tapada, durante 5 minutos. Destapa y ahueca la quinoa con un tenedor.

// **PARA HACER EL ADEREZO.** En un tazón pequeño, mezcla el tahini, el zumo de limón, el ajo en polvo, la sal y 2 cucharadas de agua.

// **PARA MONTAR LOS CUENCOS.** Divide la quinoa, la col kale, las zanahorias, los tomates, el aguacate, los garbanzos y el maíz entre dos cuencos. Condimenta con sal y pimienta. Cubre con el aderezo, adorna con semillas de sésamo y sírvelo.

⅔ **de taza de quinoa sin cocinar**

Sal marina

ADEREZO DE TAHINI CON LIMÓN

1 cucharada y media de tahini

Zumo de ½ limón

Una pizca de ajo en polvo

¼ de cucharadita de sal marina

CUENCOS

2 tazas de tallo de las hojas de col kale, picado

2 zanahorias ralladas (alrededor de 1 taza)

1 taza de tomates cherry, partidos por la mitad

½ aguacate Hass, en rodajas

1 taza de garbanzos en lata, escurridos y lavados

1 taza de maíz dulce enlatado, escurrido y lavado

Sal marina y pimienta negra recién molida

Semillas de sésamo

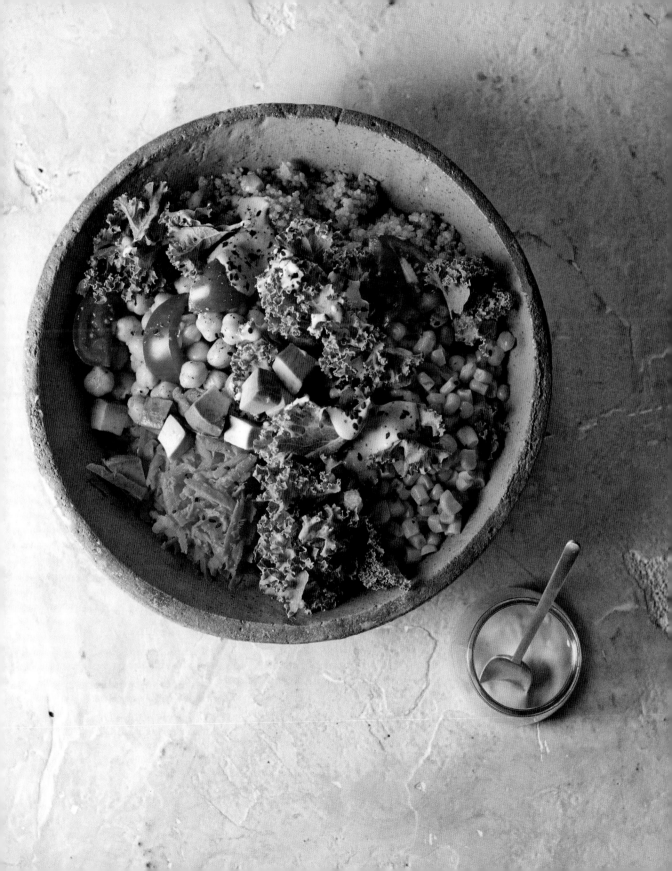

CUENCO DE FRIJOLES NEGROS CON ALCACHOFAS ASADAS

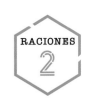

RACIONES
2

El sabor ahumado de las alcachofas asadas y el sabor picante de la salsa combinan deliciosamente con los frijoles negros y la quinoa. Esta receta utiliza alcachofas asadas envasadas, pero si tienes tiempo, puedes cocinarlas frescas y utilizarlas en lugar de las envasadas.

// Lava la quinoa en un colador de malla fina y escurre bien. Pon la quinoa en una cacerola pequeña y añade 1 taza de agua y una pizca de sal. Lleva a ebullición, a continuación baja el fuego a medio bajo, tapa y cocina a fuego lento de 12 a 15 minutos, hasta que el agua se haya absorbido. Retira del fuego y deja reposar, tapada, durante 5 minutos. Destapa y ahueca la quinoa con un tenedor.

// Mientras tanto, en una cacerola pequeña, combina los frijoles negros (con el líquido reservado de la lata), la pasta de tomate, la cebolla en polvo, el ajo en polvo y una pizca de sal. Ponla a fuego lento y cocina durante unos 10 minutos, hasta que se caliente.

// PARA HACER LA SALSA. En un tazón pequeño, mezcla el pimiento, el tomate y la cebolla. Añade el vinagre, el zumo de limón y el pimentón y condimenta con sal y pimienta negra. Remueve para mezclar.

// Reparte la quinoa, los frijoles negros y las alcachofas entre dos cuencos. ¡Cubre con la salsa y sirve!

½ **taza de quinoa sin cocinar**

Sal marina

2 tazas de frijoles negros en lata, escurridos (reservar el líquido) y lavados

1 cucharada de pasta de tomate

Una pizca de cebolla en polvo

Una pizca de ajo en polvo

PARA LA SALSA

1 pimiento, cortado en dados

1 tomate, picado

½ **cebolla, cortada en dados**

2 cucharadas de vinagre blanco destilado

Zumo de ½ **lima**

¼ **de cucharadita de pimentón**

Sal marina y pimienta negra recién molida

4 tarros de alcachofas marinadas asadas, escurridas

FIDEOS DE ARROZ CON ZANAHORIA Y GUISANTES TIRABEQUES

RACIONES
2

Lo que me encanta de los guisantes tirabeques es que no se tienen que desenvainar, quitarles las semillas, pelar o trocearlos —disfrútalos con vaina y todo—. Además, están repletos de vitaminas, hierro y proteínas. Este plato combina los guisantes tirabeques con las zanahorias y el resultado es una explosión de sabor, por no hablar de su poder nutritivo.

// PARA HACER EL ADEREZO. En un tazón mediano, bate todos los ingredientes del aderezo. Reserva.

// Coloca una vaporera en una cacerola grande y añade agua hasta que cubra la parte inferior de la vaporera. Hervir a fuego lento y pasar a fuego medio. Pon el brócoli en la vaporera, tapa y cocina durante 2 minutos. Transfiere el brócoli a un cuenco grande. Repite este mismo proceso con la zanahoria, luego los guisantes tirabeques, agregándolos al cuenco con el brócoli cuando estén hechos.

// Mientras tanto, en una cacerola mediana aparte, pon 4 tazas de agua a hervir. Tan pronto como el agua empiece a hervir, añade los fideos de arroz y cocina durante 10 minutos, o hasta que estén blandos pero enteros. Escurre los fideos, lávalos con agua fría y escurre nuevamente. Traslada los fideos al cuenco con las verduras.

// Añade el aderezo y remueve para mezclar.

// Decora con las semillas de sésamo y sírvelo. Guarda cualquier resto del aderezo en un recipiente hermético en la nevera un máximo de 5 días.

ADEREZO

¼ **de taza de aminos de coco**

2 cucharadas de mantequilla de cacahuete

2 cucharadas frescas de zumo de lima

1 cucharadita de jengibre fresco, rallado

1 cucharada de sirope de arce puro

1 taza de brócoli, cortado

1 zanahoria grande, rallada

2 tazas de guisantes tirabeques

225 gramos de fideos de arroz

¼ **de taza de semillas de sésamo**

PARTE
2

—

NIVEL 3
RECETAS

—

PASTA CON PESTO DE ESPINACAS Y COL KALE Y COLES DE BRUSELAS CRUJIENTES

RACIONES
2

Esta pasta rápida y fácil se mezcla con un pesto de espinacas y col kale rematada con deliciosas coles de Bruselas crujientes para incrementar el poder de las verduras. De verdad, es una deliciosa combinación ¡que es gratificante y sabrosa!

// Precalienta el horno a 230º. Cubre la bandeja para hornear con papel pergamino.

// Pon a hervir una olla grande con agua.

// PARA HACER LAS COLES BRUSELAS CRUJIENTES. En un tazón pequeño, mezcla las coles de Bruselas, el aceite de oliva, la sal y la pimienta al gusto. Extiende las coles de Bruselas en la bandeja para hornear y déjalas de 10 a 15 minutos, hasta que estén crujientes.

// Mientras tanto, añade la pasta y una pizca de sal al agua hirviendo y remueve. Cocina la pasta según las instrucciones del paquete. Escurre la pasta, reservando ½ taza del agua de la cocción, y echa de nuevo la pasta a la olla.

// PARA PREPARAR EL PESTO. En un robot de cocina, mezcla las espinacas, la col kale, ¼ de taza del agua de cocción de la pasta reservada, los anacardos, la albahaca, el aceite de oliva, el zumo de limón, el ajo, la sal y la pimienta al gusto. Procesa hasta que quede suave. Si es necesario, añade una cucharada más del agua reservada de la cocción de la pasta hasta obtener la consistencia deseada.

// Agrega el pesto a la olla con la pasta y mezcla hasta que la pasta esté totalmente recubierta. Prueba y rectifica el condimento si es necesario.

// Sirve la pasta con las coles de Bruselas crujientes.

COLES DE BRUSELAS CRUJIENTES

1 taza de coles de Bruselas afeitadas

1 cucharadita y media de aceite de oliva

Una pizca de sal marina

Pimienta negra recién molida

1 taza y media de penne de arroz integral, u otra pasta vegana sin gluten

PESTO DE ESPINACAS Y COL KALE

1 taza y media de espinacas frescas

1 taza y media de hojas de col kale cortadas

2 cucharadas de anacardos

1 cucharada de albahaca seca

2 cucharadas de aceite de oliva extra virgen

Zumo de ½ lima

1 cucharadita de ajo picado

¼ de cucharadita de sal marina

Pimienta negra recién molida

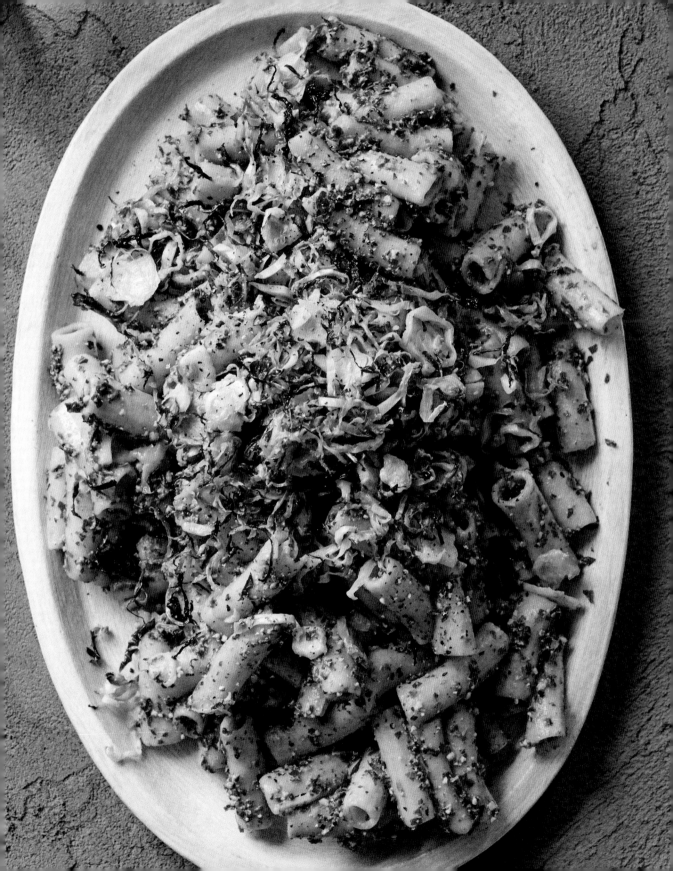

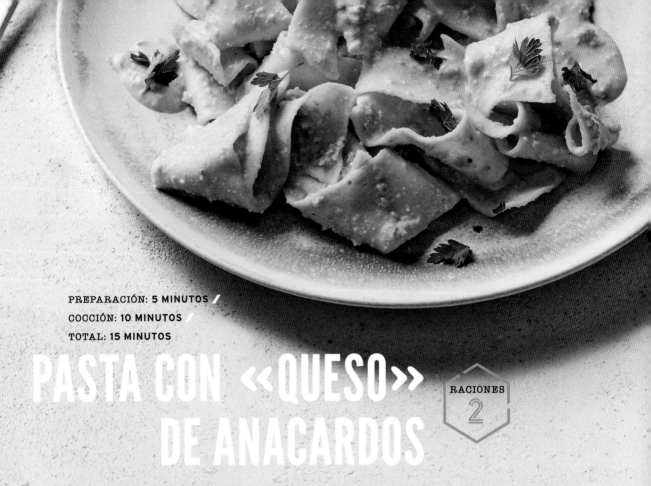

PREPARACIÓN: **5 MINUTOS** /

COCCIÓN: **10 MINUTOS** /

TOTAL: **15 MINUTOS**

PASTA CON «QUESO» DE ANACARDOS

RACIONES

2

Una simple combinación de anacardos, lima y levadura nutricional hace de esta receta una comida rica en proteínas saludables. Los anacardos desmenuzados en la salsa dan a la pasta una consistencia gruesa agradable, mientras que el perejil fresco equilibra y realza el sabor.

// Coloca los anacardos en un tazón pequeño, agrega agua templada o caliente filtrada hasta cubrirlos y deja reposar durante unos 5 minutos. (Para una consistencia más suave, remoja los anacardos en agua filtrada durante la noche).

// Pon a hervir una olla grande de agua. Añade la pasta y cocina de acuerdo con las instrucciones del paquete.

// Mientras tanto, escurre los anacardos y ponlos en una licuadora de alta velocidad o en un robot de cocina. Añade la levadura nutricional, el zumo de lima, el ajo en polvo, la sal y media taza de agua y mezcla hasta que quede una textura uniforme.

// Escurre la pasta y vuelve a ponerla en la olla. Añade la salsa de anacardos y remueve para recubrir la pasta.

// Si quieres, decora con perejil y sírvelo.

½ taza de anacardos crudos

2 tazas de pasta sin gluten sin cocinar

¼ de taza de levadura nutricional

Zumo de 1 lima

Una pizca de ajo en polvo

¼ de cucharadita de sal marina

Perejil fresco, para decorar (opcional)

PASTA CON CREMA DE ESPINACAS

RACIONES
2

Disfruta de esta deliciosa pasta, fácil de preparar, cremosa y abundante. Esta comida, que les encanta a los niños, está hecha con ingredientes superestrellas como las espinacas, los anacardos, el zumo de lima y la levadura nutricional.

½ taza de anacardos crudos

2 tazas de pasta sin cocinar, cualquier variedad

3 tazas de espinacas frescas

¼ de taza de levadura nutricional

Zumo de media lima

Una pizca de ajo en polvo

¼ de cucharadita de sal marina

Pimienta negra recién molida

// Coloca los anacardos en un tazón pequeño, agrega agua templada o caliente filtrada hasta cubrirlos y deja reposar durante unos 5 minutos. (Para una consistencia más suave, remoja los anacardos en agua filtrada durante la noche).

// Pon a hervir una olla grande de agua. Añade la pasta y cocina de acuerdo con las instrucciones del paquete.

// Mientras tanto, escurre los anacardos y ponlos en una licuadora de alta velocidad o en un robot de cocina. Añade la levadura nutricional, el zumo de lima, el ajo en polvo, la sal y media taza de agua y mezcla hasta que quede una textura uniforme.

// Escurre la pasta y vuelve a ponerla en la olla. Añade la salsa de anacardos y remueve para recubrir la pasta.

// Condimenta con pimienta y sírvelo.

ENSALADA VEGETARIANA DE QUINOA CON SEMILLAS DE GIRASOL Y «PARMESANO»

RACIONES
4

Me encantan la quinoa y los garbanzos, especialmente cuando están juntos en el mismo plato. He añadido frijoles pintos para tener un extra de proteína. Las semillas de girasol y el «parmesano» resaltan los sabores.

// Lava la quinoa en un colador de malla fina y escurre bien. Pon la quinoa en una cacerola pequeña y agrega una pizca de sal y 2 tazas de agua. Lleva a ebullición, a continuación, reduce el fuego a medio bajo, tapa y cocina a fuego lento de 12 a 15 minutos, hasta que el agua se haya absorbido. Retira del fuego y deja reposar, tapada, durante 5 minutos. Destapa y ahueca la quinoa con un tenedor y deja enfriar.

// Pon los guisantes congelados en un colador y colócalos bajo el agua fría para descongelarlos. Escurre bien los guisantes y pásalos a un cuenco grande.

// Añade el perejil, los garbanzos, el maíz, los frijoles pintos, los pimientos, el apio, el zumo de limón y el aceite de oliva, y condimenta con sal y pimienta negra. Remueve para mezclar.

// Agrega la quinoa enfriada a la mezcla de frijoles y remueve para mezclar.

// **PARA HACER LAS SEMILLAS DE GIRASOL «PARMESANO».**
En un robot de cocina, mezcla todos los ingredientes de las semillas de girasol «parmesano» y ve apretando el botón de pulsar un par de veces hasta que se descomponen en la consistencia del parmesano rallado.

// Cubre la ensalada vegetariana de quinoa con el «parmesano» y sírvelo.

1 taza de quinoa sin cocinar

Sal marina

1 taza de guisantes congelados

Hojas de medio manojo de perejil, picado

1 lata (425 gramos) de garbanzos, escurridos y lavados

1 lata (425 gramos) de maíz dulce, escurrido y lavado

1 lata (425 gramos) de frijoles pintos, escurridos y lavados

1 pimiento verde, cortado

1 pimiento rojo, cortado

1 tallo de apio pequeño, cortado

Zumo de 1 lima

2 cucharadas de aceite de oliva extra virgen

Pimienta negra recién molida

SEMILLAS DE GIRASOL «PARMESANO»

¼ de taza de semillas de girasol asadas sin sal

2 cucharadas de levadura nutricional

¼ de cucharadita de sal marina

PARTE
2
————

NIVEL 3
RECETAS
————

ENTRANTES
————

PLATO
PRINCIPAL
ENSALADAS
————

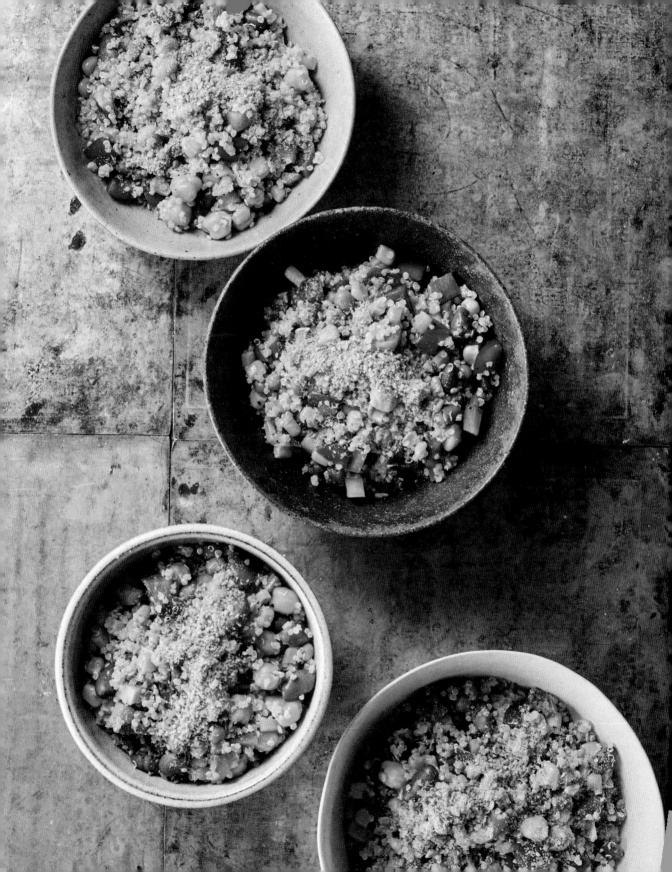

ENSALADA DE QUINOA CON SALSA TAILANDESA DE CACAHUETE

RACIONES
2

Esta ensalada crujiente de inspiración tailandesa es ligera, sabrosa y llena de vegetales nutritivos como la rúcula, la col y la zanahoria, mezcladas con un aderezo cremoso de cacahuete.

// Lava la quinoa en un colador de malla fina y escurre bien. Pon la quinoa en una cacerola pequeña y agrega una pizca de sal y 1 taza y tres cuartos de agua. Lleva a ebullición, luego baja el fuego a medio bajo, tapa y cocina a fuego lento de 12 a 15 minutos, hasta que el agua se haya absorbido. Retira del fuego y deja reposar, tapada, durante 5 minutos. Destapa y ahueca la quinoa con un tenedor y deja enfriar.

// **PARA HACER EL ADEREZO DE CACAHUETE.** En un tazón pequeño, bate todos los ingredientes del aderezo hasta que quede uniforme.

// En un cuenco grande, combina la quinoa enfriada, la rúcula, el repollo y la zanahoria. Añade la mitad del aderezo y mezcla bien las verduras. Prueba y rectifica de sal si es necesario.

// Cubre la ensalada con los cacahuetes picados, rocía con el aderezo restante y sírvelo.

⅔ de taza de quinoa sin cocinar

Sal marina

ADEREZO DE CACAHUETE

2 cucharadas de mantequilla de cacahuete

1 cucharada de aminos de coco

2 cucharadas de vinagre de arroz

Una pizca de jengibre molido

Una pizca de pimienta negra recién molida

2 tazas de rúcula

½ taza de repollo rallado

1 zanahoria rallada

2 cucharadas de cacahuetes crudos picados

PARTE
2

———

NIVEL 3
RECETAS

———

ENTRANTES

———

PLATO
PRINCIPAL
ENSALADAS

268

EL FUTURO DEPENDE DE LO QUE HACEMOS EN EL PRESENTE.

—MAHATMA GANDHI

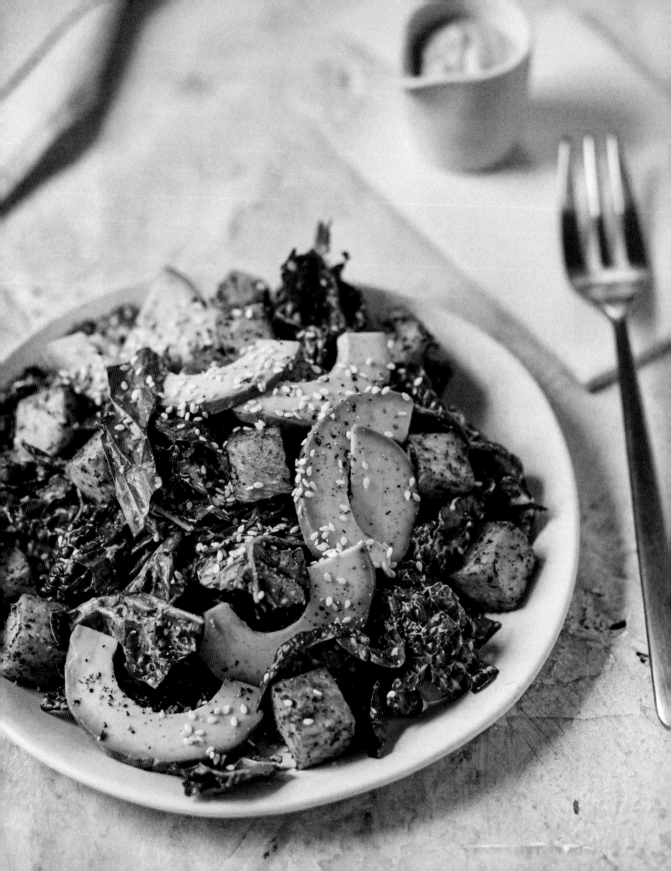

ENSALADA DE COL KALE Y COLINABO ASADO

RACIONES
2

El colinabo es un vegetal rico en nutrientes y en compuestos antioxidantes. En esta receta se condimenta con hierbas y especias sobre una ensalada de col kale, con un aderezo cremoso de anacardos y cubierta con semillas de sésamo. Si no puedes encontrar colinabo en tu tienda habitual (o si no es temporada), puedes sustituirlo con boniatos, que están disponibles todo el año en muchos sitios.

// Precalienta el horno a 200°. Cubre la bandeja para hornear con papel pergamino.

// Coloca los anacardos en un tazón pequeño, cúbrelos con agua templada o caliente filtrada y deja reposar de 2 a 3 horas.

// En un tazón mediano, combina los colinabos, el aceite de oliva, el pimentón, el comino, el cilantro, el ajo en polvo, la albahaca y el perejil, y condimenta con sal. Extiende los colinabos sobre la bandeja del horno y ásalos de 35 a 40 minutos, hasta que estén blandos y dorados.

// **PARA HACER EL ADEREZO.** Escurre y lava los anacardos y ponlos en una licuadora de alta velocidad o un robot de cocina. Añade la levadura nutricional, el zumo de limón, la mostaza, la sal, el ajo en polvo y 2 cucharadas de agua. Licúa hasta que quede cremoso y suave.

// Pon la col kale en un cuenco grande y agrega el aderezo. Con las manos limpias, masajea el aderezo en la col kale hasta que esté completamente recubierta.

// Remata la col kale con el colinabo, el aguacate y las semillas de sésamo y sírvelo.

¼ de taza de anacardos crudos

2 colinabos pequeños, pelados y cortados en piezas de 25 milímetros (unas 2 tazas)

1 cucharada de aceite de oliva

¼ de cucharadita de pimentón ahumado

¼ de cucharadita de comino molido

¼ de cucharadita de cilantro en polvo

¼ de cucharadita de ajo en polvo

¼ de cucharadita de albahaca seca

½ cucharadita de perejil seco

Sal marina

ADEREZO

2 cucharaditas de levadura nutricional

Zumo de ¼ limón

½ cucharadita de mostaza de Dijon

¼ de cucharadita de sal marina

Una pizca de ajo en polvo

4 tazas de hojas de col kale, cortadas

1 aguacate Hass, en rodajas

Semillas de sésamo

PARTE
2

NIVEL 3
RECETAS

—

ENTRANTES

—

PLATO
PRINCIPAL
ENSALADAS

271

SOPA DE CHILE CON LENTEJAS Y FRIJOLES

RACIONES
4

Las lentejas están repletas de una variedad de nutrientes que apoyan la salud y el metabolismo. En esta receta, las he incluido en una sopa de chile que quita el sentido. Nos encanta tener siempre recipientes con esta sopa en la nevera y esperamos que la disfrutes tanto como nosotros.

// En una olla grande, combina las lentejas, los frijoles, la cebolla, el ajo, el comino y el cilantro. Añade 8 tazas de agua. Lleva a ebullición, reduce el fuego a medio bajo, tapa y hierve a fuego lento, removiendo de vez en cuando, durante unos 45 minutos.

// Añade el maíz, los pimientos, el tomate, la pasta de tomate, el chile en polvo, la sal y la pimienta negra, remueve y cocina durante 30 minutos o más para obtener un chile más espeso. Prueba y rectifica el condimento, y añade agua si es necesario para diluir el chile hasta conseguir la consistencia deseada.

// Vierte el chile en cuencos y cubre cada uno con unas rodajas de aguacate. Decora con cilantro, si lo deseas, y sírvelo.

1 taza de lentejas secas, lavadas

1 taza de frijoles rojos o frijoles pintos, lavados

½ cebolla blanca pequeña, picada muy fina

1 diente de ajo, picado

1 cucharada de comino en polvo

1 cucharada de cilantro en polvo

1 lata (425 gramos) de maíz dulce, escurrido y lavado

½ pimiento verde pequeño, picado

½ pimiento rojo pequeño, picado

1 tomate, picado

2 cucharadas de pasta de tomate

1 cucharadita de chile en polvo

¾ de cucharadita de sal marina, o al gusto

½ cucharadita de pimienta negra recién molida

1 aguacate Hass, en rodajas, para servir

Cilantro fresco, para adornar (opcional)

PARTE
2

———

NIVEL 3
RECETAS

———

ENTRANTES

———

OTROS

272

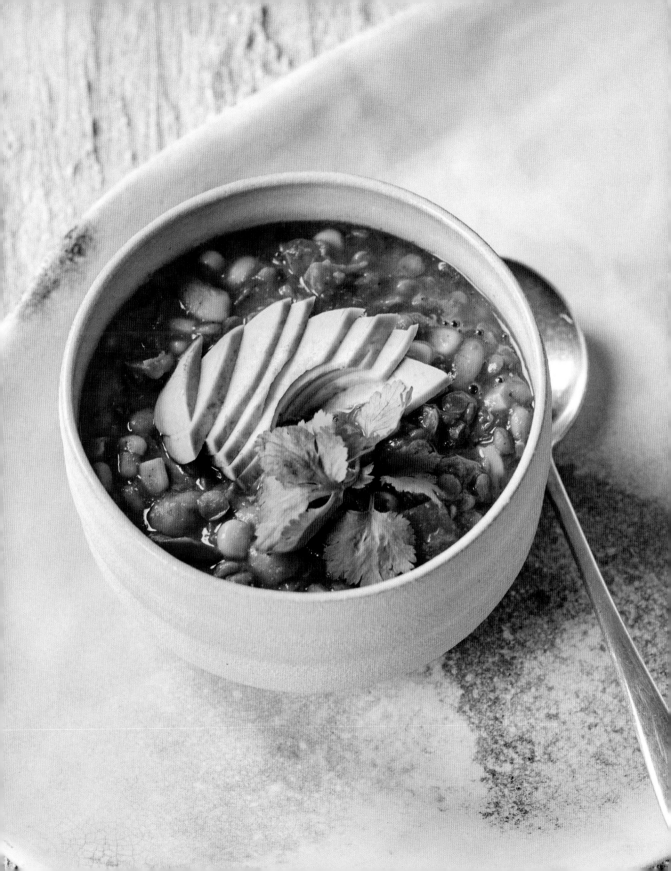

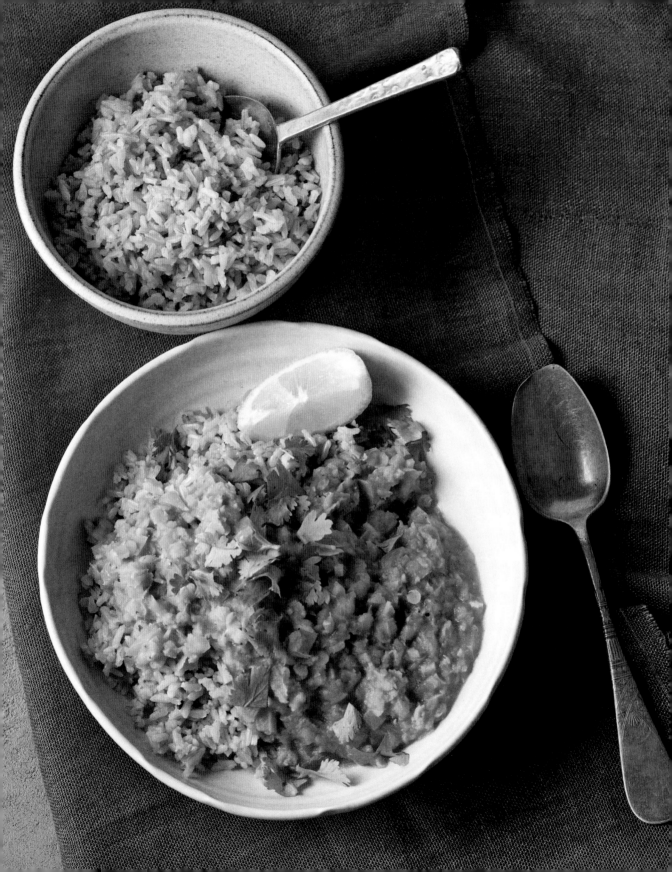

DAL DE LENTEJAS ROJAS

RACIONES
4

El dal es un clásico plato indio a base de lentejas que es fácil de preparar y maravilloso de disfrutar. Sírvelo a menudo y se convertirá en un favorito de la familia.

// En una olla mediana-grande, combina las lentejas, el pimiento, la cebolla, el ajo, el jengibre, el zumo de limón, el curry en polvo, el comino, la pimienta negra, la cúrcuma y 3 tazas de agua. Lleva a ebullición. Baja el fuego, la tapas y hierves a fuego lento, removiendo, ocasionalmente, durante unos 30 minutos, o hasta que las lentejas estén blandas.

// Vierte el arroz o la quinoa en un cuenco o fuente para servir y cubre con el dal. Si quieres, decora con cilantro y sirve con trozos de limón (para exprimir).

1 taza de lentejas rojas secas

1 pimiento amarillo, cortado

1 cebolla roja pequeña, cortada

1 cucharada de ajo picado

1 cucharadita de jengibre fresco picado

Zumo de 1 limón

1 cucharadita de curry en polvo

1 cucharada de comino en polvo

¼ de cucharadita de pimienta negra recién molida

1 cucharadita de cúrcuma en polvo

Arroz integral o quinoa cocidos, para servir

Cilantro fresco, para decorar (opcional)

Trozos de limón (para exprimir)

PARTE
2

NIVEL 3
RECETAS

ENTRANTES

OTROS

275

SALTEADO DE LENTEJAS BELUGA CON CALABAZA

RACIONES
2

Las lentejas beluga son negras, diminutas, redondas y no se deshacen cuando se cocinan (a diferencia de otras lentejas). Me encanta saltearlas y combinarlas con calabaza asada, por su sabor dulce, a frutos secos. Trata de preparar una cantidad abundante para que sobren y tengas para la semana.

// PARA HACER LA CALABAZA. Precalienta el horno a 210°. Cubre una bandeja para hornear con papel pergamino.

// En un cuenco grande, mezcla la calabaza, el aceite de oliva, el orégano, el curry en polvo, y la sal y la pimienta al gusto, hasta que la calabaza está uniformemente recubierta. Extiende la calabaza en una sola capa sobre la bandeja para hornear. Ásala de 30 a 35 minutos, hasta que esté tierna y dorada, dándole una vez la vuelta hacia la mitad de la cocción. Retira del horno y reserva.

// PARA HACER LAS LENTEJAS. En una cacerola pequeña, pon 1 taza y media de agua a hervir. Añade las lentejas y una pizca de sal, reduce el fuego y mantenlo a fuego lento y cocina, sin tapar, de 25 a 30 minutos, hasta que estén tiernas. Escurre en un colador y lávalas.

// En la misma cacerola, calienta el aceite de oliva a fuego medio. Añade el ajo y cocina hasta que el ajo esté ligeramente crujiente. Agrega las lentejas y cocina, removiendo ocasionalmente, durante unos 5 minutos, o hasta que estén calientes. Coloca las lentejas en un cuenco mediano.

// Agrega la cebolla roja, el vinagre, el zumo de lima, la mostaza, la albahaca y el perejil y remueve para mezclar. Añade la calabaza asada y la rúcula y vuelve a mezclar.

// Ponlo en una fuente y sírvelo.

CALABAZA

3 tazas de calabaza pelada, en cuadraditos

1 cucharada de aceite de oliva

2 cucharaditas de orégano seco

1 cucharadita de curry en polvo

Sal marina y pimienta negra recién molida

LENTEJAS

¾ de taza de lentejas beluga negras secas, lavadas

Sal marina

1 cucharada de aceite de oliva

1 cucharada de ajo picado

½ cebolla roja pequeña, cortada en dados

1 cucharada de vinagre de sidra

Zumo de ½ lima

1 cucharadita de mostaza de Dijon

1 cucharada y media de albahaca seca

1 cucharada de perejil

1 taza de rúcula o similar

PARTE
2

—

NIVEL 3
RECETAS

—

ENTRANTES

—

OTROS

—

276

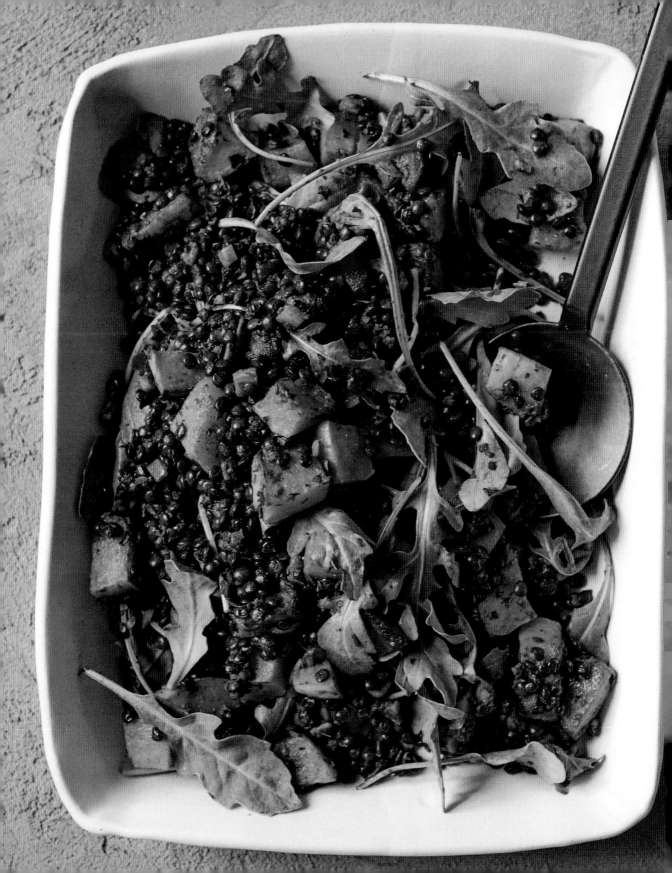

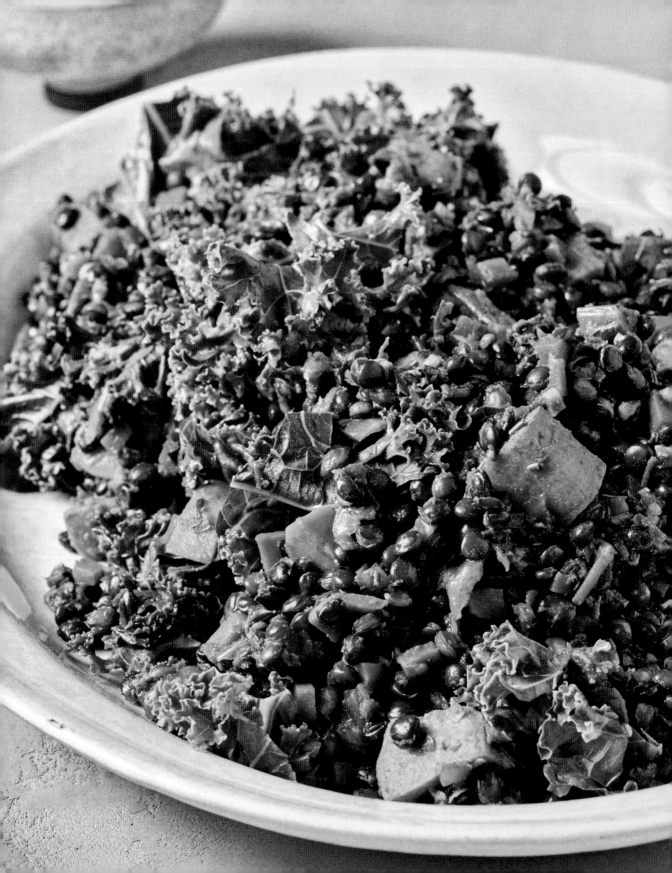

LENTEJAS BELUGA ESTOFADAS CON COL KALE

RACIONES
2

1 cucharada de aceite de oliva extra virgen

1 zanahoria, cortada en cuadraditos

1 tallo de apio, troceado

1 cebolla amarilla, cortada en dados

2 dientes de ajo, picados

1 taza de lentejas negras beluga, secas

1 cucharada de romero seco

1 cucharadita de cilantro molido

1 cucharadita de comino molido

⅛ de cucharadita de cúrcuma molida

⅛ de cucharadita de jengibre molido

2 tazas de caldo de verduras

2 tomates grandes y maduros, picados

1 boniato (225 gramos), pelado y cortado en dados de 25 milímetros (aproximadamente 1 bol)

½ manojo de col kale, cortada en trozos grandes (alrededor de 2 boles)

1 cucharada de vinagre de jerez

¼ de cucharadita de sal marina, añadir más si es necesario

Una pizca de pimienta negra recién molida, o al gusto

½ taza de yogur de leche de coco u otro yogur no lácteo

Zumo de ¼ de limón

Esta receta de lentejas estofadas con romero es, sin duda, un plato delicioso. Las lentejas beluga se cocinan a fuego lento en un caldo a base de vegetales y tomate, haciendo que este plato sea ¡abundante y sabroso!

// En una olla mediana, calienta el aceite de oliva a fuego medio. Agrega la zanahoria, el apio, la cebolla y el ajo. Cocina, removiendo de vez en cuando, durante unos minutos, hasta que se ablanden y sientas su aroma.

// Añade las lentejas, el romero, el cilantro, el comino, la cúrcuma y el jengibre, y cocina de 1 a 2 minutos.

// Agrega el caldo, los tomates y el boniato, hasta que hierva. Baja el fuego a medio bajo y cocina a fuego lento de 25 a 30 minutos, hasta que las lentejas estén tiernas. Si es necesario, añade agua, ½ taza cada vez, hasta que se alcance la consistencia deseada. Prueba y rectifica el condimento.

// Añade la col kale y el vinagre, y cocina a fuego lento durante unos minutos más, hasta que la col kale se ablande.

// En un bol pequeño, mezcla el yogur, el zumo de limón, la sal marina y la pimienta.

// Sirve las lentejas recubiertas con la salsa de yogur.

FILETES DE BERENJENA A LA PLANCHA CON SALSA PICANTE DE BARBACOA (SALSA BBQ)

RACIONES
2

Si has tenido dificultades para encontrar una receta de berenjenas que te guste, tu búsqueda ha terminado. Éste es un plato fácil de hacer y es tan gratificante como nutritivo. La salsa BBQ le da un toque de sabor fuerte característico que te deja con ganas de más.

// En una cacerola pequeña, combina el arroz, una pizca de sal y 1 taza y ³/₄ de agua. Pon a hervir. Reduce el fuego a bajo, tapa y cocina a fuego lento durante unos 20 minutos. Retira del fuego y deja reposar, tapado, durante 5 minutos más.

// PARA PREPARAR LA BERENJENA. En un tazón pequeño, bate los aminos de coco, el aceite de oliva, el zumo de lima, el cilantro, el comino, el pimentón, el tomillo, la pimienta de cayena, la pimienta negra, la sal, la cebolleta y el ajo.

// Aplica con un pincel de cocina la mezcla de aminos de coco, en ambos lados de cada rodaja de berenjena.

// Pon un poco de aceite de oliva en una sartén a fuego medio alto. En diferentes tandas, agrega las rodajas de berenjena y cocina de 3 a 5 minutos por cada lado, hasta que estén doradas.

PARTE
2
—
NIVEL 3
RECETAS
—
ENTRANTES
—
OTROS
—

²/₃ **de taza de arroz jazmín sin cocinar**

Sal marina

BERENJENA

2 cucharadas de aminos de coco

1 cucharada de aceite de oliva extra virgen, añadir más si es necesario

Zumo de 1 lima

1 cucharada de cilantro en polvo

2 cucharaditas de comino molido

1 cucharadita de pimentón ahumado

1 cucharadita de tomillo seco

Una pizca de pimienta de cayena

Una pizca de pimienta negra recién molida, o al gusto

Una pizca de sal marina, o al gusto

1 cebolleta, en rodajas finas

1 diente de ajo, picado, o ¼ de cucharadita de ajo en polvo

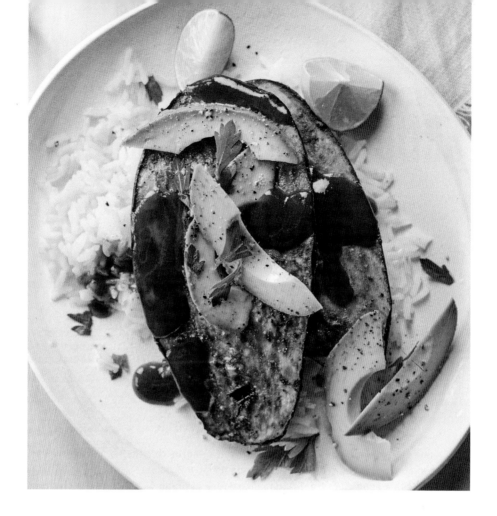

1 berenjena grande o 2 pequeñas, en rodajas cortadas a lo largo, en «filetes» de 15 milímetros de grosor

SALSA BBQ

2 cucharadas de salsa barbacoa vegana comprada en la tienda

1 cucharadita de humo líquido

Zumo de ½ lima

Una pizca de sal marina, o al gusto

Una pizca de pimienta negra recién molida, o al gusto

PARA SERVIR

½ aguacate, en rodajas (opcional)

Trozos de lima, para decorar

Perejil fresco, para adornar

// MIENTRAS TANTO, PARA HACER LA SALSA BARBACOA. En un bol pequeño, bate la salsa barbacoa, el humo líquido, el zumo de lima, la sal y la pimienta. Prueba y rectifica el condimento si es necesario.

// Pon el arroz en dos platos y cubre por encima con los filetes de berenjena y, si se quiere, el aguacate. Decora con los trozos de lima y el perejil y sirve con la salsa BBQ al lado. Guarda las sobras en un recipiente hermético en la nevera hasta un máximo de 3 días.

FRIJOLES NEGROS Y YUCA CON ARROZ JAZMÍN Y AGUACATE

RACIONES
2

Esta deliciosa comida es de inspiración latina, usando los alimentos favoritos de su cultura como el aguacate, los frijoles negros, la yuca y el arroz. Es la combinación perfecta saludable para el corazón: carbohidratos, proteínas, fibra, vitaminas y minerales, y se convierte en una comida completa para cualquier momento del día.

// En una cacerola mediana, combina los frijoles negros refritos, la yuca, el comino, el zumo de lima, una pizca de sal y 2 tazas de agua. Lleva a ebullición, a continuación, reduce el fuego y mantenlo a fuego lento. Cocina, troceando la yuca en trozos más pequeños con una cuchara, durante unos 25 minutos, o hasta que la yuca esté tierna.

// En otra cacerola pequeña, combina el arroz, una pizca de sal y 1 taza y tres cuartos de agua y lleva a ebullición. Reduce el calor, tapa y cocina a fuego lento durante unos 20 minutos. Retira del fuego y deja reposar, tapada, durante 5 minutos. Ahueca el arroz con un tenedor.

// Sirve la mezcla de frijoles sobre el arroz. Decora con rodajas de aguacate, cilantro o perejil, si quieres, y sírvelo.

1 taza y media de frijoles negros refritos vegetarianos en lata

2 piezas de yuca congelada

1 cucharada de comino en polvo

Zumo de ½ lima

Sal marina

⅔ de taza de arroz de jazmín sin cocinar

½ aguacate, en rodajas

Cilantro fresco o perejil, para adornar (opcional)

ARROZ FRITO VEGETARIANO

RACIONES
2

Disfruta de este nutritivo arroz vegetariano tal cual o con un acompañamiento de aguacate en rodajas. Es delicioso y su textura cremosa complementa cualquier plato. En casa nos encanta, nunca tenemos bastante.

// En una cacerola pequeña, combina el arroz, una pizca de sal y 2 tazas de agua. Lleva a ebullición. Reduce el fuego, tapa y cocina a fuego lento durante unos 30 minutos. Retira del fuego y deja reposar, tapado, de 5 a 10 minutos. Ahueca el arroz con un tenedor y reserva.

// En una sartén grande, calienta el aceite de sésamo a fuego medio. Agrega el ajo y el jengibre y cocina, removiendo continuamente, durante 1 minuto.

// Añade las zanahorias, los guisantes, el maíz, el brócoli, la cebolleta, los aminos de coco y el vinagre y cocina, removiendo frecuentemente, durante unos minutos más.

// Agrega el arroz y una pizca de sal, y cocina hasta que estén bien mezclados y calientes.

// Adorna con semillas de sésamo y sírvelo.

1 taza de arroz integral de grano corto sin cocinar

Sal marina

1 cucharada de aceite de sésamo

1 diente de ajo, picado

1 cucharada de jengibre fresco rallado o picado

2 zanahorias pequeñas, finamente cortadas (alrededor de ½ taza)

1 taza de guisantes congelados

1 taza de maíz congelado

1 taza de brócoli congelado

1 cebolleta, picada

2 cucharadas de aminos de coco

2 cucharaditas de vinagre de arroz

Semillas de sésamo, para adornar

PARTE
2

———

NIVEL 3
RECETAS

———

ENTRANTES

———

OTROS

HUMUS

RACIONES
2

Hecho de garbanzos, el humus es imprescindible en una dieta íntegramente vegetal. Utilízalo en sándwiches, como salsa o, mi favorito, para esparcir sobre hojas de parra rellenas.

// En una licuadora de alta velocidad o en un robot de cocina, combina los garbanzos, el tahini, el zumo de lima y la sal. Licúa hasta que quede uniforme, agregando 1 cucharada del líquido de los garbanzos reservado, o más, hasta que se alcance la consistencia deseada. Sirve inmediatamente o guárdalo en un recipiente hermético en el refrigerador durante un máximo de 1 semana.

1 lata (425 gramos) de garbanzos, escurridos (¼ de taza de líquido de la lata se puede reservar) y lavados

2 cucharadas de tahini

Zumo de 1 lima

¼ de cucharadita de sal marina

PARTE
2
—
NIVEL 3
RECETAS
—
ENTRANTES
—
OTROS

284

RACIONES
4

FRIJOLES NEGROS CUBANOS

Crecí entre frijoles negros y siempre me han encantado. Pero no me di cuenta del portento de nutrientes que son hasta que llegué a la universidad. Están repletos de calcio, que fortalece los huesos, de magnesio, de manganeso y de zinc —nutrientes que ayudan a regular la presión arterial y los niveles de insulina, previenen las enfermedades cardíacas y el cáncer, y ayudan en la digestión—. Los frijoles negros también tienen mucha fibra.

// Coloca los frijoles en un tazón grande, agrega agua fría filtrada hasta que los cubra y reserva a temperatura ambiente para remojar durante la noche.

// Escurre y lava los frijoles y ponlos en una olla grande.

// Añade la cebolla, el ajo, el pimiento, el comino, la pimienta negra, el vinagre, el orégano, la sal y agua suficiente para cubrir todos los ingredientes. Lleva a ebullición, reduce el calor para mantener una cocción a fuego lento y cocina, removiendo ocasionalmente, durante 2 horas, hasta que los frijoles estén tiernos. Ve añadiendo agua según sea necesario, $1/2$ taza cada vez, para mantener los frijoles a fuego lento.

// Sirve inmediatamente o deja enfriar y guárdalos en un recipiente hermético en la nevera de 3 a 5 días o en el congelador hasta un máximo de 8 meses.

1 taza de frijoles negros secos, lavados

½ cebolla blanca, finamente cortada

1 diente de ajo grande, picado

1 pimiento verde mediano, finamente picado

1 cucharada de comino en polvo

½ cucharadita de pimienta negra recién molida

1 cucharada de vinagre blanco destilado

1 cucharada de orégano seco

1 cucharadita de sal marina

PREPARACIÓN: **25 MINUTOS** / COCCIÓN: **50 MINUTOS** /
TOTAL: **75 MINUTOS** (excluidos 15 minutos para dejar enfriar el pan)

PAN DE CANELA

PARA HACER
UNA
REBANADA
DE 20 X 10 CM

RACIONES
12

¡Ésta es otra deliciosa creación de la cocina familiar de los Borges! Obviamente es dulce, sin gluten y deliciosa para el desayuno o como tentempié.

// Precalienta el horno a 170°. Cubre un molde para pan de 20 por 10 centímetros con papel pergamino.

// En un tazón grande, mezcla la compota de manzana, la leche de almendras, el sirope de arce, la manzana, la vainilla y el vinagre. Reserva.

// En otro tazón grande, bate la mezcla de harina sin gluten, la harina de almendras, las semillas de lino, las semillas de chía, la levadura en polvo, el bicarbonato de sodio, la canela y la sal.

// Vierte los ingredientes empapados sobre los ingredientes secos y remueve bien para mezclar.

// Vierte la masa en el molde para el pan y hornea durante unos 50 minutos, o hasta que puedas clavar un palillo en el centro y salga limpio. Transfiere el molde a una rejilla de alambre y deja que el pan se enfríe durante unos 15 minutos, a continuación, dale la vuelta y deja enfriar por completo.

// ¡Corta y sirve! El pan puede ponerse en el refrigerador, cubierto con una envoltura de plástico, hasta un máximo de 1 semana.

PARTE
2

———

TODOS LOS
NIVELES

———

POSTRES
Y OTRAS
DELICIAS

1 taza de compota de manzana sin azúcar

½ taza de leche de almendras endulzada con vainilla

6 cucharadas de sirope de arce puro

½ manzana, pelada, sin el corazón, y troceada

1 cucharadita de extracto de vainilla pura

½ cucharadita de vinagre de sidra

1 taza y media de mezcla de harina sin gluten

½ taza de harina de almendra

1 cucharada de semillas de lino en polvo

1 cucharada de semillas de chía en polvo

2 cucharaditas de levadura en polvo sin gluten

½ cucharadita de bicarbonato de sodio

1 cucharadita de canela en polvo

⅛ de cucharadita de sal marina

ENSALADA DE FRUTAS DE CORAZONES DE CÁÑAMO

RACIONES
1

Ésta es una de mis ensaladas de frutas favoritas. Los corazones de cáñamo están repletos de proteínas y ácidos grasos omega-3, saludables para el corazón. Las bayas son campeonas antioxidantes. Juntos, forman una comida perfecta que es tan fácil de hacer como deliciosa y saciante.

// En un tazón mediano, mezcla todas las bayas.

// Añade los corazones de cáñamo y el zumo de naranja. Mézclalo para cubrir uniformemente y sírvelo.

1 taza de arándanos

1 taza de moras

1 taza de fresas, en rodajas

1 taza de frambuesas

¼ de taza de corazones de cáñamo

Zumo de 1 naranja

RECOMENDACIÓN

Cubre la ensalada con tu yogur de coco favorito o yogur de almendras para conseguir un poco de energía adicional.

PARTE
2

TODOS LOS
NIVELES

POSTRES
Y OTRAS
DELICIAS

287

PUDIN DE CHÍA Y BAYAS

RACIONES
2

¿A quién no le gusta el pudin? Aquí tienes una receta para no sentirse culpable ya que este pudin incorpora semillas de chía, que están repletas de ácidos grasos omega-3, saludables para el corazón, vitaminas, minerales, antioxidantes y fibra. Disfruta de este plato como postre o para el desayuno.

// En un recipiente de vidrio con tapa, remueve la leche de almendras y las semillas de chía hasta que estén bien mezcladas. Tapa y refrigera durante la noche.

// Cuando esté listo para servir, divide el pudin entre dos recipientes, alternando con capas de bayas.

2 tazas de leche de almendras u otra leche no láctea

½ taza de semillas de chía

1 taza de arándanos

1 taza de frambuesas

1 taza de fresas en rodajas

PARTE
2

TODOS LOS
NIVELES

POSTRES
Y OTRAS
DELICIAS

288

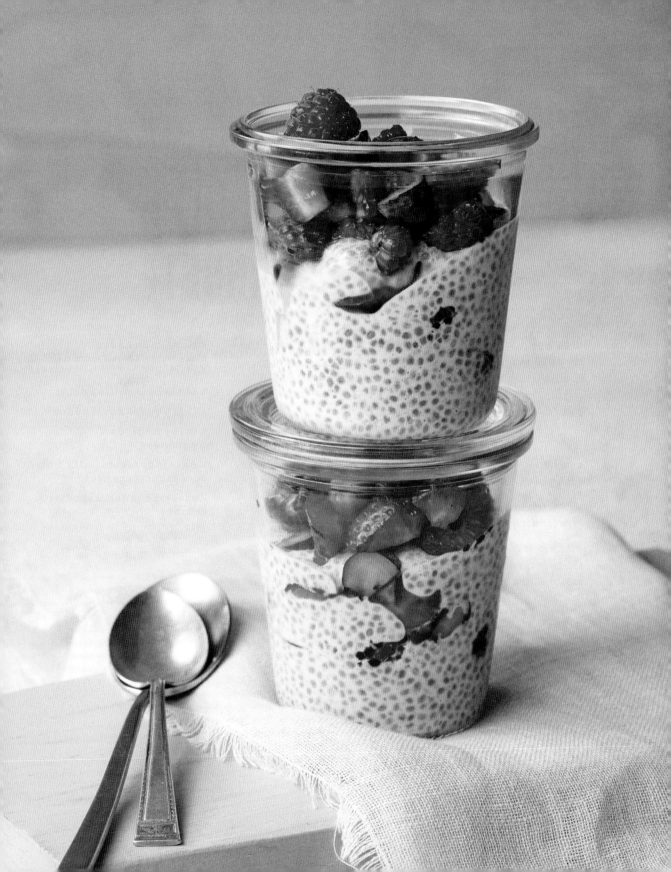

PUDIN DE MERMELADA DE CHÍA Y MANTEQUILLA DE CACAHUETE

RACIONES
2

Esta receta convierte el sándwich tradicional de mantequilla de cacahuete y mermelada o jalea (muy popular en Estados Unidos) en un pudin sabroso que se convierte en un clásico por méritos propios. Disfruta de este pudín como postre o para el desayuno.

// En un recipiente de vidrio con tapa, remueve la leche de almendras y las semillas de chía hasta que estén bien mezcladas. Tapa y ponlo en la nevera durante toda la noche.

// Mezcla las bayas en un tazón y machaca ligeramente con un tenedor hasta hacer una pasta.

// Cuando esté listo para servir, divide el pudin entre dos recipientes, alternando con capas de la pasta de bayas y mantequilla de cacahuete. ¡Cubre con cacahuetes y a disfrutar!

2 tazas de leche de almendras u otra leche no láctea

½ tazón de semillas de chía

1 taza y media de arándanos

1 taza y media de frambuesas

¼ de taza de mantequilla de cacahuete crujiente

2 cucharadas de cacahuetes crudos

PARTE
2

TODOS LOS
NIVELES

POSTRES
Y OTRAS
DELICIAS

290

HELADO ESTILO
NICE CREAM DE PIÑA

RACIONES
2

Esta receta es una delicia tropical increíblemente cremosa. No contiene ni lácteos ni huevos, pero es una explosión de sabor a piña.

2 tazas de piña congelada troceada

½ cucharadita de zumo de lima fresca

// En una licuadora de alta velocidad, combina la piña y el zumo de lima. Licúa a velocidad baja, aumentando lentamente a velocidad alta hasta que quede suave y cremoso, aproximadamente unos 30 segundos. Añade agua, 1 cucharada cada vez, si es necesario, para facilitar la mezcla.

// Disfruta inmediatamente o vierte en un recipiente hermético y congela hasta que lo vayas a tomar. Se puede guardar en el congelador hasta 1 mes.

PARTE
2

TODOS LOS
NIVELES

POSTRES
Y OTRAS
DELICIAS

291

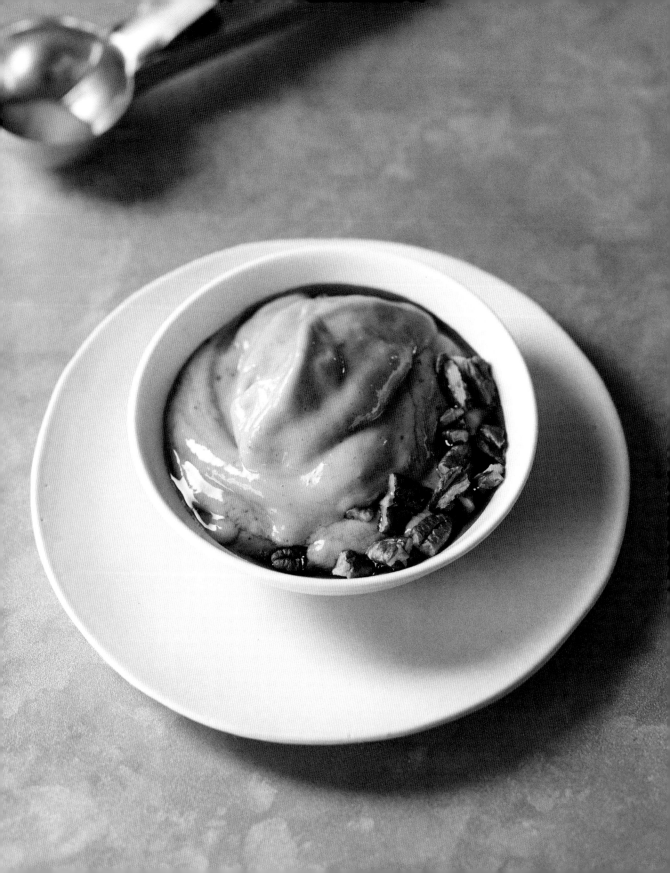

CUENCO DE HELADO DE PLÁTANO *NICE CREAM* CON NUECES PECANAS

RACIONES
2

Puedes preparar fácilmente tu propio helado sin sentirte culpable utilizando plátanos como base cremosa. Las nueces pecanas añaden una cantidad extra de proteínas, fibra, vitaminas y minerales.

// En un robot de cocina, ve apretando el botón de pulsar hasta que los plátanos congelados se fragmenten y obtengas una textura similar a un helado.

// En un tazón pequeño, mezcla las nueces pecanas y el sirope de arce hasta que las pecanas estén recubiertas uniformemente.

// Sirve las nueces pecanas sobre el plátano *nice cream*.

2 plátanos grandes congelados

⅓ de taza de nueces pecanas crudas

¼ de taza de sirope de arce puro

RECOMENDACIÓN

Podrías usar un exprimidor eléctrico o licuadora de alta velocidad para hacer esta receta en lugar del robot de cocina.

PARTE
2

TODOS LOS
NIVELES

POSTRES
Y OTRAS
DELICIAS

293

POLOS DE SANDÍA

RACIONES
4

Esta receta es un regalo de fruta y sabor refrescante con la que, tanto los niños como los adultos, se lo van a pasar en grande. La sandía es la base perfecta para estos deliciosos polos.

// En una licuadora o robot de cocina, licúa la sandía troceada en dados hasta que se convierta en una crema suave.

// Vierte la crema de sandía en moldes de hielo, llenando dos tercios completos de cada uno.

// Agrega los palitos de polo y congela hasta que los polos estén sólidos, aproximadamente unas 2 horas.

// Mientras tanto, en una licuadora o robot de cocina, combina el kiwi y el sirope de arce y mezcla hasta que quede homogéneo.

// Vierte la mezcla de kiwi sobre la capa de sandía en los moldes y congela al menos 4 horas o hasta que estén sólidos.

4 tazas de sandía sin semillas en dados

3 kiwis, pelados y cortados

1 o 2 cucharadas de sirope de arce puro (opcional)

PARTE
2

—

TODOS LOS
NIVELES

—

POSTRES
Y OTRAS
DELICIAS

—

294

SORBETE

RACIONES
2

El sorbete es un helado de fruta pura. La leyenda dice que el emperador romano Nerón inventó el sorbete en el I siglo d. C. cuando tenía mensajeros que traían cubos de nieve desde las montañas a su sala de banquetes, donde luego se mezclaban con miel y vino. Te sorprenderá la facilidad con la que puedes improvisar un sorbete en una licuadora, robot de cocina, o incluso un helado utilizando sólo crema de algunas frutas congeladas y otros ingredientes que, probablemente, tengas a mano.

// En una licuadora de alta velocidad o robot de cocina, licúa las frambuesas y la leche de coco, y mezcla hasta que quede suave.

// Cuela la pasta resultante en un colador de malla fina en un recipiente, presionándolo con una espátula de goma. Desecha las semillas en el colador.

// Remueve el sirope de arce y la vainilla en la pasta. Cubre y ponla en el refrigerador por lo menos 1 hora.

// Pasa la base del sorbete refrigerada al congelador hasta que se congele, de 4 a 6 horas. Si se pone demasiado dura, déjala ablandar en el refrigerador antes de servir.

// Coloca en tazones y sírvelo.

2 tazas de frambuesas

½ taza de leche de coco (enlatada, sin azúcar, entera)

¼ de taza de sirope de arce puro

½ cucharadita de extracto de vainilla pura

RECOMENDACIÓN

Si estás usando una heladora, transfiere la base del sorbete refrigerada a la heladora en el cuarto paso y sigue las instrucciones del fabricante para batir en sorbete.

PARTE
2

TODOS LOS
NIVELES

POSTRES
Y OTRAS
DELICIAS

CONCLUSIÓN
SÉ LA HUELLA VERDE

Quizás comenzaste a leer *La huella verde* con la intención de mejorar tu salud y bienestar; pero adoptar el plan significa también mejorar la salud del planeta.

Al principio, te invité a echar un vistazo a tu salud antes de comenzar el programa Greenprint. Ahora es el momento de evaluar los cambios que percibiste y experimentaste mientras seguías el programa –cosas como la pérdida de peso, el aumento de la energía, la resistencia, la fuerza y la recuperación; también la mejoría de los marcadores de salud como la presión arterial, el azúcar en la sangre y los niveles de colesterol–. Otros factores de evaluación son la calidad del sueño, el apetito sexual y la energía en general. Estos factores también pueden darte claras pruebas del impacto que la huella verde tiene sobre ti y sobre tu vida.

Ahora te pido que vayas un paso más allá en la evaluación –calcula tu huella verde personal utilizando una herramienta especial que he creado y está disponible en 22daysnutrition.com. Te proporciona pruebas concretas del impacto positivo que las decisiones sobre alimentación y estilo de vida tienen sobre el planeta, desde reducir el tamaño de tu huella de carbono hasta conservar recursos naturales como el agua potable. Tú puedes ser el cambio, no sólo para ti mismo, sino para los que te rodean, y para el mundo.

Esto es importante. La salud de la gente está empeorando. El clima del planeta está cambiando. Hay una clara relación entre las elecciones alimentarias, la actividad humana, el aumento de gases de efecto invernadero y el calentamiento global.

Se ha tardado más de dos décadas en que los científicos acepten la idea de que la actividad humana tiene impacto en el medio ambiente. La mayoría ahora sabe que el aumento de emisiones de CO_2 durante los últimos treinta años está relacionado directamente con la quema de combustibles fósiles. El calentamiento global es un modelo basado en la evidencia que refleja la influencia de los humanos sobre el clima del planeta y sobre el equilibro de sus ecosistemas.

La expansión de tu huella verde va más allá de elegir alimentos íntegramente vegetales, aunque esta actuación es lo más importante que puedes hacer para salvar el planeta. Compra alimentos de proximidad. No sólo mejora la salud, sino que también disminuye la cantidad de combustible para el transporte. Compra en los mercados de productores los productos locales en vez de en supermercados y usa el transporte público en vez del coche. Cultiva un huerto, planta árboles, recicla, fabrica compost y evita comprar productos empaquetados.

Calcular tu huella verde te ayuda a comprender la forma en que tus acciones diarias afectan a tu salud y al planeta, así como los pasos a dar para cambiar este impacto.

La misión que tengo es darte a conocer maneras factibles y sencillas de que tu huella verde cuente, comenzando por elegir una dieta íntegramente vegetal. Al cambiar tus hábitos, notarás como una persona –tú– puede significar una gran diferencia para el mundo. Yo haré lo que me corresponde para ampliar mi huella verde personal y espero que tú también lo hagas.

AGRADECIMIENTOS

Estoy sumamente agradecido a las extraordinarias personas que forman parte de mi vida y a todas las maravillosas personas que todavía no conozco.

Un sincero agradecimiento a mi querido amigo Raymond Garcia, por atreverse a soñar conmigo y creer en las posibilidades.

A Diana Baroni y mis amigas del Crown Publishing Group: gracias por su visión y creatividad.

A mi amiga Maggie Greenwood-Robinson: muchísimas gracias por toda la ayuda que me has prestado para convertir esta idea en realidad.

A mi agente, Byrd Leavell: tu entusiasmo es contagioso y tu amabilidad inspiradora. Gracias por tu confianza y amistad.

A Jay y BB: siempre os estaré agradecido por vuestra amabilidad y amistad. Os quiero enormemente por ello.

A Mami, Angelo, Alfredo, Jennifer y el resto de mi familia: me siento afortunado de contar con vosotros para este viaje, y os quiero con todo mi corazón.

Por último, a Marilyn, Mila, Maximo, Mateo y Marco Jr.: mi amor por vosotros es ilimitado, y la vida con vosotros es muy hermosa.

RECURSOS

Hay mucha información sobre la dieta íntegramente vegetal —tanta que puede resultar abrumadora–. He reducido la información con el objetivo de incluir los recursos que te pueden ser más útiles, y para no te sientas tan abrumado.

22 DÍAS DE NUTRICIÓN:
22daysnutrition.com

PLANES DE COMIDAS PARA 22 DÍAS:
mealplanner.22daysnutrition.com

CENTRO MÉDICO BARNARD:
pcrm.org/barnard-medical-center

ZONAS AZULES: bluezones.com

EL ESTUDIO DE CHINA:
nutritionstudies.org/the-china-study

TOMAR BEBIDAS VEGANAS: eatdrinkvegan.com

DR. ESSELSTYN: dresselstyn.com/site

SANTUARIO DE GRANJA: farmsanctuary.org

KATHY FRESTON: kathyfreston.com

DR. FUHRMAN: drfuhrman.com/get-started

VACA FELIZ: happycow.net

DR. JOEL KAHN: drjoelkahn.com

VIVIR AMABLEMENTE: livekindly.co

PIEDAD PARA LOS ANIMALES:
mercyforanimals.org

DATOS DE NUTRICIÓN: nutritionfacts.org

DR. DEAN ORNISH: ornish.com

PCRM: pcrm.org

PETA: peta.org

JULIE PIATT: srimati.com

NOTICIAS SOBRE LA DIETA ÍNTEGRAMENTE VEGETAL: plantbasednews.org

RICH ROLL: richroll.com

FESTIVAL DE VINO Y COMIDAS:
seedfoodandwine.com

REVISTA THRIVE: mythrivemag.com

NOTICIAS VEGANAS: vegnews.com

REFERENCIas SELECCIONADAS

ABDULLA, M., et al.: «Nutrient Intake and Health Status of Vegans. Chemical Analyses of Diets Using the Duplicate Portion Sampling Technique». American Journal of Clinical Nutrition 34 (1981): 2464-77.

ACITO, M. y MARON, M.: Holy Name Greenprint Study, Mayo 2018.

ADAN, A.: «Cognitive Performance and Dehydration». Journal of the American College of Nutrition 31 (2012): 71-78.

AFSHIN, A., et al.: «Consumption of Nuts and Legumes and Risk of Incident Ischemic Heart Disease, Stroke, and Diabetes: A Systematic Review and Meta-Analysis». American Journal of Clinical Nutrition 100 (2014): 278-288.

AREM, H., et al.: «Leisure Time Physical Activity and Mortality: A Detailed Pooled Analysis of the Dose-Response Relationship». JAMA Internal Medicine 175 (2015): 959-967.

BARNARD, N.: «Fiber Is the Key to Good Health». Blog del Dr. Barnard, Comité de Médicos por la Medicina Responsable (18 de febrero de 2015); pcrm.org/nbBlog/index.php/fiber-is-the-key-to-good-health.

BARONI, L., et al.: «Evaluating the Environmental Impact of Various Dietary Patterns Combined with Different Food Production Systems». European Journal of Clinical Nutrition 61 (2007): 279-286.

BHUPATHIRAJU, S. N., et al.: «Quantity and Variety in Fruit and Vegetable Intake and Risk of Coronary Heart Disease». American Journal of Clinical Nutrition 98 (2013): 1514-1523.

BOSCHMANN, M., et al.: «Water-Induced Thermogenesis». Journal of Clinical Endocrinology and Metabolism 88 (2003): 6015-6019.

DARMADI-BLACKBERRY, I., et al.: «Legumes: The Most Important Dietary Predictor of Survival in Older People of Different Ethnicities». Asia Pacific Journal of Clinical Nutrition 13 (2004): 217-220.

DEVORE, E. E., et al.: «Dietary Fat Intake and Cognitive Decline in Women with Type 2 Diabetes». Diabetes Care 32 (2009): 635-640.

DU, H., et al.: «Fresh Fruit Consumption and Major Cardiovascular Disease in China». New England Journal of Medicine 374 (2016): 1332-1343.

ESSELSTYN, C. B., et al.: «A Way to Reverse CAD?». Journal of Family Practice 63 (2014): 356-364b.

FRY, P. S. y DEBATS, D. L.: «Perfectionism and the Five-Factor Personality Traits as Predictors of Mortality in Older Adults». Journal of Health Psychology 14 (2009): 513-524.

GIEM, P.; BEESON, W. L. y FRASER, G. E.: «The Incidence of Dementia and Intake of Animal Products: Preliminary Findings from the Adventist Health Study». Neuroepidemiology 12 (1993): 28-36.

GRANT, W. B.: «Using Multicountry Ecological and Observational Studies to Determine Dietary Risk Factors for Alzheimer's disease». Journal of the American College of Nutrition 35 (2016): 476-489.

HANSON, A. J., et al.: «Effect of Apolipoprotein E Genotype and Diet on Apolipoprotein E Lipidation and Amyloid Peptides: Randomized Clinical Trial». JAMA Neurology 70 (2013): 972-980.

HERNANDO-REQUEJO, V.: «Nutrition and Cognitive Impairment». Nutrición Hospitalaria 33 (2016): 346.

JACOBS, D. R., et al.: «Fiber from Whole Grains, But Not Refined Grains, Is Inversely Associated with All-Cause Mortality in Older Women: The Iowa Women's Health Study». Journal of the American College of Nutrition 19 (2000): 326S-330S.

JAKSE, B., et al.: «Effects of an Ad Libitum Consumed Low-Fat Plant-Based Diet Supplemented with Plant-Based Meal Replacements on Body Composition Indices». BioMed Research International 2017 (28 de marzo de 2017). doi.org/10.1155/2017/9626390.

KACZMARCZYK, M. M.; MILLER, M. J. y FREUND, G. G.: «The Health Benefits of Dietary Fiber: Beyond the Usual Suspects of Type 2 Diabetes Mellitus, Cardiovascular Disease and Colon Cancer». Metabolism 61 (2012): 1058-1066.

KAHN, H. S.; TATHAM, L. M. y HEATH Jr., C. W.: «Contrasting Factors Associated with Abdominal and Peripheral Weight Gain Among Adult Women». International Journal of Obesity and Related Metabolic Disorders 21 (1997): 903-911.

KAHN, J.: «The Environmental Impact of Eating Vegan for Just One Day». drjoelkahn.com, 19 de mayo de 2017.

KLEINER, S. M.: «Water: An Essential but Overlooked Nutrient». Journal of the American Dietetic Association 99 (1999): 200-206.

KOUVARI, M., et al.: «Exclusive Olive Oil Consumption and 10-Year (2004-2014) Acute Coronary Syndrome Incidence Among Cardiac Patients: The GREECS Observational Study». *Journal of Human Nutrition and Dietetics* 29 (2016): 354-362.

LE, L. T. y SABATÉ, J.: «Beyond Meatless, the Health Effects of Vegan Diets: Findings from the Adventist Cohorts». *Nutrients* 6 (2014): 2131-2147.

MATTSON, M. P.; LONGO, V. D. y HARVIE, M.: «Impact of Intermittent Fasting on Health and Disease Processes». *Ageing Research Reviews* 39 (2017): 46-58.

McKEOWN, N. M., *et al.*: «Whole-Grain Intake and Cereal Fiber Are Associated with Lower Abdominal Adiposity in Older Adults». *Journal of Nutrition* 139 (2009): 1950-1955.

MESSINA, V.: «Nutritional and Health Benefits of Dried Beans». *American Journal of Clinical Nutrition* 100 (2014): 437S-442S.

MISHRA, B. N.: «Secret of Eternal Youth; Teaching from the Centenarian Hot Spots ("Blue Zones")». *Indian Journal of Community Medicine* 34 (2009): 273-275.

OGATA, K., *et al.*: «The Effectiveness of Cognitive Behavioral Therapy with Mindfulness and an Internet Intervention for Obesity: A Case Series». *Frontiers in Nutrition* 5 (2018): 56.

O'REILLY, G. A., *et al.*: «Mindfulness-Based Interventions for Obesity-Related Eating Behaviors: A Literature Review». *Obesity Reviews* 15 (2014): 453-461.

ORLICH, M. J. y FRASER, G. E.: «Vegetarian Diets in the Adventist Health Study 2: A Review of Initial Published Findings». *American Journal of Clinical Nutrition* 100 (2014): 353-358.

RICKMAN, J. C.; BARRETT, D. M. y BRUHN, C. M.: «Review–Nutritional Comparison of Fresh, Frozen and Canned Fruits and Vegetables. Part 1. Vitamins C and B and Phenolic Compounds». *Journal of the Science of Food and Agriculture* 87 (2007): 930-944.

ROGERSON, D.: «Vegan Diets: Practical Advice for Athletes and Exercisers». *Journal of the International Society of Sports Nutrition* 13 (2017): 14-36.

ROLLS, B. J.: «Dietary Strategies for Weight Management». *Nestlé Nutrition Institute Workshop series* 73 (2012): 37-48.

ROSELL, M., *et al.*: «Weight Gain over 5 Years in 21,966 Meat-Eating, Fish-Eating, Vegetarian, and Vegan Men and Women in EPIC-Oxford». *International Journal of Obesity* 30 (2006): 1389-1396.

SATIJA, A., *et al.*: «Healthful and Unhealthful Plant-Based Diets and the Risk of Coronary Heart Disease in U.S. Adults». *Journal of the American College of Cardiology* 70 (2017): 411-422.

SCHMIDT, J. A., *et al.*: «Metabolic Profiles of Male Meat Eaters, Fish Eaters, Vegetarians, and Vegans From the EPIC-Oxford Cohort». *American Journal of Clinical Nutrition* 102 (2015): 1518-1526.

SEARS, M. E.; KERR, K. J. y BRAY, R. I.: «Arsenic, Cadmium, Lead, and Mercury in Sweat: A Systematic Review». *Journal of Environmental and Public Health* 2012 (22 de febrero de 2012). doi.org/10.1155/2012/184745.

SEIMON, R. V., *et al.*: «Do Intermittent Diets Provide Physiological Benefits Over Continuous Diets for Weight Loss? A Systematic Review of Clinical Trials». *Molecular and Cellular Endocrinology* 418, part 2 (2015): 153-172.

SIN, N. L.: «The Protective Role of Positive Well-Being in Cardiovascular Disease: Review of Current Evidence, Mechanisms, and Clinical Implications». *Current Cardiology Reports* 18 (2016): 106.

SINHA, R., *et al.*: «Meat Intake and Mortality: A Prospective Study of Over Half a Million People». *Archives of Internal Medicine* 169 (2009): 562-571.

SMITH-SPLANGLER, C., *et al.*: «Are Organic Foods Safer or Healthier Than Conventional Alternatives? A Systematic Review». *Annals of Internal Medicine* 157 (2012): 348-366.

SONG, M., *et al.*: «Association of Animal and Plant Protein Intake with All-Cause and Cause-Specific Mortality». *JAMA Internal Medicine* 176 (2016): 1453-1463.

SPENCE, J. D.: «Controlling Resistant Hypertension». *Stroke and Vascular Neurology* 24 (2018): 69-75.

TRIPATHI, V.: «Organic Farming: A New Avenue for Rural Entrepreneurs for Sustainable Business». *International Journal of Education and Management Studies*, #6:1 (2016): 8.

TURNER-McGRIEVY, G. M., *et al.*: «Comparative Effectiveness of Plant-Based Diets for Weight Loss: A Randomized Controlled Trial of Five Different Diets». *Nutrition* 31 (2015): 350-358.

ZONG, G., *et al.*: «Whole Grain Intake and Mortality from All Causes, Cardiovascular Disease, and Cancer: A Meta-Analysis of Prospective Cohort Studies». *Circulation* 133 (2016): 2370-2380.

REFERENCIAS
SELECCIONADAS

—

ÍNDICE